护理专业教辅系列丛书

新编
健康评估
考题解析

主　编　刘　芹　王　骏　俞海萍
副主编　袁　媛　姜金霞　孙冬雪
主　审　叶　萌
编委会主任　陈淑英
编　者（以姓氏笔画为序）
　　　　王　骏　上海健康医学院
　　　　孙冬雪　上海城建职业学院
　　　　刘　芹　上海健康医学院附属卫生学校
　　　　迟嘉珮　上海中侨职业技术大学
　　　　朱小霞　海军军医大学第一附属医院
　　　　陈淑英　复旦大学护理学院/上海思博职业技术学院
　　　　陈　斐　上海济光职业技术学院
　　　　俞海萍　同济大学附属东方医院
　　　　姜金霞　同济大学附属第十人民医院
　　　　姜静文　复旦大学附属华东医院
　　　　袁　媛　上海南湖职业技术学院
　　　　唐双龄　上海东海职业技术学院
　　　　黄　欢　上海震旦职业学院

复旦大学出版社

总 序

近年来,我国以高职率先改革来引领整个职业教育的发展取得了较大的成果,职业教育的认可度在不断提升;护理专业教学模式和课程体系改革呈现新的亮点;以"以人为本"的护理理念为依据,以知识、能力、素质综合发展和高等技术应用型护理人才的培养目标为导向,以高职高专护理职业技能的培养为根本的培养特色颇有彰显。为适应《高等职业教育创新发展行动计划(2015—2018年)》的精神;为更好地帮助考生全面、系统、准确地掌握护理学的教学内容和要求;为让护生能较好地通过护士执业资格考试,严格地进行护士执业注册,帮助他们做好考前复习工作,由上海地区为主的护理高校教学骨干和临床护理一线的护理专家共同编写了"护理专业教辅系列丛书"。

本套丛书包括《新编内科护理学考题解析》《新编外科护理学考题解析》《新编妇产科护理学考题解析》《新编儿科护理学考题解析》《新编急危重症护理学考题解析》《新编基础护理学考题解析》《新编老年护理学考题解析》和《新编健康评估考题解析》。丛书内容涵盖了各专科、各岗位需具备的基础理论、专业知识、技能技巧和护理服务实践等知识要点,不仅凸显高职高专护理教育的特色,体现最新护士执业资格考试大纲的精神要求,同时也满足了护理学科需要、教学需要和社会需要。

本套丛书在编写过程中得到了上海健康医学院、上海思博职业技术学院、上海立达学院、上海济光职业技术学院、上海中侨职业技术大学、上海震旦职业学院、上海城建职业学院、上海东海职业技术学院,以及同济大学附属同济医院和上海市肺科医院、复旦大学附属华东医院和儿科医院、上海交通大学附属儿童医院和医学院附属国际和平妇幼保健院等学校及医院有关护理骨干教师、专家的大力支持和帮助,在此一并表示衷心的感谢!

希望我们的护士们能不断学习、更新知识、提升技能,为提高护士整体素质和护理专业服务水平做出自己的贡献。

张玉侠
复旦大学附属中山医院护理部主任
复旦大学护理学院副院长
美国护理科学院院士(FAAN)
2019年9月10日

前　言

健康评估作为护理学专业必修的主干课程之一，可以将医学与护理学的基础知识过渡至临床护理学知识，它也是护士执业资格考试的必考科目。通过该课程的学习可以提高学生的职业认同感，提升临床批判性思维能力，为其毕业后的临床护理、社区护理等工作奠定良好的基础。本书是在主流《健康评估》教材基础上，主要针对各章节知识点和护士执业资格考试相关内容编写；坚持"以人为本"的整体护理理念，紧贴临床实际护理工作特点，创新考题解析的结构体例，注重学生护理专业基础知识、专业相关知识、专业知识及专业实践能力的培养，力求在定位和内容选择上符合当今护理学专业的培养目标。

全书共分9章，每章后配有答案，对带"＊"的选择题附有解析，便于读者参考。本书的命题范围广，几乎涵盖考试大纲的所有知识点，题型全面，题量丰富，针对性强，重点突出，便于记忆，可作为高职高专院校护理专业学生学习《健康评估》的同步练习用书，也可以作为护理专业学生提高实践能力和自学能力的学习用书，还可作为护士执业资格考试和护师、主管护师资格考试的参考书，满足各层次护生和护士读者的需求。

由于编写时间仓促，编写水平有限，书中难免有疏漏之处，敬请有关专家和广大读者提出宝贵意见和建议。

刘　芹

2023年5月

题型与解题说明

本书采用的题型共有选择题、名词解释题、简述问答题和综合应用题四大类。题目的内容侧重于认知领域，包括记忆、理解、应用、分析、综合和评价6个层次能力的训练。

一、选择题

1. A1型单项选择题：即单句型最佳选择题，由1个题干和5个备选答案组成，答题时只能选择其中1个符合题意要求的最佳答案，其余4个为干扰选项。A1型单项选择题主要考核对知识的记忆、理解、应用及初步分析、综合应用能力。

2. A2型单项选择题：即病历摘要型最佳选择题，由1个叙述性题干（即1个小病例）和5个备选答案组成，经答题者运用所学的知识对题目进行分析、综合、判断后选择1个最佳答案。A2型单项选择题主要考核对知识的分析、综合应用能力。

3. A3型单项选择题：即病历组型最佳选择题。此种题型有共用题干，题干为1个病情案例，然后提出几个相关的问题。每个问题均与案例有关，但测试点不同，问题之间相互独立。每个问题有5个备选答案，要求选择出最佳答案。A3型单项选择题主要考核判断能力和应用能力。

4. A4型单项选择题：即病历串型最佳选择题。此种题型也有共用题干，与A3型相似，题干部分叙述一案例，然后提出3个以上问题。当病情展开时，可以增加新的信息，问题也随之变化。每个问题由5个备选答案组成，只有1个是最佳答案。A4型单项选择题主要考核综合分析和综合应用能力。

选择题中有"＊"号者附有解析。

二、名词解释题

名词解释题需简要答出定义、基本原理和临床意义，主要考核对知识的记忆和理解能力。

三、简述问答题

简述问答题要求答题围绕问题中心，扼要阐明，主要考核对知识的应用、分析和综合应用能力。

四、综合应用题

综合应用题的资料来自临床真实病例,具有全面性、系统性,可供推理和综合分析,主要考核理论联系实际的逻辑思维能力、用书本知识解决复杂而抽象问题的能力,以及在新情况下提出独特见解(评价)的能力。

目 录

第一章	绪论	1
	选择题	1
	名词解释题	3
	简述问答题	4
	答案与解析	4
第二章	问诊	6
	选择题	6
	名词解释题	35
	简述问答题	36
	综合应用题	37
	答案与解析	39
第三章	体格检查	57
	选择题	57
	名词解释题	83
	简述问答题	84
	综合应用题	85
	答案与解析	86
第四章	心理与社会评估	100
	选择题	100
	名词解释题	118
	简述问答题	118
	综合应用题	118
	答案与解析	119

第五章　实验室检查 130
- 选择题 130
- 名词解释题 150
- 简述问答题 151
- 综合应用题 151
- 答案与解析 152

第六章　心电图检查 161
- 选择题 161
- 名词解释题 174
- 简述问答题 174
- 综合应用题 174
- 答案与解析 175

第七章　影像学检查 181
- 选择题 181
- 名词解释题 194
- 简述问答题 194
- 综合应用题 195
- 答案与解析 195

第八章　护理诊断的步骤与思维方法 203
- 选择题 203
- 名词解释题 208
- 简述问答题 208
- 综合应用题 209
- 答案与解析 209

第九章　护理病历 212
- 选择题 212
- 名词解释题 216
- 简述问答题 217
- 综合应用题 217
- 答案与解析 217

主要参考文献 220

第一章

绪论

◆ 选择题(1-1~1-33)

✎ A1型单项选择题(1-1~1-16)

1-1 护理程序的首要环节是
   A. 护理评估　　B. 护理诊断
   C. 护理计划　　D. 护理实施
   E. 护理评价

1-2 护理评估的最终目标是
   A. 了解病人健康情况
   B. 识别病人健康问题
   C. 解决病人健康问题
   D. 制订护理措施
   E. 评价护理效果

1-3 临床护理实践中最注重的是
   A. 了解病人健康情况
   B. 识别病人健康问题
   C. 以病人生命安全健康为首
   D. 制订护理措施
   E. 评价护理效果

1-4 健康评估中的主观资料是指
   A. 医生的主观判断
   B. 护士的主观判断
   C. 病人家属的主观判断
   D. 病人的主诉
   E. 对病人的体格检查

1-5 健康评估中的客观资料应除外
   A. 症状　　　　B. 身体评估
   C. 影像学检查　D. 心电图检查
   E. 护理病历

1-6 通过体格检查发现的异常征象为
   A. 主诉　　　　B. 症状
   C. 体征　　　　D. 综合征
   E. 并发症

1-7 下列属于主观资料的是
   A. 症状　　　　B. 体格检查
   C. 实验室检查　D. 心电图检查
   E. 评估量表

1-8 下列不属于症状的是
   A. 头痛　　　　B. 恶心
   C. 乏力　　　　D. 心率60次/分
   E. 心悸

1-9 收集病人资料最重要和最常用的方法为
   A. 观察
   B. 交流
   C. 身体评估
   D. 询问病人家属
   E. 查看病历

1-10 通过问诊获取病人资料时,应首先询问病人的
   A. 一般资料
   B. 主观感觉
   C. 既往史
   D. 对待疾病的态度
   E. 家族史

1-11 下列关于问诊的说法中哪项不正确
   A. 问诊是采集病人资料的常用方法
   B. 问诊应避免医学术语
   C. 应从主诉开始,有目的、有序地进行问诊
   D. 问诊需全面,急危重症病人需深入

全面地进行问诊
E. 问诊还需注意非语言沟通
1-12 问诊中护士不应该采取的方式是
　　A. 复述病人说话内容
　　B. 对病人疑惑的内容进行解释
　　C. 质疑病人说话内容
　　D. 护士首先进行自我介绍
　　E. 多倾听病人说话
1-13 问诊时应避免的医学术语是
　　A. 腹泻　　　　B. 发热
　　C. 头晕　　　　D. 呕吐
　　E. 里急后重
1-14 入院时首先需对哪类病人进行详细问诊
　　A. 车祸外伤严重病人
　　B. 急性有机磷农药中毒病人
　　C. 急性剧烈胸痛病人
　　D. 有慢性阻塞性肺疾病（COPD）20 年病史的急性发作期病人
　　E. 严重海鲜过敏病人
1-15 问诊时最可靠的资料提供者是
　　A. 病人本人　　B. 病人家属
　　C. 护士　　　　D. 医生
　　E. 病历资料
1-16 问诊中，护士提问内容不恰当的是
　　A. 你感觉哪里不舒服？
　　B. 你不舒服多久了？
　　C. 你疼痛部位在哪里？
　　D. 你痛起来是什么感觉？
　　E. 你的尿液变红了吗？

A2 型单项选择题(1-17～1-21)

1-17 病人，女性，25 岁。车祸致全身多处骨折，救护车入院，面色苍白，神志模糊，脉搏微弱。急诊护士应立即
　　A. 详细全面询问病史
　　B. 全面深入体格检查
　　C. 根据病人病情重点评估，迅速采取急救护理措施

　　D. 全面进行辅助检查
　　E. 详细全面进行护理评估，制订护理目标
1-18 病人，男性，40 岁。因肠梗阻入院，护士收集病人健康资料的时间是
　　A. 首次接触病人开始
　　B. 首次接触病人家属开始
　　C. 住院部通知病房时开始
　　D. 查阅病人病历时开始
　　E. 病人进病房后
1-19 病人，女性，32 岁。因急性心肌炎入院。入院后，护士需获取其健康资料，下列哪项做法不恰当
　　A. 与病人交流
　　B. 与病人家属交流
　　C. 观察病人的非语言行为
　　D. 对病人进行体格检查
　　E. 查阅医生书写的病历
1-20* 病人，男性，53 岁。突发右侧肢体活动不灵伴言语不利约 2 小时，高血压病史 8 年。首选的评估方法是
　　A. 超声检查　　B. X 线检查
　　C. MRI 检查　　D. 头颅 CT 检查
　　E. ECT 检查
1-21* 病人，女性，64 岁。因发作性胸痛加剧 4 小时就诊，首选的评估方法是
　　A. 心电图检查
　　B. 心肌酶检测
　　C. 心脏超声检查
　　D. X 线检查
　　E. 胸部 CT 检查

A3 型单项选择题(1-22～1-26)

(1-22～1-23 共用题干)
　　病人，女性，27 岁。因右侧面部外伤就诊。
1-22 问诊时收集病人资料不包括
　　A. 受伤时间　　B. 受伤部位
　　C. 受伤后表现　　D. 是否昏迷
　　E. 病人对致伤外力的反应

1-23 对病人进行的检查项目不包括
A. 头面部 CT
B. 头面部超声
C. 张口度
D. 咬合度
E. 眶缘、上颌骨、下颌骨触诊

(1-24~1-26 共用题干)

病人,男性,30 岁。急性腹痛。

1-24* 该病人符合炎症性急腹症特点的临床表现是
A. 起病急
B. 阵发性绞痛
C. 有固定压痛点
D. 腹痛持续剧痛
E. 无反跳痛

1-25 可确诊急腹症的辅助检查为
A. X 线检查   B. B 超检查
C. CT 检查   D. 腹部压痛
E. 腹部反跳痛

1-26* 在观察病人的过程中,下列哪项不恰当
A. 定时观察生命体征
B. 观察腹部体征
C. 禁食
D. 记液体出入量
E. 未明确诊断前,可用止痛剂

✎ A4 型单项选择题(1-27~1-33)

(1-27~1-29 共用题干)

病人,男性,45 岁。大量饮酒 20 年。3 年前临床诊断为肝硬化失代偿期。

1-27 评估该病人病情最重要的临床表现为
A. 恶心   B. 出血倾向
C. 腹水   D. 食欲缺乏
E. 黄疸

1-28 有确诊价值的辅助检查为
A. B 超检查
B. CT 检查
C. 胃镜检查
D. 血生化指标检测

E. 腹腔镜检查+活检

1-29* 若近期其性格有变化,需重点评估是否有
A. 尿量减少
B. 逻辑思维能力下降
C. 牙龈出血
D. 肝掌和蜘蛛痣加深
E. 脾进行性增大

(1-30~1-33 共用题干)

病人,男性,79 岁。确诊 COPD 20 余年。1 周前受凉后再次发作,气喘阵发性,活动后加重,伴胸痛及全身不适。

1-30 首选的评估方法是
A. 心电图检查   B. X 线检查
C. B 超检查   D. MRI 检查
E. 核素肺扫描

1-31 问诊时需特别收集的健康资料是
A. 一般生命体征
B. 吸烟史
C. 冠心病史
D. 胸痛部位、性质
E. 近期用药史,如支气管舒张剂等

1-32 进行体格检查时需重点检查
A. 肺部啰音
B. 肺下界位置及其移动度
C. 胸部叩诊音及呼吸音双侧比较
D. 病理性支气管呼吸音
E. 心脏杂音

1-33 该病人最主要的护理问题是
A. 清理呼吸道无效
B. 体液过多
C. 疼痛
D. 营养失调,低于机体需要量
E. 躯体移动障碍

❋ 名词解释题(1-34~1-40)

1-34 健康评估
1-35 身体评估
1-36 症状

1-37 体征
1-38 问诊
1-39 体格检查
1-40 辅助检查

简述问答题(1-41~1-42)

1-41 简述护理评估在护理实践中的重要性。
1-42 简述健康评估课程的主要内容。

答案与解析

选择题

A1 型单项选择题

1-1 A	1-2 C	1-3 C	1-4 D
1-5 A	1-6 C	1-7 A	1-8 D
1-9 B	1-10 B	1-11 D	1-12 C
1-13 E	1-14 D	1-15 A	1-16 E

A2 型单项选择题

1-17 C　1-18 A　1-19 E　1-20 D
1-21 A

A3 型单项选择题

1-22 E　1-23 B　1-24 C　1-25 A
1-26 E

A4 型单项选择题

1-27 C　1-28 E　1-29 B　1-30 B
1-31 D　1-32 C　1-33 A

部分选择题解析

1-20 解析:病人疑似为脑出血。临床上怀疑脑出血,首选的影像学检查方法为CT检查。

1-21 解析:病人疑似为急性心肌梗死。临床上首选的影像学检查方法为心电图检查。

1-24 解析:急腹症包括炎症性、出血性、梗阻性、缺血性等。炎症性急腹症的特点是:一般起病缓慢,腹痛由轻至重,呈持续性;体温升高,血白细胞计数及中性粒细胞计数增高;有固定的压痛点,可伴有反跳痛和肌紧张。

1-26 解析:急性腹痛病人在未明确诊断之前,通常要求其禁食,禁用吗啡类镇痛药,禁热敷,禁导泻、灌肠,以免影响病情观察。

1-29 解析:近期性格改变提示病人可能有肝性脑病倾向,所以需重点观察评估其思维逻辑能力。

名词解释题

1-34 健康评估是一门从基于护理学科的视角研究评估个体、家庭或社区对现存、潜在的健康问题或生命过程反应的基本理论、基本知识、基本技能以及临床思维方法的学科。

1-35 身体评估是指评估者通过自己的感官或借助于听诊器、体温表、血压计等辅助工具对被评估者进行细致的观察与系统检查,找出其机体正常或异常征象的评估方法。

1-36 症状是指个体患病时对机体功能异常和病理变化的主观感受,如头痛、乏力、恶心等。

1-37 体征是指通过体格检查发现的异常征象,如心脏杂音、肺部啰音、肝大、脾大等。

1-38 问诊是指发生于护士和病人之间的目的明确而有序的交谈过程,又称病史采集。主要目的是获取病人主观感受的异常或不适等信息。

1-39 体格检查是指护士运用自己的感官或借助简单的辅助工具如听诊器、血压计、体温表等了解和评估病人健康状况的方法,是获取护理诊断客观依据的最重要手段。

1-40 辅助检查包括心电图检查、实验室检查和影像学检查等。

简述问答题

1-41 健康评估是系统地收集和分析护理对

象健康资料,以明确其健康状况、所存在的健康问题及其可能的原因,确定其护理需要,进而做出护理诊断的过程。护理评估是护理程序的首要环节,是实施整体护理的基础和保障,是护士执行护理程序所必需的基本能力要求。健康评估能够了解病人的健康状况、识别病人的健康问题,为评价治疗和护理效果、制订护理措施奠定基础。

1-42 健康评估课程的主要内容包括五大部分:第一部分为健康评估的概念、意义及内容;第二部分为常见症状评估、体格检查及心理与社会评估;第三部分为实验室检查、心电图检查、影像学检查等辅助检查;第四部分为护理诊断,包括步骤及思维方法;第五部分为护理病历的书写。

(姜金霞　朱小霞)

第二章

问诊

选择题(2-1~2-384)

A1型单项选择题(2-1~2-285)

2-1 提供护理病史最可靠的对象是
A. 病人本人　　B. 家庭成员
C. 保健人员　　D. 同事朋友
E. 事件目击者

2-2 采集护理病史的时间宜在
A. 入院即刻
B. 入院就餐时
C. 入院24小时后
D. 入院安排床位时
E. 入院安排就绪后

2-3 收集病人客观资料的主要方法是
A. 采集病史　　B. 阅读病历
C. 身体评估　　D. 护理记录
E. 详细观察

2-4 收集护理资料的目的是
A. 为正确诊断提供依据
B. 为确认预期目标提供依据
C. 为进行正确评价提供依据
D. 为正确列出护理诊断提供依据
E. 为正确列出护理措施提供依据

2-5 选出正确的问诊语言
A. 您是否下午发热?
B. 您心前区疼痛是否呈压榨样的?
C. 您头痛时还有什么其他不舒服吗?
D. 您大便有隐血吗?
E. 您腹痛时有无背部放射痛?

2-6 下列问诊语句哪句不妥

A. 您感到哪里不舒服?
B. 您患这种病有多少日子了?
C. 您是否用过什么药?
D. 您有上腹痛吗?
E. 您认为是什么原因使您生病的?

2-7 通过问诊所获得的资料为
A. 主观资料　　B. 客观资料
C. 目前资料　　D. 既往资料
E. 详细资料

2-8 护士收集资料成功的关键是
A. 护士能说会道
B. 得到病人的信任
C. 病情比较简单
D. 病人文化程度高
E. 病人能说会道

2-9* 下列有关问诊内容、方法与技巧的叙述中错误的是
A. 环境需安静、舒适
B. 护理人员先做自我介绍
C. 选择适当的时机
D. 问诊一般先从主诉开始
E. 尽量用医学术语

2-10 被评估者谈及患病后的内心体验和感受称为
A. 主诉　　　　B. 病因
C. 症状　　　　D. 健康史
E. 体征

2-11 经体格检查发现的异常表现称为
A. 症状　　　　B. 患病
C. 伴随症状　　D. 体征

E. 辅助检查

2-12 下列哪项既是症状又是体征
A. 水肿　　　　　B. 头痛
C. 心悸　　　　　D. 咳嗽
E. 呕吐

2-13 下列属于症状的是哪项
A. 肝大　　　　　B. 恶心
C. 蜘蛛痣　　　　D. 紫癜
E. 舒张期隆隆样杂音

2-14 主诉是指
A. 最主要的症状或体征
B. 病人患病后的全过程
C. 既往曾经患过的疾病
D. 社会经历与习惯嗜好
E. 婚姻与月经、生育史

2-15 病史的主体部分是指
A. 一般资料　　　B. 主诉
C. 现病史　　　　D. 既往史
E. 家族史

2-16 现病史不包括
A. 起病情况　　　B. 患病时间
C. 主症特点　　　D. 系统回顾
E. 伴随症状

2-17 下列哪项不属于诱发因素
A. 外伤骨折　　　B. 气候变化
C. 饮食失衡　　　D. 起居失调
E. 情绪起伏

2-18 既往史的内容下列正确的是
A. 睡眠情况　　　B. 病因与诱因
C. 诊治经过　　　D. 病情的演变
E. 曾经患过的疾病

2-19* 下列哪类药物使用时应注明用法、剂量和时间
A. 止咳化痰药　　B. 抗结核药物
C. 解热镇痛药　　D. 抗组胺药物
E. 维生素类药

2-20 生育史的内容包括
A. 夫妻关系　　　B. 经期症状
C. 性生活状况　　D. 妊娠次数

E. 配偶健康状况

2-21 家族史的了解对象不包括
A. 配偶　　　　　B. 双亲
C. 兄弟　　　　　D. 姐妹
E. 子女

2-22* 下列有关功能性健康型态的叙述中错误的是
A. 1987年由马乔里·戈登(Marjory Gordon)提出
B. 作为组织问诊内容的框架
C. 体现以人为中心的整体护理理念
D. 确定个体健康状况及护理的需要
E. 与整体护理评估涉及14个方面的内容

2-23 引起发热最主要的原因是
A. 病原微生物感染
B. 抗原抗体反应
C. 无菌坏死物吸收
D. 皮肤散热减少
E. 体温调节中枢功能失常

2-24 引起发热最常见的病原微生物是
A. 病毒　　　　　B. 支原体
C. 细菌　　　　　D. 寄生虫
E. 真菌

2-25* 属于内源性致热原的是
A. 微生物及其产物
B. 肿瘤坏死因子
C. 抗原抗体复合物
D. 致热性类固醇
E. 炎性渗出物

2-26 下列哪项不属于功能性发热范畴
A. 月经前及妊娠初期低热
B. 剧烈运动后低热
C. 夏季低热
D. 结核分枝杆菌感染后低热
E. 自主神经功能紊乱的原发性低热

2-27 高热的体温范围是
A. 36.3～37.2℃　B. 37.3～38℃
C. 38.1～39℃　　D. 39.1～41℃

E. 41℃以上

2-28 产生高热的机制是
A. 产热与散热在较高水平
B. 产热大于散热
C. 产热与散热在较低水平
D. 散热大于产热
E. 产热与散热在正常水平

2-29 体温在39～40℃以上,持续数天或数周,24小时内波动范围不超过1℃,称为
A. 波状热　　B. 弛张热
C. 间歇热　　D. 回归热
E. 稽留热

2-30 称为败血症热型的是下列哪种热型
A. 稽留热　　B. 弛张热
C. 间歇热　　D. 回归热
E. 不规则热

2-31 高热期与无热期反复交替出现,无热期可持续1天至数天,临床上主要见于
A. 伤寒　　　B. 淋巴瘤
C. 疟疾　　　D. 败血症
E. 肺结核

2-32 布鲁氏菌病病人可出现下列哪种热型
A. 波状热　　B. 弛张热
C. 间歇热　　D. 回归热
E. 不规则热

2-33 发热病人的护理评估重点是
A. 发热的病因
B. 发热的治疗
C. 发热的特点
D. 发热的伴随症状
E. 发热的诊断

2-34 发热特点的评估不包括
A. 起病情况　　B. 退热状况
C. 发热程度　　D. 伴随症状
E. 热期、热型

2-35 一般传染病的发热都伴有
A. 昏迷　　　B. 皮疹
C. 中暑　　　D. 疼痛

E. 寒战

2-36 下列发热性疾病中不伴有单纯疱疹的是
A. 大叶性肺炎
B. 急性肾盂肾炎
C. 间日疟
D. 流行性感冒
E. 流行性脑脊髓膜炎

2-37 下列发热性疾病中不伴有肝大、脾大的是
A. 急性ITP
B. 传染性单核细胞增多症
C. 病毒性肝炎
D. 淋巴瘤
E. 白血病

2-38 发热病人最突出的护理诊断是
A. 体液不足
B. 口腔、黏膜改变
C. 营养失调
D. 皮肤、黏膜受损
E. 体温升高

2-39 痛知觉是指
A. 与痛刺激相关的不愉快主观感觉
B. 对疼痛刺激的保护性反应
C. 疼痛的表达方式
D. 对疼痛刺激的病理性反应
E. 对健康的影响程度

2-40* 致痛物质应除外
A. 细胞因子　　B. 前列腺素
C. 乙酰胆碱　　D. 肾上腺素
E. 5-羟色胺

2-41 下列描述中不属于疼痛性质分类的是
A. 烧灼痛　　B. 刺痛
C. 牵涉痛　　D. 绞痛
E. 刀割样痛

2-42 从疼痛病因判断,心肌梗死、肺栓塞等引起的胸痛属于
A. 炎症性疼痛
B. 外伤性疼痛

C. 神经性疼痛
D. 胸腔内占位性病变所致疼痛
E. 血管栓塞性疼痛

2-43 从疼痛性质来看,带状疱疹所致胸痛属于
A. 压榨样痛   B. 闷痛
C. 撕裂样痛   D. 绞痛
E. 刀割样痛

2-44 以下哪种刺激不是引起内脏痛的主要原因
A. 切割   B. 扩张
C. 局部缺血   D. 牵拉
E. 化学性刺激

2-45 下列哪项不是内脏痛的特点
A. 轻微刺痛   B. 牵涉痛
C. 定位不明   D. 痛觉过敏
E. 缓慢持久

2-46 头痛的发病机制与下列哪项关系不明确
A. 功能性疾病   B. 地理位置
C. 精神性疾病   D. 颅内疾病
E. 全身性疾病

2-47 符合颅内占位性病变头痛时间特点的是
A. 清晨加剧   B. 上午加剧
C. 午后加剧   D. 夜间加剧
E. 持续不变

2-48 颅内占位性病变的头痛特点是
A. 头痛偏于一侧
B. 不伴颅内压升高
C. 直立时可缓解
D. 与精神因素有关
E. 呈搏动性头痛

2-49 关于头痛,下列描述中错误的是
A. 头痛伴视力障碍见于神经官能性头痛
B. 头痛伴癫痫见于脑内寄生虫病
C. 慢性头痛突然加剧并有意识障碍提示可能发生脑疝

D. 头痛伴脑膜刺激征提示脑膜炎或蛛网膜下腔出血
E. 头痛伴发热常见于全身感染性疾病或颅内感染

2-50 下列哪项是引起头痛的颅脑病变
A. 神经衰弱   B. 脑血管病变
C. 颈椎病   D. 三叉神经痛
E. 急性感染

2-51 下列哪项是引起头痛的全身性疾病
A. 心血管疾病   B. 颅内感染
C. 癔症性头痛   D. 颅骨疾病
E. 脑外伤后遗症

2-52 下列哪项是引起头痛的颅外病变
A. 颈椎病
B. 蛛网膜下腔出血
C. 脑栓塞
D. 神经衰弱
E. 颅脑外伤

2-53 下列关于偏头痛的病因机制学说中正确的是
A. 基因突变学说
B. 微栓塞学说
C. 情绪调节学说
D. 遗传学说
E. 神经血管学说

2-54 引起心前区疼痛最常见的原因是
A. 心血管神经官能症
B. 急性缩窄性心包炎
C. 结核性干性胸膜炎
D. 心绞痛、心肌梗死
E. 严重主动脉瓣狭窄

2-55 病人突发胸痛,吸气时加重,屏气可减轻,提示病变累及
A. 胸壁皮肤   B. 肋间神经
C. 胸膜脏层   D. 胸膜壁层
E. 肺实质

2-56* 下列有关胸痛性质的叙述,正确的是
A. 心绞痛常呈灼痛
B. 肺癌早期呈刺痛或隐痛

C. 带状疱疹呈压榨样痛
D. 自发性气胸呈隐痛
E. 肋间神经痛呈胀痛

2-57 典型心绞痛的症状是
A. 胸痛伴局部压痛
B. 胸痛于吞咽时加重
C. 胸骨后压榨样痛
D. 胸痛伴呼吸困难
E. 胸痛呈针刺样

2-58 心前区及胸骨后疼痛,有时向左肩及左臂放射,可见于
A. 大叶性肺炎　　B. 干性胸膜炎
C. 支气管肺癌　　D. 心绞痛
E. 自发性气胸

2-59 有关腹痛性质和程度的描述,下列哪项是错误的
A. 消化性溃疡有中上腹节律性疼痛
B. 腹膜炎有肌紧张、压痛、反跳痛
C. 急性胰腺炎有中上腹持续性疼痛
D. 结肠病变的腹痛有排便后可加重
E. 胆道蛔虫症有剑突下钻顶样疼痛

2-60 消化性溃疡引起的疼痛位于
A. 上腹　　　　　B. 剑突下
C. 下腹　　　　　D. 脐周
E. 小腹

2-61 阑尾炎致疼痛的典型特征为
A. 右上腹痛　　　B. 左上腹痛
C. 左下腹痛　　　D. 右下腹痛
E. 转移性右下腹痛

2-62 腰背痛的主要疼痛部位是
A. 腰背、腰骶、骶髂部
B. 背部、骶部、尾骶部
C. 腰背、腰骶、臀部
D. 背部、胸椎、骶髂部
E. 胸部、腰部、腹部

2-63 下列哪项不属于脊椎病变
A. 结核性脊椎炎　B. 脊髓压迫症
C. 化脓性脊柱炎　D. 椎间盘突出
E. 增生性脊柱炎

2-64 胸腔、腹腔、盆腔内脏器官病变引起的腰背痛主要是因为
A. 侵犯腰肌　　　B. 牵涉痛
C. 累及皮肤　　　D. 累及脊柱
E. 累及腰椎

2-65 椎间盘突出的临床特点,除外下列哪项
A. 好发于中老年
B. 以腰4～骶1易发
C. 有搬重物或扭伤史
D. 可突发或缓慢发病
E. 以坐骨神经痛为主

2-66 十二指肠溃疡后壁穿孔常向哪个部位放射
A. 左上肢　　　　B. 右上肢
C. 背部　　　　　D. 颈部
E. 胸部

2-67* 关节痛伴发热及局部单关节红、肿、热、痛,多见于
A. 风湿性关节炎
B. 类风湿关节炎
C. 化脓性关节炎
D. 反应性关节炎
E. 外伤性关节炎

2-68 冷脓肿通常是由下列哪项病变引起的
A. 强直性脊柱炎　B. 痛风
C. 骨关节炎　　　D. 骨结核
E. 遗传性疾病

2-69 皮肤、黏膜出血的基本病因不包括
A. 毛细血管壁结构异常
B. 血小板数量或功能异常
C. 血液中抗凝物质增多
D. 凝血因子缺乏或活性降低
E. 红细胞经巨噬细胞系统破坏过多

2-70 下列哪项不属于水肿
A. 肺水肿　　　　B. 胸腔积液
C. 心包积液　　　D. 腹水
E. 下肢水肿

2-71 下列哪项不是产生水肿的主要原因
A. 水钠潴留

B. 组织间隙增宽
C. 毛细血管静水压增高
D. 血浆胶体渗透压降低
E. 淋巴或局部静脉回流受阻

2-72 以下哪种不是水肿形成的重要介质
A. 去甲肾上腺素
B. 肾素
C. 心房利尿钠肽
D. 血管紧张素Ⅱ
E. 醛固酮

2-73 全身水肿伴胸腔积液、腹水，下列哪种疾病不予考虑
A. 肺心病心衰　　B. 晚期肝硬化
C. 尿毒症　　　　D. 肾病综合征
E. 席汉综合征

2-74 下列哪项可引起局部水肿
A. 肝硬化　　　　B. 丝虫病
C. 右心衰竭　　　D. 营养不良
E. 肾病综合征

2-75 肾源性水肿最常见的病因是
A. 各型肾炎和肾病
B. 特发性水肿
C. 经前期紧张综合征
D. 黏液性水肿
E. 营养不良

2-76 下列关于肾源性水肿特点的叙述中错误的是
A. 水肿从颜面开始，延及全身
B. 可伴有腹壁静脉曲张
C. 水肿性质软而移动性大
D. 可伴有高血压
E. 尿蛋白阳性

2-77 肾源性水肿首先发生的部位是
A. 身体下垂部位　　B. 眼睑
C. 颜面　　　　　　D. 腹部
E. 胸部

2-78 尿毒症性全身水肿病人下列哪项体征几乎不出现
A. 心脏收缩期杂音

B. 肾区叩击痛
C. 胸腔积液体征
D. 心包积液体征
E. 肝颈静脉回流征阳性

2-79 心源性水肿最常见的病因是
A. 左心衰竭　　　B. 心肌炎
C. 右心衰竭　　　D. 心肌病
E. 心内膜炎

2-80 关于心源性水肿的描述，下列错误的是
A. 发展较缓慢
B. 水肿比较坚实
C. 水肿从眼睑、颜面开始，延及全身
D. 常伴肝大
E. 常有静脉压增高

2-81 心源性水肿首先发生的部位是
A. 身体下垂部位　　B. 眼睑
C. 颜面　　　　　　D. 腹部
E. 胸部

2-82 经常卧床的心源性水肿者水肿首先发生的部位是
A. 胸腔　　　　　　B. 腰骶部
C. 腹腔　　　　　　D. 足踝部
E. 关节腔

2-83 下列哪项是肝源性水肿的主要病因
A. 急性肝炎　　　　B. 脂肪肝
C. 慢性肝炎　　　　D. 药物性肝损害
E. 失代偿期肝硬化

2-84 下列哪项不是肝源性水肿的特点
A. 发展较缓慢
B. 软且移动性大
C. 从踝部开始，向上发展
D. 伴有心功能不全
E. 可有颈静脉怒张

2-85 水肿伴重度蛋白尿常为
A. 营养不良性水肿
B. 心源性水肿
C. 黏液性水肿
D. 肾源性水肿
E. 肝源性水肿

2-86 水肿的相关护理诊断,下列哪项除外
A. 体液过多
B. 活动无耐力
C. 有皮肤完整性受损的危险
D. 潜在并发症:急性肺水肿
E. 有外伤的危险

2-87 正常新生儿的总体液量占体重的百分比为
A. 35%~50% B. 55%~60%
C. 75%~80% D. 55%~70%
E. 85%~90%

2-88 正常成人的总体液量占体重的百分比为
A. 15%~30% B. 55%~60%
C. 35%~50% D. 65%~80%
E. 85%~90%

2-89 有关高渗性脱水的叙述,下列说法中正确的是
A. 失水多于失钠
B. 细胞外脱水
C. 因水摄入过多所致
D. 醛固酮分泌减少
E. 尿液比重降低

2-90 有关低渗性脱水的叙述,下列说法中错误的是
A. 失钠多于失水
B. 严重者可使细胞水肿
C. 每天尿量减少
D. 抗利尿激素分泌减少
E. 细胞外液渗透压降低

2-91 有关等渗性脱水的叙述,下列哪项不妥
A. 失水与失钠按比例丢失
B. 主要是细胞外液脱水
C. 可从胃肠道丢失水分
D. 可致有效循环血量不足
E. 一般不从皮肤丢失水分

2-92 脱水病人最突出的护理诊断是
A. 组织完整性受损
B. 体液过多
C. 皮肤、黏膜受损
D. 体液不足
E. 自我形象紊乱

2-93 呼吸困难病人最突出的护理诊断是
A. 疼痛   B. 体温过高
C. 有窒息的危险 D. 气体交换受损
E. 清理呼吸道无效

2-94 引起呼吸困难最常见的病因是
A. 呼吸系统疾病
B. 心血管疾病
C. 中毒
D. 血液病
E. 神经精神因素

2-95 呼气性呼吸困难的发生机制是
A. 呼吸面积减少
B. 上呼吸道梗阻
C. 胸膜炎症牵拉
D. 肺组织弹性减弱
E. 呼吸中枢受抑制

2-96 下列哪种疾病不出现吸气性呼吸困难
A. 喉癌   B. 肺气肿
C. 喉头水肿   D. 喉痉挛
E. 气管异物

2-97 下列可引起呼气性呼吸困难的是
A. 喉水肿   B. 急性喉炎
C. 气管异物 D. 气管肿瘤
E. 支气管哮喘

2-98 糖尿病酮症酸中毒的呼吸是
A. 呼气延长,吸气浅促
B. 吸气困难呈三凹征
C. 呼吸深长而规则
D. 呼吸浅快
E. 呼吸节律异常

2-99 在呼吸系统疾病中,突发呼吸困难和(或)哮鸣音,下列哪种情况最多见
A. 膈肌运动受限
B. 神经肌肉疾病
C. 胸廓疾病
D. 肺疾病

E. 气道阻塞

2-100 三凹征是指
A. 胸骨上窝、锁骨上窝、心窝明显凹陷
B. 胸骨上窝、锁骨上窝、肋间隙明显凹陷
C. 胸骨上窝、锁骨下窝、肋间隙明显凹陷
D. 胸骨下窝、锁骨下窝、肋间隙明显凹陷
E. 剑突下、锁骨下窝、肋间隙明显凹陷

2-101 三凹征最常见于下列哪种情况
A. 大量胸腔积液
B. 癔症
C. 阻塞性肺气肿
D. 气管异物
E. 右心衰竭

2-102 严重吸气性呼吸困难最主要的特点是
A. 呼吸频率、深度、节律改变
B. 发绀明显
C. 鼻翼扇动
D. 三凹征
E. 干性咳嗽

2-103 心源性呼吸困难不包括
A. 劳力性呼吸困难
B. 呼吸频率和节律改变
C. 端坐呼吸
D. 夜间阵发性呼吸困难
E. 吸气性呼吸困难

2-104 心源性呼吸困难的特点是
A. 坐位时加重   B. 有肺部感染
C. 劳动时加重   D. 有气道异物
E. 仰卧位时减轻

2-105 夜间阵发性呼吸困难是由于
A. 肺部感染
B. 感冒发热
C. 劳累或剧烈活动后
D. 迷走神经兴奋性增高
E. 交感神经兴奋性增高

2-106 夜间阵发性呼吸困难常见于
A. 胸腔积液
B. 支气管炎
C. 急性左心功能不全
D. 喉炎
E. 右心功能不全

2-107 左心衰竭发生呼吸困难最主要的原因是
A. 肺淤血
B. 血氧含量减少
C. 肺泡张力增加
D. 左心房压力增加
E. 肺循环压力增加

2-108 心源性呼吸困难最早出现的是
A. 吸气性呼吸困难
B. 呼气性呼吸困难
C. 劳力性呼吸困难
D. 夜间阵发性呼吸困难
E. 端坐呼吸

2-109 心源性呼吸困难是指
A. 血液中各种代谢产物增高,直接兴奋呼吸中枢
B. 通气和换气功能障碍导致缺氧和二氧化碳潴留
C. 左心衰竭时呼吸困难是因肺淤血,与肺泡弹性降低有关
D. 呼吸中枢受颅内压和供血减少的刺激
E. 红细胞携氧量减少,血氧含量降低

2-110 血源性呼吸困难常见于
A. 尿毒症   B. 严重贫血
C. 脑出血   D. 右心衰竭
E. 喉水肿

2-111 下列有关端坐呼吸的叙述中正确的是
A. 多在夜间发生,睡眠中可突然憋醒
B. 活动时发生呼吸困难,休息可缓解
C. 不能平卧,被迫取坐位或半卧位
D. 呼吸困难时舌下含服硝酸甘油可

缓解

E. 睡眠中可憋醒,被迫站立位伴咳粉红色泡沫样痰

2-112 引起咳嗽、咳痰最常见的病因是
A. 呼吸系统疾病
B. 五官科疾病
C. 循环系统疾病
D. 精神性疾病
E. 中枢神经系统疾病

2-113 指导有效咳嗽适用于下列哪种病人
A. 长期卧床无力咳嗽者
B. 痰液黏稠不易咳出者
C. 痰量较多咳嗽反射弱者
D. 神志清醒,尚能咳嗽者
E. 排痰无力、意识障碍者

2-114 哪种呼吸系统疾病病人不适宜剧烈咳嗽
A. 流行性感冒
B. 支气管肺炎
C. 大叶性肺炎
D. 支气管哮喘
E. 阻塞性肺气肿

2-115 长期吸烟者痰液的颜色为
A. 白色　　　B. 黄脓色
C. 红色　　　D. 粉红色
E. 灰黑色

2-116 厌氧菌感染时痰液可为
A. 白色黏痰　B. 铁锈色痰
C. 脓臭痰　　D. 棕褐色痰
E. 灰黑色痰

2-117 咳铁锈色痰主要见于
A. 肺炎杆菌肺炎
B. 原发性肺脓肿
C. 大叶性肺炎
D. 支气管扩张症
E. 肺炎支原体肺炎

2-118 咳棕色胶冻痰应考虑为
A. 支原体肺炎
B. 铜绿假单胞菌肺炎
C. 金黄色葡萄球菌肺炎
D. 大肠埃希菌肺炎
E. 肺炎杆菌肺炎

2-119 支气管扩张及肺脓肿病人痰液的典型表现是
A. 血性痰　　B. 草绿色痰
C. 黏液痰　　D. 灰黑色痰
E. 分层痰

2-120 烂桃样痰主要见于下列哪种疾病
A. 肺吸虫病　B. 大叶性肺炎
C. 支气管扩张　D. 支气管哮喘
E. 阿米巴肺脓肿

2-121 粉红色泡沫样痰最常见于
A. 肺癌　　　B. 肺结核
C. 支气管扩张　D. 大叶性肺炎
E. 急性肺水肿

2-122 病人痰液有恶臭味,提示感染的是
A. 腺病毒
B. 铜绿假单胞菌
C. 厌氧菌
D. 金黄色葡萄球菌
E. 嗜肺军团菌

2-123 大量咳痰者,若痰量骤然减少而体温升高,常提示
A. 病情加重　B. 病情好转
C. 窒息　　　D. 咯血先兆
E. 排痰不畅

2-124 左心衰竭肺淤血导致的咯血产生
A. 铁锈色痰
B. 浆液泡沫样痰
C. 黏稠暗红色痰
D. 砖红色胶冻样痰
E. 浆液性粉红色泡沫样痰

2-125 顽固性呛咳或刺激性干咳或金属音咳嗽应首先考虑
A. 左心衰竭　B. 胸膜病变
C. 支气管肺癌　D. 支气管炎
E. 上呼吸道感染

2-126 咳嗽与体位改变有明显关系的是

A. 支气管哮喘　　B. 阻塞性肺气肿
C. 支气管肺炎　　D. 支气管肺癌
E. 支气管扩张症

2-127 大量痰是指每天痰量超过
A. 30 ml　　B. 50 ml
C. 100 ml　　D. 300 ml
E. 500 ml

2-128 通过下列哪项评估可判定病人需要吸痰
A. 神志改变
B. 肺部闻及大水泡音
C. 面色发绀
D. 心率稍快
E. 呼吸困难

2-129 咳嗽伴有杵状指的呼吸系统疾病不包括下列哪项
A. 慢性肺脓肿　　B. 支气管扩张症
C. 支气管肺癌　　D. 自发性气胸
E. 脓胸

2-130* 痰培养标本的采集方法最常用的是
A. 自然咳痰法
B. 导管吸痰法
C. 体位引流法
D. 环甲膜穿刺法
E. 经纤维支气管镜采样法

2-131 咳嗽、咳痰病人最突出的护理诊断是
A. 清理呼吸道无效
B. 低效性呼吸型态
C. 睡眠型态紊乱
D. 活动无耐力
E. 气体交换受损

2-132 引起咯血最常见的疾病是
A. 肺癌　　B. 肺结核
C. 肺炎　　D. 肺脓肿
E. 支气管扩张

2-133 小量咯血是指每天咯血量不超过
A. 100 ml　　B. 200 ml
C. 300 ml　　D. 400 ml
E. 500 ml

2-134 中量咯血是指每天咯血量在
A. 100 ml　　B. 100～500 ml
C. 500 ml 以上　　D. 500～800 ml
E. 1 000 ml

2-135 24小时内咯血量超过500 ml,称为
A. 痰中带血　　B. 小量咯血
C. 大量咯血　　D. 中量咯血
E. 持续痰中带血

2-136 小量咯血尤其是持续痰中带血,可为以下哪种疾病的早期症状
A. 支气管肺癌
B. 自发性气胸
C. 支气管扩张症
D. 二尖瓣狭窄
E. 继发性肺脓肿

2-137 40岁以上长期吸烟者咯血,应考虑
A. 大叶性肺炎
B. 支气管扩张症
C. 风湿性心脏病二尖瓣狭窄
D. 慢性支气管炎
E. 肺结核

2-138 咯血的特点不包括
A. 常见病因为肺结核
B. 无黑便
C. 先兆症状为喉部痒感、胸闷、咳嗽
D. 血液呈咖啡渣样
E. 可混有痰液

2-139 对咯血病人的病情观察须特别注意
A. 体温高低　　B. 血压变化
C. 咯血的性状　　D. 咯血量多少
E. 有无窒息表现

2-140 大咯血时病人出现情绪紧张、面色晦暗、胸闷气促,提示
A. 出现窒息先兆
B. 有体液不足的危险
C. 病人恐惧
D. 发生窒息
E. 出现休克

2-141 大咯血时出现哪项症状提示已经发生

窒息
　　A. 精神紧张　　　B. 咯血不畅
　　C. 面色灰暗　　　D. 张口、瞪目
　　E. 胸闷气促

2-142　病人大咯血时最危险的并发症是
　　A. 出血性休克　　B. 贫血
　　C. 肺不张　　　　D. 肺部感染
　　E. 窒息

2-143　咯血伴高热常见于
　　A. 肺癌　　　　　B. 支气管扩张症
　　C. 二尖瓣狭窄　　D. 肝硬化腹水
　　E. 十二指肠球部溃疡

2-144　咯血伴低热、消瘦见于
　　A. 支气管炎　　　B. 支气管扩张症
　　C. 支气管肺癌　　D. 肺炎
　　E. 肺结核

2-145　咯血伴大量脓痰见于
　　A. 自发性气胸　　B. 支气管扩张症
　　C. 急性肺水肿　　D. 阻塞性肺气肿
　　E. 浸润性肺结核

2-146　大咯血病人的并发症除外下列哪项
　　A. 窒息　　　　　B. 肺不张
　　C. 继发感染　　　D. 失血性休克
　　E. 患侧胸腔积液

2-147　咯血的特点下列哪项不妥
　　A. 出血前多有喉痒、胸闷、咳嗽
　　B. 血中含有泡沫、痰液
　　C. 多呈酸性
　　D. 多呈碱性
　　E. 多由肺或支气管病变引起

2-148*　一般不会出现"有窒息的危险"护理诊断的疾病是
　　A. 支气管扩张症
　　B. 肺炎
　　C. 二尖瓣狭窄
　　D. 肺结核大咯血
　　E. 慢性呼吸衰竭

2-149　关于咯血,下列说法中错误的是
　　A. 咯血量的差异可以很大
　　B. 咯血量与病变严重性成正比
　　C. 大咯血后可以排黑便
　　D. 24小时出血量超过500 ml即为大量咯血
　　E. 肺癌多表现为持续痰中带血

2-150　大咯血病人最突出的护理诊断是
　　A. 焦虑　　　　　B. 恐惧
　　C. 知识缺乏　　　D. 有窒息的危险
　　E. 低效性呼吸型态

2-151　下列哪项为发绀病人最突出的护理诊断
　　A. 焦虑
　　B. 体温过高
　　C. 低效性呼吸型态
　　D. 知识缺乏
　　E. 气体交换受损

2-152　发绀是指毛细血管内还原血红蛋白超过
　　A. 15 g/L　　　　B. 50 g/L
　　C. 30 g/L　　　　D. 100 g/L
　　E. 150 g/L

2-153　发绀最常见的原因是
　　A. 贫血　　　　　B. 寒冷
　　C. 剧痛　　　　　D. 缺氧
　　E. 吸烟

2-154　发绀的常见部位不包括下述哪项
　　A. 耳垂　　　　　B. 结膜
　　C. 肢端　　　　　D. 舌唇
　　E. 鼻尖

2-155　心力衰竭引起的发绀属于
　　A. 肺源性发绀
　　B. 缺血性周围性发绀
　　C. 淤血性周围性发绀
　　D. 混合性发绀
　　E. 中心性发绀

2-156*　病人有呼吸困难就会有发绀,但除外
　　A. 严重贫血　　　B. 肺淤血
　　C. 休克　　　　　D. 严重水肿
　　E. 右心功能不全

2-157 病人虽有发绀,但不出现呼吸困难的是
  A. 严重的先天性心脏病
  B. 严重中毒
  C. 严重休克
  D. 高铁血红蛋白血症
  E. 风湿性心脏病二尖瓣狭窄

2-158 下列关于中心性发绀的说法中错误的是
  A. 肢体冰冷
  B. 可伴有杵状指(趾)
  C. 皮肤多温暖
  D. 可伴有红细胞增多
  E. 除四肢与面颊外,黏膜与躯干皮肤也可出现发绀

2-159 肠源性发绀是指血中
  A. 还原血红蛋白增多
  B. 高铁血红蛋白增多
  C. 正铁血红蛋白增多
  D. 硫化血红蛋白增多
  E. 碳氧血红蛋白增多

2-160 下列不是周围性发绀表现的是
  A. 可发生于右心功能不全病人
  B. 出现在肢体末梢部位
  C. 发绀部位皮肤冰冷
  D. 发绀部位皮肤温暖
  E. 按摩或加温后发绀可减轻或消失

2-161 中心性发绀见于
  A. 右心衰竭   B. 法洛四联症
  C. 休克   D. 缩窄性心包炎
  E. 雷诺病

2-162 周围性发绀见于
  A. 阻塞性肺气肿 B. 气胸
  C. 慢性肺脓肿   D. 肺炎
  E. 严重休克

2-163 当血中高铁血红蛋白大于多少时会出现发绀
  A. 10 g/L   B. 20 g/L
  C. 30 g/L   D. 40 g/L
  E. 50 g/L

2-164 当血液中硫化血红蛋白大于多少时会出现发绀
  A. 1 g/L   B. 2 g/L
  C. 3 g/L   D. 4 g/L
  E. 5 g/L

2-165 心悸是一种自觉心脏跳动的不适感或
  A. 心跳感   B. 憋闷感
  C. 心慌感   D. 心痛感
  E. 濒死感

2-166 心悸的发生机制尚未完全清楚,一般认为下列哪项是心悸发生的原因
  A. 心脏活动过度
  B. 心脏活动不足
  C. 心脏活动缺失
  D. 心输出量增多
  E. 心输出量减少

2-167 下列哪项不属于神经官能性呕吐的特点
  A. 进食后6~12小时发生
  B. 进食后即刻发生
  C. 呕吐后可再进食
  D. 呕吐量较少
  E. 与精神因素有关

2-168 恶心、呕吐伴寒战、高热、腹痛、黄疸提示发生了
  A. 急性胃肠炎 B. 胆道感染
  C. 洋地黄中毒 D. 急性中毒
  E. 青光眼

2-169 精神性因素引起的呕吐主要见于
  A. 急性胃炎   B. 癫痫
  C. 颅内感染   D. 癔症
  E. 脑血栓形成

2-170 呕吐物多为隔夜宿食,甚至有粪臭味,提示发生了
  A. 胃肠梗阻
  B. 颅内高压
  C. 前庭功能障碍
  D. 妊娠

E. 神经官能症

2-171 呕吐宿食常提示
A. 幽门梗阻　　B. 肠梗阻
C. 食物中毒　　D. 胃神经官能症
E. 颅内压增高

2-172 幽门梗阻所致的呕吐最主要的特征是
A. 有恶心先兆
B. 呕吐后感轻松
C. 进食后 6~12 小时发生
D. 呕吐大量宿食
E. 无喷射性呕吐

2-173 已婚妇女晨起呕吐伴停经应注意
A. 盆腔炎　　B. 早孕
C. 慢性肝炎　　D. 肾结石
E. 肠梗阻

2-174 呕吐伴眩晕、眼球震颤，应考虑
A. 急性胃肠炎　　B. 前庭器官疾病
C. 脑炎　　D. 尿毒症
E. 脑出血

2-175 前庭功能紊乱所致的呕吐特点,除外下列哪项
A. 有恶心先兆
B. 眩晕明显
C. 伴眼球震颤
D. 闭目平卧后缓解
E. 与头部位置改变无关

2-176 头痛伴喷射性呕吐见于
A. 青光眼　　B. 脑膜炎
C. 神经官能症　　D. 颅内压增高
E. 肠炎

2-177 下列哪项不是吞咽障碍的病因
A. 口咽部疾病　　B. 食管疾病
C. 神经肌肉痛　　D. 食物的口感
E. 重症肌无力

2-178 下列哪项不是引起吞咽困难的不良后果
A. 声音嘶哑
B. 误吸
C. 吸入性肺炎

D. 脱水、电解质紊乱
E. 营养不良

2-179 呕血最常见的病因是
A. 胃癌
B. 消化性溃疡
C. 急性胃黏膜病变
D. 急性出血性胃炎
E. 食管静脉曲张破裂

2-180 引起上消化道出血最主要的疾病是
A. 胃溃疡
B. 十二指肠溃疡
C. 肝硬化门静脉高压
D. 急性糜烂性胃炎
E. 胃黏膜脱垂

2-181 呕血与便血最常见的并发症是
A. 失血性休克　　B. 肝衰竭
C. 肾衰竭　　D. 心力衰竭
E. 窒息

2-182 呕血与黑便病人最突出的护理诊断是
A. 组织灌注量改变
B. 有误吸的危险
C. 活动无耐力
D. 有窒息的危险
E. 潜在并发症

2-183 下列关于上消化道出血的叙述中正确的是
A. 主要表现是呕血和鲜血便
B. 出血量 5 ml 以上粪便呈柏油色
C. 最主要由肝硬化引起
D. 黄色粪便可排除消化道出血
E. 呕血一定有黑便，黑便不一定有呕血

2-184 下列关于呕血的叙述中不正确的是
A. 出血方式为呕出
B. 呕出物为碱性
C. 血中混有食物残渣、胃液
D. 病因最多见于消化性溃疡
E. 出血前有上腹部不适、恶心、呕吐

2-185 呕血呈鲜红色,量多,常见于

A. 急性胃炎　　　B. 胃癌出血
C. 胃溃疡出血　　D. 十二指肠炎
E. 肝硬化食管静脉曲张破裂

2-186 病人出现呕血,提示胃内积血量至少达
A. 100~200 ml
B. 250~300 ml
C. 300~350 ml
D. 400~500 ml
E. 500~800 ml

2-187 病人出现急性循环衰竭表现,提示失血量至少为
A. 300 ml　　　B. 300~500 ml
C. 500 ml　　　D. 500~800 ml
E. 1 000 ml

2-188 大便隐血试验阳性提示每天上消化道出血量大于多少毫升
A. 5 ml　　　B. 60 ml
C. 250~300 ml　D. 400 ml
E. 1 000 ml

2-189 黑便合并出现蜘蛛痣和肝掌,可提示
A. 胃癌　　　B. 直肠癌
C. 胆管癌　　D. 溃疡性结肠炎
E. 肝硬化门静脉高压

2-190 上消化道出血病人出血量至少在多少毫升以上才会有大便隐血试验阳性
A. 5 ml　　　B. 60 ml
C. 100 ml　　D. 250 ml
E. 400 ml

2-191 黑便提示每天上消化道出血量大于多少毫升
A. 5 ml　　　B. 60 ml
C. 250~300 ml　D. 400 ml
E. 1 000 ml

2-192 上消化道出血病人一次出血量在60 ml以上,大便可为
A. 果酱样便　　B. 脓血便
C. 隐血便　　　D. 黑便
E. 血便

2-193 上消化道大量出血不会出现
A. 柏油样便
B. 头晕、心悸
C. 氮质血症
D. 网织红细胞计数下降
E. 低度发热

2-194 上消化道大量出血后,病人下列哪项检查指标可升高
A. 血肌酐　　　B. 血尿素
C. 血尿酸　　　D. 血小板
E. 血红蛋白

2-195 急性上消化道出血能反映血容量变化的观察项目是
A. 面色　　　B. 神志
C. 脉搏　　　D. 呼吸
E. 瞳孔

2-196 提示上消化道出血停止的指标之一是
A. 柏油样便
B. 尿量>30 ml/h
C. 脉搏细速
D. 肠鸣音亢进
E. 口渴

2-197 提示上消化道再出血的指标是
A. 黑便次数减少
B. 尿素氮恢复正常
C. 血压波动
D. 网织红细胞计数正常
E. 口渴好转

2-198 引起便血的主要疾病是
A. 胃癌　　　B. 结肠炎
C. 溃疡病　　D. 大肠癌
E. 血液病

2-199 黏液脓血便伴里急后重,可提示
A. 肠结核　　　B. 结肠癌
C. 消化性溃疡　D. 小肠血管畸形
E. 急性细菌性痢疾

2-200 鲜血便常见于
A. 肛裂
B. 胃溃疡

C. 急性胃炎
D. 肝硬化食管静脉曲张破裂
E. 十二指肠球部溃疡合并出血

2-201 急性出血性坏死性肠炎的便血特征为
A. 便后滴血　　B. 柏油样便
C. 洗肉水样便　D. 黏液脓血便
E. 果酱样脓血便

2-202 便血伴有里急后重,可提示
A. 胃癌　　　　B. 肝癌
C. 直肠癌　　　D. 败血症
E. 小肠疾病

2-203 对便血者来说,与病变部位密切相关的是
A. 便血方式
B. 便血的颜色
C. 便血量及性状
D. 伴随症状
E. 既往病史

2-204 无痛性鲜血便应考虑
A. 痔疮
B. 急性细菌性痢疾
C. 直肠癌
D. 溃疡性结肠炎
E. 小肠病变

2-205 便血且血色鲜红,不与粪便混合仅黏附于粪便表面,提示
A. 上消化道出血
B. 肛门或肛管疾病出血
C. 小肠出血
D. 食管出血
E. 十二指肠出血

2-206 关于便血的护理诊断,下列叙述中不正确的是
A. 体温过高
B. 组织灌注量改变
C. 活动无耐力
D. 焦虑
E. 恐惧

2-207 霍乱病人属于下列哪类腹泻

A. 分泌性腹泻　　B. 渗透性腹泻
C. 渗出性腹泻　　D. 动力性腹泻
E. 吸收不良性腹泻

2-208 霍乱引起腹泻的粪便特点是
A. 大量黏液脓血便
B. 大量米泔水样或洗肉水样便
C. 大量陶土样便
D. 大量鲜红色血样便
E. 大量糊状水样便

2-209 腹泻病人一般不会出现的护理诊断是
A. 焦虑　　　　B. 腹泻
C. 体液过多　　D. 体液不足
E. 活动无耐力

2-210 下列关于腹泻的叙述中不正确的是
A. 变态反应可引起腹泻
B. 某些发病因素互为因果
C. 病程>2个月属于慢性腹泻
D. 渗出性腹泻的黏膜组织学基本正常
E. 分泌性腹泻系由胃肠黏膜分泌过多液体所致

2-211 慢性腹泻是指腹泻病程超过
A. 1周　　　　B. 3周
C. 1个月　　　D. 2个月
E. 3个月

2-212 关于急性腹泻的病因,错误的是
A. 病原体感染
B. 急性中毒
C. 某些全身性疾病,如败血症
D. 溃疡性结肠炎
E. 进食过多生冷、油腻食物或饮食不节制

2-213 急性腹泻常见于
A. 肠结核
B. 细菌感染
C. 非特异性结肠炎
D. 吸收不良综合征
E. 甲状腺功能亢进症

2-214 慢性腹泻常见于

A. 霍乱
B. 伤寒
C. 发芽马铃薯中毒
D. 肠道寄生虫感染
E. 甲状腺功能亢进症

2-215 肠道炎症引起腹泻的主要机制是
A. 分泌性腹泻
B. 渗出性腹泻
C. 渗透性腹泻
D. 动力性腹泻
E. 吸收不良性腹泻

2-216 下列属于渗透性腹泻的是
A. 急性细菌性痢疾
B. 溃疡性结肠炎
C. 服用硫酸镁、甘露醇引起的腹泻
D. 霍乱
E. 慢性胰腺炎

2-217 腹泻伴重度脱水可见于
A. 霍乱
B. 肠结核
C. 溃疡性结肠炎
D. 慢性细菌性痢疾
E. 吸收不良综合征

2-218 下列哪项不是导致便秘的因素
A. 不及时排便
B. 体格虚弱
C. 长期服用泻药
D. 肠粘连
E. 甲状腺功能亢进症

2-219 下列哪项不属于功能性便秘
A. 肛裂
B. 情绪抑郁
C. 活动过少
D. 食物过少、过精
E. 某些药物因素

2-220 老年人出现功能性便秘的原因不包括
A. 肌力减退
B. 情绪抑郁或紧张
C. 活动减少
D. 生活习惯改变
E. 食物过少、过细

2-221 便秘的分型不包括
A. 慢性便秘
B. 急性便秘
C. 功能性便秘
D. 盆底排便障碍
E. 便秘型肠易激综合征

2-222 指导病人做腹部按摩的顺序为
A. 脐中→脐左→脐右
B. 脐左→脐中→脐右
C. 脐右→脐左→脐中
D. 升结肠→横结肠→降结肠
E. 降结肠→横结肠→升结肠

2-223 下列哪种疾病病人用力排便时容易出现意外
A. 心力衰竭   B. 冠心病
C. 高血压病   D. 腹疝
E. 肠癌

2-224 便秘病人最突出的护理诊断是
A. 舒适改变
B. 组织完整性受损
C. 知识缺乏
D. 皮肤、黏膜受损
E. 便秘

2-225 黄疸是由于血液中的总胆红素浓度超过
A. $1.7\,\mu mol/L$ B. $3.4\,\mu mol/L$
C. $6.8\,\mu mol/L$ D. $17.1\,\mu mol/L$
E. $34.2\,\mu mol/L$

2-226 胆红素的主要来源是
A. 肝细胞分泌的胆汁
B. 衰老红细胞释放血红蛋白
C. 胰液分泌的缩胆囊素
D. 肾脏产生的促红细胞生成素
E. 骨髓中未成熟红细胞内的血红素

2-227 下列有关结合胆红素的叙述中不正确的是
A. 属于水溶性

B. 可分解为尿胆原
C. 又称为间接胆红素
D. 又称为直接胆红素
E. 可从尿液中排出

2-228 黄疸的基本病因不包括
A. 肝细胞性黄疸
B. 溶血性黄疸
C. 阻塞性黄疸
D. 先天性黄疸
E. 肾性黄疸

2-229 阻塞性黄疸的临床表现不包括
A. 皮肤暗黄色 B. 皮肤瘙痒
C. 尿色深黄   D. 出血倾向明显
E. 粪便呈陶土色

2-230 下列不属于胆汁淤积性黄疸的是
A. 肝硬化
B. 肝内胆管结石
C. 妊娠复发性黄疸
D. 毛细胆管型病毒性肝炎
E. 长期服用甲睾酮所致黄疸

2-231 全身黄疸,粪便呈白陶土色,可见于
A. 肝硬化
B. 胰头癌
C. 重症肝炎
D. 溶血性贫血
E. 钩端螺旋体病

2-232 关于肝细胞性黄疸的临床表现,下列叙述中正确的是
A. 皮肤、黏膜呈浅柠檬色
B. 可发生急性溶血
C. 皮肤、黏膜呈黄绿色或绿褐色
D. 可发生急性肾衰竭
E. 皮肤、黏膜呈浅黄色至深黄色

2-233* 有关肝细胞性黄疸的实验室检查,下列哪项是错误的
A. 血清总胆红素升高
B. 血清直接胆红素升高
C. 血清间接胆红素正常
D. 尿胆原阳性
E. 尿胆红素阳性

2-234 溶血性黄疸的尿液可呈
A. 鲜红色   B. 浅蓝色
C. 酱油色   D. 白色浑浊
E. 淡黄色

2-235 血清总胆红素、非结合胆红素均增高,结合胆红素下降,粪便颜色加深,提示
A. 核黄疸
B. 溶血性黄疸
C. 肝细胞性黄疸
D. Roter 综合征
E. 胆汁淤积性黄疸

2-236 黄疸的观察要点,一般不包括
A. 起病急缓   B. 皮肤色泽
C. 黄疸病程   D. 三多一少
E. 黄疸波动

2-237 血尿的常见病因不包括
A. 输尿管结石
B. 急性膀胱炎
C. IgA 肾病
D. 单纯性肾囊肿
E. 膀胱癌

2-238 关于 24 小时尿量,下列叙述中错误的是
A. 正常成人为 1 000～2 000 ml
B. <400 ml 为少尿
C. <100 ml 为少尿
D. <100 ml 为无尿
E. >2 500 ml 为多尿

2-239 无尿是指正常成人 24 小时尿量少于
A. 50 ml   B. 100 ml
C. 150 ml   D. 300 ml
E. 400 ml

2-240 24 小时尿量少于多少为少尿
A. 400 ml   B. 100 ml
C. 1 500 ml D. 2 000 ml
E. 2 500 ml

2-241 多尿是指成人 24 小时尿量大于
A. 1 000 ml B. 1 500 ml

C. 2 000 ml　　D. 2 500 ml
E. 3 000 ml

2-242　蛋白尿是指每天尿蛋白量持续超过
A. 50 mg　　　B. 200 mg
C. 100 mg　　 D. 250 mg
E. 150 mg

2-243　少尿、无尿伴肾绞痛多见于
A. 肝肾综合征
B. 肾动脉栓塞
C. 前列腺肥大
D. 肾病综合征
E. 急性肾小球肾炎

2-244　多尿伴低血钾、周期性瘫痪多见于
A. 原发性醛固酮增多症
B. 功能性肾衰竭
C. 急性肾小管坏死
D. 慢性肾小球肾炎
E. 急性肾小球肾炎

2-245　少尿或无尿病人最突出的护理诊断是
A. 体液不足
B. 舒适改变
C. 体液过多
D. 睡眠型态改变
E. 活动无耐力

2-246　排尿次数增多但每次尿量减少称为
A. 尿痛　　　　B. 尿频
C. 尿急　　　　D. 尿潴留
E. 尿失禁

2-247　排尿次数增多、每次尿量正常而引起尿量增多的病因为
A. 尿崩症　　　B. 膀胱结石
C. 膀胱炎　　　D. 前列腺增生症
E. 神经源性膀胱

2-248　膀胱刺激征是指
A. 多饮、多食、多尿
B. 贫血、出血、感染
C. 咳嗽、咳痰、气促
D. 尿频、尿急、尿痛
E. 心悸、胸痛、胸闷

2-249　除以下哪种疾病外,尿频时伴每次尿量减少
A. 糖尿病
B. 膀胱结石
C. 前列腺增生症
D. 神经源性膀胱
E. 子宫肌瘤

2-250　以下哪项不属神经源性膀胱
A. 大脑发育不良
B. 脑出血
C. 前列腺增生症
D. 高位截瘫
E. 脑瘤

2-251　出现膀胱刺激征主要见于下列哪种疾病
A. 急性肾小球肾炎
B. 急性肾盂肾炎
C. 慢性肾小球肾炎
D. 肾病综合征
E. 急性肾小球硬化症

2-252　肾素具有调节血压及肾局部血流的作用,它是由肾脏哪个部位分泌的
A. 肾小球基底膜
B. 肾髓质
C. 肾小管
D. 肾小球旁器
E. 肾小球系膜

2-253　血尿最常见的病因是
A. 钩端螺旋体病
B. 盆腔炎
C. 运动后血尿
D. 泌尿系统结石
E. 泌尿系统外伤

2-254　镜下血尿是指新鲜尿离心沉渣后每高倍镜视野中红细胞超过
A. 2个　　　　B. 3个
C. 5个　　　　D. 8个
E. 10个

2-255*　尿三杯试验中如果3杯尿中均有血

液，可能病变在
A. 前尿道　　　B. 膀胱颈
C. 后尿道　　　D. 前列腺
E. 肾脏或输尿管

2-256 血尿伴尿流中断或排尿困难主要见于
A. 膀胱结石　　B. 肾囊肿
C. 肾脏结石　　D. 肾小球肾炎
E. 肾盂肾炎

2-257 尿潴留病人耻骨上叩诊可呈
A. 浊音　　　　B. 清音
C. 实音　　　　D. 过清音
E. 鼓音

2-258 急性尿潴留的特点是
A. 胀痛难忍　　B. 叩诊鼓音
C. 排尿不畅　　D. 排尿不尽
E. 多有尿频

2-259 压力性尿失禁的主要原因是
A. 截瘫　　　　B. 尿道狭窄
C. 昏迷　　　　D. 分娩
E. 手术

2-260 真性尿失禁的特点是
A. 尿液充盈达一定压力时，会不自主地流出
B. 当腹内压力增高时，不自主地有少量尿液流出
C. 阴道助产分娩时，不自主地有大量尿液流出
D. 膀胱稍有一些存尿便会不自主地流出
E. 前列腺增生时，不自主地有尿液流出

2-261 周围性眩晕的病因不包括
A. 梅尼埃病　　B. 晕动病
C. 药物中毒　　D. 迷路炎
E. 听神经瘤

2-262 眩晕病人最突出的护理诊断是
A. 感知觉改变　B. 营养失调
C. 舒适度改变　D. 意识障碍
E. 知识缺乏

2-263 血液成分异常引起眩晕的主要病因是
A. 胆绞痛
B. 脑动脉粥样硬化
C. 低血糖
D. 短暂脑缺血发作
E. 胸腔疾病

2-264 晕厥与昏迷最大的不同点是
A. 能否唤醒
B. 有无自主运动
C. 反射是否存在
D. 意识可否迅速恢复
E. 瞳孔是否散大

2-265 心源性晕厥病人最突出的护理诊断是
A. 有感染的危险
B. 有受伤的危险
C. 有窒息的危险
D. 有体液不足的危险
E. 有皮肤、黏膜完整性受损的危险

2-266 婴幼儿惊厥以下列哪种情况多见
A. 高热　　　　B. 低血钙
C. 低血镁　　　D. 低血糖
E. 中毒性脑病

2-267 6个月以内的婴幼儿发生惊厥最主要的原因是
A. 外伤　　　　B. 感染
C. 电解质紊乱　D. 产伤
E. 原发性癫痫

2-268 全身性抽搐的临床特点是
A. 短暂意识丧失
B. 面色苍白
C. 四肢阵挛性抽搐
D. 呼吸规则
E. 能回忆发作情况

2-269 全身性抽搐以下列哪种肌肉痉挛为主
A. 平滑肌　　　B. 心肌
C. 伸张肌　　　D. 屈肌
E. 骨骼肌

2-270 手足搐搦症以下列哪个部位的表现最典型

A. 上肢肘关节　　B. 上肢手部
C. 下肢膝关节　　D. 下肢足部
E. 四肢关节

2-271 关于抽搐的概念,下列哪项是错误的
A. 抽搐是指四肢、躯干及颜面骨骼肌非自主强直与阵挛性抽搐,并引起关节运动
B. 抽搐表现为全身性、对称性,伴有或不伴有意识丧失
C. 癫痫大发作与惊厥的概念相同
D. 癫痫小发作也称为惊厥
E. 惊厥的发生机制可能是大脑运动神经元异常放电

2-272 高热惊厥又称为
A. 热性惊厥　　B. 癫痫样发作
C. 癔症惊觉　　D. 中毒性脑病
E. 低钙惊厥

2-273 惊厥病人的身心反应中最严重的是
A. 跌伤　　B. 舌咬伤
C. 大小便失禁　　D. 有窒息的危险
E. 自卑

2-274 惊厥伴脑膜刺激征可见于下列疾病,除外
A. 脑膜炎　　B. 脑膜脑炎
C. 假性脑膜炎　　D. 肝性脑病
E. 蛛网膜下腔出血

2-275 不符合浅昏迷特点的是
A. 无自主运动
B. 对疼痛刺激有反应
C. 各种反射消失
D. 生命体征无明显改变
E. 可有大小便失禁

2-276 下列引起意识障碍的疾病中哪项属于颅内感染
A. 高血压脑病　　B. 脑梗塞
C. 脑血栓形成　　D. 脑型疟疾
E. 癫痫

2-277 意识障碍伴瞳孔散大可见于
A. 颠茄类中毒

B. 吗啡类中毒
C. 巴比妥类中毒
D. 有机磷农药中毒
E. 毒蕈类中毒

2-278 意识障碍伴瞳孔缩小可见于
A. 颠茄类中毒
B. 有机磷农药中毒
C. 酒精中毒
D. 氰化物中毒
E. 癫痫

2-279 中度昏迷与深昏迷最有价值的鉴别是
A. 各种刺激无反应
B. 不能唤醒
C. 无自主运动
D. 深、浅反射均消失
E. 大小便失禁

2-280 病理性持续睡眠状态可被唤醒,并能正确回答问题,属于
A. 嗜睡　　B. 意识模糊
C. 昏睡　　D. 昏迷
E. 谵妄

2-281 昏迷病人最突出的护理诊断是
A. 压疮
B. 营养失调
C. 排便失禁
D. 急性意识障碍
E. 有外伤的危险

2-282 焦虑的典型特点是
A. 紧张不安的期待情绪
B. 入睡障碍的不良情绪
C. 回避行为的不安情绪
D. 大祸临头的恐惧情绪
E. 认知范围缩小的情绪

2-283 抑郁症病人的核心临床表现是
A. 疲乏无力　　B. 语速缓慢
C. 思维困难　　D. 躯体症状
E. 情绪低落

2-284 下列哪项不属于物质滥用行为
A. 长期酗酒　　B. 吸烟成瘾

C. 吸食毒品　　D. 喜爱饮用饮料
E. 滥用镇静剂

2-285 社交孤立者对社会交往的常见心理行为反应不包括
A. 敌意　　　　B. 自恋
C. 害羞　　　　D. 孤僻
E. 自卑

A2型单项选择题(2-286～2-339)

2-286* 病人,男性,45岁。体温在39℃以上,未采用任何退热降温措施,24小时内体温波动达2℃以上,最低时体温仍高于正常。这种热型是
A. 稽留热　　　B. 波浪热
C. 间歇热　　　D. 回归热
E. 弛张热

2-287 病人,女性,32岁。高热伴膀胱刺激症状。体格检查:双肾区叩击痛。经治疗后体温下降,其下降方式常为
A. 数周内降至正常
B. 数天内降至正常
C. 24小时内降至正常
D. 数小时内降至正常
E. 1小时内降至正常

2-288 病人,女性,54岁。头痛伴恶心、呕吐,服用麦角胺有效。体格检查无阳性体征。最可能的诊断是
A. 偏头痛　　　B. 紧张性头痛
C. 脑膜炎　　　D. 神经官能症
E. 青光眼

2-289 病人,女性,45岁。主诉反复发作头痛,表现为眼眶周围剧烈钻痛,伴流泪、流鼻涕。体格检查无阳性体征。头颅CT检查正常。最可能的诊断是
A. 紧张性头痛　B. 花粉过敏
C. 丛集性头痛　D. 脑瘤可能
E. 神经官能症

2-290 病人,男性,60岁。劳累后常在胸骨中上段后出现疼痛,稍休息后能缓解。经医院检查,血脂升高。最可能的诊断是
A. 病毒性心肌炎
B. 心绞痛
C. 急性心肌梗死
D. 动脉粥样硬化
E. 心脏神经官能症

2-291 病人,男性,23岁。因经常出差,太劳累,患感冒多天,近几天咳嗽、胸痛、咳铁锈色痰。估计病人患了
A. 急性支气管炎
B. 慢性支气管炎急性发作
C. 急性肺脓肿
D. 自发性气胸
E. 大叶性肺炎

2-292 病人,男性,40岁。经常呼吸道感染,近2个月常咳嗽,痰量特别多,呈黄脓色,放置一段时间后可分为3层,最近有咯血,医院诊断为支气管扩张症。潜在的护理诊断是
A. 窒息
B. 低效性呼吸型态
C. 休克
D. 气体交换受损
E. 清理呼吸道无效

2-293 病人,男性,39岁。原有支气管扩张症病史,昨天突然大咯血,并出现呼吸困难、胸闷、烦躁不安、大汗淋漓、颜面发绀。提示出现了下列哪种情况
A. 失血性休克　B. 气胸
C. 继发性感染　D. 窒息
E. 胸膜破裂

2-294 病人,男性,67岁。有肺源性心脏病病史,近几个月来日常生活不能自理,完全需要帮助。判断其呼吸困难的程度为
A. Ⅰ度　　　　B. Ⅱ度
C. Ⅲ度　　　　D. Ⅳ度
E. Ⅴ度

2-295 病人,男性,54岁。与同龄健康人以同等速度行走时出现呼吸困难,日常生活虽可自理,但必须时常停下来休息。该病人呼吸困难的程度为
A. Ⅰ度 B. Ⅱ度
C. Ⅲ度 D. Ⅳ度
E. Ⅴ度

2-296* 某护士夜间值班遇一突然喘息的老年男性病人,在以下表现中哪项最有助于考虑为心源性呼吸困难
A. 体温37.8℃
B. 咯出泡沫样痰
C. 听到哮鸣音
D. 心率和呼吸增快
E. 两肺底闻及湿啰音

2-297 一小孩吃花生米,突然出现惊慌、气促。家长抱送急诊,医生发现患儿吸气极度困难,出现三凹征。最可能的诊断为
A. 小儿肺炎
B. 胸膜炎
C. 气管异物
D. 支气管哮喘发作
E. 受环境惊吓

2-298 病人,男性,53岁。体重50 kg。因上消化道出血出现呕血,自觉头晕目眩,尿少。体格检查:血压90/70 mmHg,脉搏110次/分,呼吸24次/分。其出血量估计至少大于多少
A. 300 ml B. 500 ml
C. 700 ml D. 1000 ml
E. 1500 ml

2-299* 上消化道大出血病人被送至急诊室,值班护士在医生未到达前首先应
A. 记录病人到院时间和病情变化
B. 向家属了解病史,耐心解释
C. 通知住院处,办理入院手续
D. 测生命体征,建立静脉通路
E. 抽血标本定血型,及时输血

2-300 病人,男性,27岁。中午吃了隔夜的饭菜,几小时后突然感到全身不舒服,恶心、呕吐了2次,吐出物为胃内容物,不久又腹泻,泻出水样大便数次,伴有腹痛。初步拟诊为
A. 急性胃肠炎 B. 霍乱
C. 阿米巴痢疾 D. 伤寒
E. 急性细菌性痢疾

2-301 病人,女性,61岁。几年来经常感到肛门口不舒服,近几个月排便时或排便后喷出鲜红色血十余毫升,血液与粪便不相混合。估计病人患了
A. 肠炎 B. 直肠癌
C. 肛裂 D. 肛管脓肿
E. 内痔

2-302 病人,男性,19岁。因脑外伤引起脑疝,颅内压增高,经医生急诊清创处理后即可手术。术前使用大量甘露醇,手术后出现腹泻,无其他感染等并发症。估计该病人的腹泻属于
A. 分泌性腹泻 B. 渗透性腹泻
C. 渗出性腹泻 D. 动力性腹泻
E. 吸收不良性腹泻

2-303 病人,男性,78岁。平时喜食鱼、肉、鸡蛋、动物内脏等,经常出现便秘。健康指导时,护士应劝病人多吃
A. 牛奶 B. 大豆
C. 蔬菜 D. 香菇
E. 水果

2-304 患儿,男性,3岁。母亲第一次给孩子吃蚕豆,发现小孩突然发生呕吐,随后高热,尿呈酱油色。估计出现了什么情况
A. 胆道阻塞 B. 慢性溶血
C. 肝脏损害 D. 急性溶血
E. 生理性黄疸

2-305 患儿,男性,7岁。因感冒后发现尿中有蛋白,2周后晨起眼睑水肿,下午双下肢也水肿,呈凹陷性。赴院检查:尿

蛋白＋＋＋,血清白蛋白25 g/L,血中胆固醇6.7 mmol/L。该患儿应诊断为
A. 肾病综合征　　B. 肝肾综合征
C. 肾小球肾炎　　D. 尿路感染
E. 肾衰竭

2-306 病人,女性,26岁。昨晚开始有尿频、尿急,今天上午出现尿痛,耻骨上刺痛明显。体格检查:肾区无叩击痛。初步可诊断为
A. 急性肾炎　　B. 急性肾盂肾炎
C. 慢性肾炎　　D. 急性膀胱炎
E. 急进性肾炎

2-307 病人,女性,32岁。平时月经量较多,皮肤、黏膜上经常可见出血点,尤其是大腿内侧。实验室检查:血小板计数减少,出血时间延长,血块退缩不良,毛细血管脆性试验阳性,凝血酶原时间延长,但凝血时间正常。初步可诊断为
A. 过敏性紫癜
B. 急性白血病
C. 再生障碍性贫血
D. 淋巴瘤
E. 特发性血小板减少性紫癜

2-308 患儿,男性,12岁。家长主诉儿子小时候被猫惊吓后有短时间的发呆,去医院检查脑电图无异常发现。有一天上学途中突然昏倒在地,全身强直、面色青紫、呼吸暂停、四肢发生阵挛性抽搐、小便失禁。该患儿发生了下列哪种情况
A. 癫痫大发作　　B. 癔症发作
C. 癫痫小发作　　D. 低钙抽搐
E. 癫痫持续状态

2-309 病人,男性,20岁。上午第4节课时突然倒地,意识丧失,全身肌肉强直性收缩,口吐白沫,尿失禁。5分钟后自行停止,对所发生的事情全无记忆。此表现是
A. 晕厥　　B. 虚脱
C. 局限性抽搐　　D. 全身性抽搐
E. 昏迷

2-310 患儿,男性,新生儿。出生10天后出现阵发性全身肌肉强直性痉挛,苦笑面容。最可能的疾病是
A. 新生儿颅内出血
B. 低钙血症
C. 破伤风
D. 低血糖症
E. 癫痫大发作

2-311 病人,男性,42岁。今天上午突然出现剧烈头痛、抽搐。体格检查:体温、血压正常,脑膜刺激征阳性。最可能的诊断为
A. 脑膜炎
B. 高血压脑病
C. 蛛网膜下腔出血
D. 脑血栓形成
E. 低血糖症

2-312 病人处于熟睡状态,不易唤醒,若压迫眶上神经可勉强唤醒,但很快又再入睡,答非所问。此种意识状态属于
A. 嗜睡　　B. 意识模糊
C. 昏睡　　D. 昏迷
E. 谵妄

2-313 病人,男性,26岁。今晨在工作单位上班时突然倒地,全身肌肉强直性收缩,牙关紧闭,口吐白沫,大小便失禁。该病人发作后最可能出现的心理反应是
A. 焦虑　　B. 兴奋
C. 恐惧　　D. 紧张
E. 自卑

2-314* 病人,女性,43岁。经常出现便秘,粪便坚硬,排便时肛门疼痛和瘙痒。诊断为痔。估计排便出血的情况为
A. 便后滴血　　B. 黏液脓血便
C. 洗肉水样便　　D. 果酱样脓血便

E. 柏油样便

2-315* 病人,女性,59岁。因多尿数年,经医院诊断为原发性醛固酮增多症。其主要的临床表现诊断依据为下列哪项
A. 多尿伴高血压、周期性麻痹
B. 多尿伴多饮、多食及消瘦
C. 多尿伴烦渴、多饮、低比重尿
D. 多尿出现在肾功能不全少尿之后
E. 多尿伴肾小管浓缩功能不全

2-316 病人,女性,29岁。月经量过多,广泛皮肤、黏膜紫癜。可见于下列哪种疾病
A. 过敏性紫癜
B. 肝脏疾病
C. 肾脏疾病
D. 特发性血小板减少性紫癜
E. 血友病

2-317 病人,女性,68岁。最近2个月全身感疲乏无力,每月发高热。体温在40℃以上,持续数天后恢复到正常水平,基本上高温期和无热期有规律性交替。临床上常见于下列哪种疾病
A. 大叶性肺炎   B. 败血症
C. 霍奇金病   D. 肺结核
E. 风湿热

2-318 病人,女性,52岁。有高血压病病史20余年,长期服用吲达帕胺和卡托普利,由于工作压力较大,血压控制有时不理想,情绪紧张时搏动性头痛十分明显。其头痛的性质一般不会出现
A. 放电样   B. 闪电样
C. 捶打样   D. 阵发性剧痛
E. 刀割样

2-319 病人,女性,40岁。出差去外地,有天晚上突然发生腹部剧烈疼痛,出冷汗,不伴恶心、呕吐、腹胀和腹泻。赴医院急诊,护士告知病人,在诊断没有明确前一定要注意4个禁忌,下列哪项应除外

A. 禁改变体位   B. 禁热敷
C. 禁食、禁水   D. 禁用止痛药
E. 禁灌肠

2-320 病人,男性,57岁。长期有高脂血症病史,今天突然胸痛,家属陪同去医院急诊,经医生详细体格检查,心电图、X线摄片、CT等检查证实为主动脉夹层动脉瘤。病情稳定后护士评估病人胸痛的部位和性质,下列叙述中不正确的是
A. 部位在腰背部
B. 向上放射至颈部
C. 向下放射至下腹
D. 向下放射至两侧腹股沟
E. 呈撕裂样剧痛

2-321 病人,男性,62岁。有长期吸烟史,最近因持续痰中带血,经CT检查诊断为支气管肺癌。其咳嗽、咳痰的临床表现特征不包括下列哪项
A. 刺激性干咳   B. 金属音调咳嗽
C. 顽固性呛咳   D. 鸡鸣样咳嗽
E. 咯出血性痰

2-322 病人,女性,48岁。有风湿热病史。因操持家庭装修半年余,十分劳累,近3天出现咳嗽,有白色黏痰,昨晚开始气喘明显,半夜来院急诊。医生听诊闻及明显的哮鸣音。估计病人可能的医疗诊断是
A. 支气管哮喘
B. 心源性哮喘
C. 急性肺脓肿
D. 大量胸腔积液
E. 喘息性支气管炎

2-323 病人,男性,30岁。曾患先天性软骨缺失症。最近1周有咳嗽和咳痰,咳出大量黄脓痰。今天晨起咯血,约300 ml。经医院诊断为"支气管扩张症"。该病人潜在的护理诊断是
A. 体液不足

B. 清理呼吸道功能低下

C. 窒息

D. 知识缺乏

E. 疲乏

2-324 病人,女性,44岁。半年来常有盗汗、乏力、月经紊乱,体重比以前下降。近来经常咳嗽,痰中带血。经医院检查证实为肺结核。估计病人还会出现哪些伴随症状

A. 高热 B. 腹痛

C. 杵状指 D. 呼吸困难

E. 哮鸣音

2-325 病人,男性,80岁。原有风湿性心瓣膜病二尖瓣狭窄,最近反复出现咯血,伴气促。引起咯血的机制为下列哪项

A. 肺淤血 B. 静脉破裂

C. 支气管异位 D. 凝血功能障碍

E. 小动脉瘤破裂

2-326 患儿,男性,3岁。有先天性心脏病病史。全身皮肤、黏膜呈现青紫色,皮肤温暖,局部按摩发绀不消失。引起该患儿发绀的主要机制是下列哪项

A. 体循环淤血

B. 循环血量不足

C. 通气功能障碍

D. 换气功能障碍

E. 异常通道分流

2-327 病人,女性,35岁。因为情绪激动出现呼吸困难,去医院检查排除了肺源性、心源性、中毒性和血源性呼吸困难。其发生机制与下列哪项因素有关

A. 通气和换气功能障碍

B. 红细胞携氧量减少

C. 肺淤血和肺泡弹性降低

D. 过度通气而发生呼吸性碱中毒

E. 血液中代谢产物增多的刺激

2-328* 病人,女性,47岁。主诉经常心悸,否认各种心脏病和其他病史,也多次去院检查心电图、超声心动图等,基本都

正常。进行护理评估伴随症状时应该询问的内容中最有价值的一项是有无

A. 发热 B. 呼吸困难

C. 贫血 D. 心前区疼痛

E. 晕厥

2-329 病人,女性,55岁。晚上12点左右突然恶心、呕吐,呕吐呈喷射性,伴剧烈头痛,呕吐后也不感轻松。根据呕吐的特点,估计是

A. 精神性呕吐

B. 前庭功能障碍性呕吐

C. 中枢性呕吐

D. 幽门梗阻所致的呕吐

E. 药源性呕吐

2-330 病人,男性,58岁。因溃疡病并发上消化道出血,经医院急诊抢救后生命体征平稳。下列哪项实验室检查升高可提示病人有出血或再出血

A. 红细胞压积

B. 红细胞计数

C. 血红蛋白浓度

D. 血小板计数

E. 网织红细胞计数

2-331 病人,女性,41岁。肝硬化腹水伴发上消化道出血,多次住院治疗。今天上午呕出鲜红色血液达1200ml左右,即急诊住院。潜在的并发症是

A. 出血性休克

B. 活动无耐力

C. 体温升高

D. 组织灌注量改变

E. 体液不足

2-332 病人,男性,46岁。从沿江地区出差回来,归途中突然腹泻,达数十次,呈洗肉水样,继后呕吐多次。按发病机制该病人的腹泻属于以下哪种类型

A. 渗透性腹泻

B. 渗出性腹泻

C. 分泌性腹泻

D. 吸收不良性腹泻
E. 动力性腹泻

2-333 病人,男性,66岁。因上消化道大量出血急诊入院,输血时由于血型不符,使红细胞大量破坏,出现黄疸。下列符合的疾病诊断是
A. 肝细胞性黄疸
B. 先天性非溶血性黄疸
C. 胆汁淤积性黄疸
D. 后天性获得性溶血性贫血
E. 先天性溶血性贫血

2-334 病人,男性,53岁。曾有乙型病毒性肝炎病史。近2年来全身乏力、食欲缺乏,经常齿龈、鼻出血。腹部B超检查有腹水。分析造成腹水的原因是
A. 心输出量减少
B. 门静脉高压
C. 消化吸收障碍
D. 继发性醛固酮减少
E. 肾排泄水、钠减少

2-335 病人,男性,45岁。近3个月来经常出现血尿,住院检查无其他异常发现。在给病人护理评估时应重点询问
A. 血尿的特点
B. 对人体功能健康型态的影响
C. 病因和诱因
D. 诊断和诊疗经过
E. 伴随症状

2-336 病人,男性,37岁。自幼有癫痫病史,医院经脑电图、CT、MRI检查后诊断其为癫痫大发作。常见症状评估不包括
A. 短暂意识丧失
B. 面色发绀
C. 四肢阵挛性抽搐
D. 呼吸暂停
E. 全身强直

2-337 病人,男性,65岁。有高血压性心脏病病史,某天在路上突然出现晕厥,伴头痛、抽搐,由路人急送医院急诊,经医生判断为阿-斯综合征。该病人的晕厥属于下列哪项
A. 体位性低血压
B. 颈动脉窦综合征
C. 心源性晕厥
D. 换气过度综合征
E. 脑源性晕厥

2-338 病人,男性,68岁。有慢性肺源性心脏病病史30余年,最近呼吸道感染,今天突然出现意识障碍。伴随症状的评估内容不包括
A. 瞳孔大小   B. 血压高低
C. 呼吸快慢   D. 腹膜刺激征
E. 心动过缓

2-339 病人,女性,36岁。最近常有呕吐,同时伴眩晕、眼球震颤。估计患下列哪种疾病
A. 幽门梗阻
B. 细菌性食物中毒
C. 早孕
D. 迷路炎
E. 颅内高压

✎ A3型单项选择题(2-340～2-359)

(2-340～2-341共用题干)
病人,男性,37岁。主诉发热,近6天来体温维持在39～41℃,24小时内体温波动相差不超过1℃。体格检查:腹部玫瑰疹,肝、脾大。

2-340 该病人的热型是
A. 间歇热   B. 波状热
C. 回归热   D. 稽留热
E. 弛张热

2-341 该病人最可能的诊断是
A. 大叶肺炎   B. 流行性出血热
C. 伤寒   D. 疟疾
E. 风湿热

(2-342～2-343共用题干)
病人,男性,33岁。上腹部规律性疼痛5年,多于春季出现。1周来每晚12点左右出现

上腹痛。3小时前病人进食后突然出现持续性剧烈腹痛，以上腹正中为重，不敢呼吸。体格检查：急性病容，板状腹，全腹压痛（＋），反跳痛（＋），肝浊音界消失，肠鸣音减弱。

2-342 该病人可能的诊断为
A. 急性胰腺炎
B. 肠梗阻
C. 十二指肠球部溃疡急性穿孔
D. 幽门梗阻
E. 急性胆囊炎

2-343 该病人腹痛的发生机制属于
A. 躯体性腹痛
B. 内脏性腹痛
C. 牵涉性腹痛
D. 出血性腹痛
E. 梗阻性腹痛

(2-344～2-345 共用题干)
病人，男性，48岁。突然咯血300ml。以往经常间断咳嗽，咳出大量脓痰20余年。有时也会有呼吸道感染。

2-344 该病人咯血最可能的原因是
A. 肺结核
B. 支气管扩张
C. 肺脓肿
D. 二尖瓣狭窄
E. 血管畸形

2-345* 咯血量的评估属于下列哪项
A. 小量咯血
B. 正常咯血
C. 中量咯血
D. 重症咯血
E. 大量咯血

(2-346～2-347 共用题干)
病人，男性，44岁。晨起呕血500ml，既往有乙型肝炎病史20年。体格检查：颈部有2个蜘蛛痣，两手肝掌。

2-346 病人呕血最可能的原因是
A. 肝硬化   B. 肝癌
C. 溃疡病   D. 慢性肝炎

E. 脂肪肝

2-347 估计病人的出血量达血容量的百分比为
A. 5%～10%   B. 10%～15%
C. ＞20%   D. ＞30%
E. ＞40%

(2-348～2-349 共用题干)
病人，女性，27岁。3个月来食欲明显增加，伴心悸、消瘦、腹泻。每天排便3～4次，为成形便或软便，无黏液和脓血。

2-348 该病人最可能的诊断是
A. 肠结核
B. 肠易激综合征
C. 结肠癌
D. 溃疡性结肠炎
E. 甲状腺功能亢进症

2-349* 该病人腹泻的类型是
A. 分泌性腹泻
B. 渗透性腹泻
C. 渗出性腹泻
D. 动力性腹泻
E. 吸收不良性腹泻

(2-350～2-351 共用题干)
病人，女性，40岁。突发高热、寒战、右上腹痛。体格检查：巩膜黄染，皮肤呈暗黄色。

2-350 该病人黄疸最可能的原因是
A. 急性溶血
B. 肝细胞广泛破坏
C. 肝外胆汁淤积
D. 肝内胆汁淤积
E. 肝细胞摄取胆红素障碍

2-351 下列哪项不是该病人目前存在的护理诊断
A. 疼痛   B. 舒适改变
C. 焦虑   D. 急性意识障碍
E. 体温过高

(2-352～2-353 共用题干)
患儿，女性，8岁。最近2个月全身疲乏，1周前晨起眼睑水肿，之后下肢呈凹陷性水肿。

母亲带往医院检查,尿蛋白(++),红细胞5~8个/HP,颗粒管型(+)。

2-352 最可能的诊断是
　　A. 急性肾小球肾炎
　　B. 先天性心脏病
　　C. 慢性肾小球肾炎
　　D. 泌尿系统结核
　　E. 肾病综合征

2-353 发生水肿的主要机制是
　　A. 内分泌失调
　　B. 水钠潴留
　　C. 淋巴梗阻
　　D. 静脉梗阻
　　E. 变态反应

(2-354~2-355共用题干)
　　病人,女性,25岁。闭经3个月,腹痛3小时伴尿频,半小时前上厕所突然晕厥,以往月经正常。

2-354 诊断首先要考虑的是
　　A. 脑血管意外
　　B. 神经介导性晕厥
　　C. 排尿性晕厥
　　D. 异位妊娠破裂
　　E. 肺栓塞

2-355 下列哪项不属于护理诊断
　　A. 疼痛
　　B. 急性意识障碍
　　C. 恐惧
　　D. 有受伤的危险
　　E. 休克

(2-356~2-357共用题干)
　　病人,女性,71岁。原有高血压病病史,但因血压不是很高,经常停用降压药。近来头痛、头胀、乏力,今晨起床后四肢不灵活,之后不能动弹,说话语言不清。

2-356 首先应考虑病人发生了
　　A. 高血压脑病　　B. 卒中
　　C. 高血压危象　　D. 休克
　　E. 急进型高血压

2-357 护理评估的重点是
　　A. 体温　　　　B. 血压
　　C. 脉搏　　　　D. 意识
　　E. 呼吸

(2-358~2-359共用题干)
　　病人,女性,21岁。因服苯巴比妥自杀,被他人发现后急诊入院。体格检查:对周围事物和各种刺激均无反应,对于剧烈刺激可出现防御反射,角膜反射减弱,瞳孔对光反射迟钝,眼球无转动。

2-358 判断该病人的意识状态为
　　A. 轻度昏迷　　B. 嗜睡
　　C. 中度昏迷　　D. 昏睡
　　E. 深度昏迷

2-359 护士观察病人的瞳孔变化,估计会有什么改变
　　A. 正常　　　　B. 突出
　　C. 扩大　　　　D. 两侧不等
　　E. 缩小

✎ A4型单项选择题(2-360~2-384)
(2-360~2-364共用题干)
　　病人,女性,34岁。近几个月来全身感乏力,有低热、盗汗、月经不正常,经常咳嗽、咳痰。近2天咯血数次,每次咯血量不等。今晨一次咯血达350ml,病人十分紧张,来院诊治。

2-360 估计该病人的医疗诊断是
　　A. 肺结核
　　B. 支气管扩张
　　C. 肺脓肿
　　D. 急性支气管炎
　　E. 肺炎

2-361 评估病人的咯血量为
　　A. 轻度咯血　　B. 小量咯血
　　C. 重度咯血　　D. 中量咯血
　　E. 大量咯血

2-362 该病人目前最主要的心理护理诊断是
　　A. 紧张
　　B. 自尊紊乱

C. 绝望
D. 预感性悲哀
E. 疲乏

2-363 该病人最严重的并发症是
A. 重症感染   B. 窒息
C. 心力衰竭   D. 休克
E. 呼吸衰竭

2-364 下列哪项不是病人的相关护理诊断
A. 疲乏
B. 体温升高
C. 焦虑
D. 清理呼吸道功能低下
E. 自发性气胸

(2-365~2-370 共用题干)
病人,男性,38 岁。原有支气管哮喘病史,最近因感冒导致哮喘发作,呼吸困难,有轻微发绀,神志清醒。

2-365 该病人属于哪种性质的呼吸困难
A. 喘息性   B. 吸气性
C. 浮浅性   D. 呼气性
E. 混合性

2-366 该病人的发绀属于哪类
A. 中心性发绀
B. 高铁血红蛋白血症
C. 周围性发绀
D. 硫化血红蛋白血症
E. 肠源性发绀

2-367 该病人最突出的护理诊断是
A. 清理呼吸道功能无效
B. 睡眠型态紊乱
C. 低效性呼吸型态
D. 舒适改变
E. 气体交换受损

2-368 该病人发生呼吸困难的主要机制是
A. 红细胞携氧量减少
B. 肺淤血和肺泡弹性降低
C. 颅内压升高和供血减少
D. 肺通气和换气功能障碍
E. 体循环淤血使呼吸运动受限

2-369 评估病人发绀的表现,下列哪项不符
A. 全身性发绀
B. 局部加温发绀不消失
C. 皮肤寒冷
D. 局部按摩发绀不消失
E. 皮肤温暖

2-370 下列哪项不属于呼气性呼吸困难的临床特点
A. 呼气延长   B. 伴三凹征
C. 呼气费力   D. 伴哮鸣音
E. 呼气缓慢

(2-371~2-374 共用题干)
病人,女性,60 岁。有冠心病病史 5 年。一天和儿媳妇争吵后出现胸骨后压榨样疼痛,经休息和含服硝酸甘油 1 片,疼痛基本好转。晚上疼痛频繁而剧烈,并出冷汗。呼叫多次,家中无人应答。次日早上发现病人已死亡。

2-371* 分析病人的死亡原因是
A. 心绞痛
B. 高血压危象
C. 急性心肌梗死
D. 脑出血
E. 病毒性心肌炎

2-372 引起疼痛的主要诱发因素是
A. 情绪激动   B. 过度劳累
C. 排便用力   D. 寒冷刺激
E. 饮食过饱

2-373 引起胸骨后压榨样疼痛的主要机制是
A. 心肌缺血   B. 心肌坏死
C. 心肌炎症   D. 心肌断裂
E. 心脏破裂

2-374* 胸骨后压榨样疼痛可放射的部位不包括
A. 左肩背部   B. 左上臂内侧
C. 左侧小指   D. 左侧无名指
E. 左侧腰背部

(2-375~2-379 共用题干)
病人,女性,42 岁。餐后 3 小时发生上腹部疼痛已有数月余,也经常在夜间出现发作性腹部

烧灼样痛,特别是饥饿时疼痛明显,进食后能迅速缓解。昨起排柏油样便2次,今晨起床突然呕血900 ml,随即晕倒。家属测血压80/50 mmHg,急送医院。

2-375 该病人目前发生了什么情况
  A. 急性溃疡穿孔
  B. 失血性休克
  C. 并发幽门梗阻
  D. 感染性休克
  E. 肠系膜动脉栓塞

2-376 该病人的基本病因是
  A. 十二指肠球部溃疡
  B. 浸润性胃癌
  C. 食管-胃底静脉曲张破裂
  D. 胃小弯溃疡
  E. 急性糜烂出血性胃炎

2-377 该病人出血量的判断估计已超过
  A. 300 ml   B. 500 ml
  C. 800 ml   D. 1000 ml
  E. 1500 ml

2-378 判断病人再出血或继续出血的实验室检测指标是
  A. 血小板计数减少
  B. 血红蛋白升高
  C. 红细胞计数增高
  D. 网织红细胞计数升高
  E. 白细胞计数增高

2-379 该病人最突出的护理诊断是
  A. 活动无耐力
  B. 组织灌注量改变
  C. 有误吸的危险
  D. 急性意识障碍
  E. 恐惧

(2-380～2-384共用题干)

病人,女性,29岁。最近几天比较劳累,感乏力、腰酸,2天前排尿次数增多,排尿很急,且排尿结束前特别痛。今晨起突发畏寒、发热,测体温39.8℃。经医院尿常规检查发现有血尿和脓尿。

2-380 该病人可能的诊断为
  A. 急性膀胱炎
  B. 肾结核
  C. 急性肾盂肾炎
  D. 肾结石
  E. 下尿路梗阻

2-381 若给予体格检查,哪项体征可阳性
  A. 肾区叩击痛   B. 腹肌紧张
  C. 耻骨上压痛   D. 小腹压痛
  E. 腹膜刺激征

2-382 说明该病人尿液镜检每高倍视野红细胞已超过
  A. 1个   B. 2个
  C. 3个   D. 4个
  E. 5个

2-383 病人2天前排尿次数增多,排尿很急,且排尿结束前特别痛,属于下列哪种情况
  A. 腹膜刺激征   B. 膀胱刺激征
  C. 脑膜刺激征   D. 排尿困难
  E. 尿潴留

2-384 目前病人最突出的护理诊断是
  A. 舒适改变   B. 知识缺乏
  C. 疼痛   D. 体温过高
  E. 焦虑

名词解释题(2-385～2-464)

2-385 健康评估记录
2-386 主诉
2-387 健康史
2-388 致热原
2-389 回归热
2-390 偏头痛
2-391 假性疼痛
2-392 牵涉性腹痛
2-393 皮肤黏膜出血
2-394 出血点
2-395 水肿

2-396 隐性水肿
2-397 脱水
2-398 高渗性脱水
2-399 低渗性脱水
2-400 等渗性脱水
2-401 劳力性呼吸困难
2-402 呼吸困难
2-403 端坐呼吸
2-404 咳嗽
2-405 咳痰
2-406 咯血
2-407 中心性发绀
2-408 周围性发绀
2-409 高铁血红蛋白血症
2-410 硫化血红蛋白血症
2-411 心悸
2-412 心脏神经官能症
2-413 恶心
2-414 呕吐
2-415 反射性呕吐
2-416 中枢性呕吐
2-417 吞咽困难
2-418 机械性吞咽困难
2-419 呕血
2-420 屈氏韧带
2-421 黑便
2-422 便血
2-423 柏油样便
2-424 腹泻
2-425 慢性腹泻
2-426 分泌性腹泻
2-427 渗透性腹泻
2-428 便秘
2-429 功能性便秘
2-430 慢传输型便秘
2-431 出口梗阻型便秘
2-432 黄疸
2-433 排尿异常
2-434 无尿

2-435 少尿
2-436 多尿
2-437 血尿
2-438 膀胱刺激征
2-439 尿失禁
2-440 尿潴留
2-441 眩晕
2-442 血管抑制性晕厥
2-443 排尿性晕厥
2-444 咳嗽性晕厥
2-445 抽搐
2-446 惊厥
2-447 格拉斯昏迷评分
2-448 颈动脉窦综合征
2-449 换气过度综合征
2-450 嗜睡
2-451 昏睡
2-452 谵妄
2-453 意识模糊
2-454 浅昏迷
2-455 深昏迷
2-456 焦虑
2-457 恐慌
2-458 抑郁
2-459 负性生活事件
2-460 物质滥用
2-461 戒断综合征
2-462 酒精滥用
2-463 社交孤立
2-464 自卑

❋ 简述问答题(2-465~2-514)

2-465 简述健康史的主要内容。
2-466 简述问诊的方法和技巧及问诊的重要性。
2-467 问诊时该如何选择良好的环境?
2-468 哪些属于特殊情况的问诊对象?
2-469 功能性健康型态系统回顾包括哪11

个方面?
2-470 健康资料的来源有哪些?
2-471 简述4类资料的区别。
2-472 何谓马斯洛(Maslow)需要层次模式和人类反应型态模式?
2-473 简述封闭式提问、开放式提问和过渡性交谈的区别。
2-474 症状与体征有哪些区别?在你熟悉的症状中,有哪些既属于症状又属于体征?(列举2个)
2-475 简述发热的临床过程与特点。
2-476 简述发热的问诊要点,列出最突出的护理诊断。
2-477 简述周围性疼痛的特点与分类。
2-478 根据病因的不同,头痛有哪些表现?
2-479 简述腹痛病人的评估要点。
2-480 简述评估腰背痛伴随症状的临床意义。
2-481 简述出血点与皮疹的区别。
2-482 简述心源性水肿、肝源性水肿、肾源性水肿的病因和表现。
2-483 脱水特点的问诊包括哪些内容?
2-484 简述英国医学研究理事会(MRC)的呼吸困难指数评估。
2-485 简述呼吸系统常见疾病的咳嗽、咳痰特点。
2-486 何谓咳嗽动作?
2-487 简述咯血与呕血的鉴别。
2-488 简述咯血的年龄因素。
2-489 中心性发绀和周围性发绀有何区别?
2-490 简述发绀病人的相关护理诊断。
2-491 简述中枢性呕吐、幽门梗阻和前庭功能紊乱所致的呕吐、精神性呕吐的区别。
2-492 引起动力性吞咽困难的原因有哪些?
2-493 如何进行出血量的估计?
2-494 怎样判断继续出血或再出血?
2-495 如何评估呕血与黑便的颜色与性状?
2-496 如何鉴别上消化道出血与下消化道出血?

2-497 简述内痔和肛裂的便血特征。
2-498 简述不同部位病变腹泻的临床特点。
2-499 简述霍乱所致分泌性腹泻产生的机制。
2-500 简述便秘的发生机制。
2-501 简述肝细胞性黄疸、溶血性黄疸和胆汁淤积性黄疸的临床特点。
2-502 简述少尿伴随症状评估的临床意义。
2-503 简述不同病因部位引起的血尿特点。
2-504 简述血尿的诊断标准。
2-505 简述急性尿潴留和慢性尿潴留的临床表现。
2-506 简述国际尿控协会(ICS)和NANDA护理诊断对尿失禁的分类。
2-507 简述眩晕伴随症状评估的临床意义。
2-508 简述体位性低血压的发生机制和常见病因。
2-509 何谓阿-斯综合征?如何治疗?
2-510 简述全身性抽搐、局限性抽搐及手足搐搦症的临床表现特点。
2-511 列出意识障碍的相关护理诊断。
2-512 焦虑对病人有何影响?
2-513 滥用药物对人体有哪些危害?如何预防?
2-514 社交孤立者对社会交往的常见心理行为反应有哪些?

❋ 综合应用题(2-515~2-525)

2-515 病人,28岁,女性。近年来常感乏力、食欲缺乏、面色苍白、记忆力减退,平素不喜肉食,月经量多。体格检查:中度贫血貌,睑结膜、口唇苍白,余未见明显异常。

请解答:
(1)根据上述资料评估病人最突出的症状和体征是什么?
(2)请列出该病人最主要的护理诊断。

2-516 病人,33岁,男性。因高热、咳嗽5天急诊入院。体格检查:体温39℃,脉搏100次/

分,呼吸20次/分,血压120/80 mmHg。急性病容,神志清楚,无皮疹,浅表淋巴结无肿大,巩膜无黄染,咽无异常,气管居中。左中上肺部叩诊呈浊音,语颤增强,可闻及湿啰音;叩诊心界无扩大,心率100次/分,律齐,无杂音。腹平软,肝、脾未及,病理反射未引出。

请解答:
(1) 上述资料中,哪些属于主观资料?哪些属于客观资料?
(2) 初步拟诊为何病?

2-517 病人,男性,65岁。有慢性支气管炎病史18年,近3年来气促加重,来院检查证实为COPD。体格检查:桶状胸,双侧呼吸运动和触觉语颤减弱,叩诊呈过清音,听诊呼吸音减弱。

请解答:
(1) 根据该病人的临床表现,最主要的症状是什么?
(2) 列出最主要的护理诊断。

2-518 病人,男性,70岁。有高血压性心脏病病史32年,近来患病毒性上呼吸道感染数天,咽喉疼痛、咳嗽频繁、胸闷气急、视物模糊;昨晚夜间睡眠基本不能平卧,来院急诊。听诊两肺底闻及细湿啰音。

请解答:
(1) 根据上述资料,属于客观资料的有哪些?
(2) 该病人已出现哪项并发症?

2-519 病人,男性,69岁。有长期高血压病病史,最近半年经常夜间睡眠中突然感到呼吸受"憋"而醒,被迫坐起。今晚又出现喘息,面色灰白,出冷汗,口唇发绀,阵阵咳嗽,咯出粉红色泡沫样痰。体格检查:体温36.8℃,脉搏124次/分,呼吸33次/分,血压160/65 mmHg;两肺闻及哮鸣音,两肺底闻及少许湿啰音;心界叩诊呈靴形增大;听诊心尖区闻及奔马律,心率124次/分,律齐,主动脉瓣区第二心音减弱,主动脉瓣区及心尖区闻及舒张期杂音。肝、脾未及,下肢无水肿。

请解答:
(1) 上述资料中哪些是主观资料?哪些是客观资料?
(2) 估计病人出现了什么情况?

2-520 病人,女性,29岁。平时身体健康。最近因工作比较繁忙,加上天气变化很快,受了凉出现发热、头痛、乏力、心悸、全身关节酸痛,继后胸痛、气急,并咳铁锈色痰,来院急诊。体格检查:体温39.2℃,脉搏114次/分,呼吸26次/分,血压120/80 mmHg。神志清楚,急性病容,右胸上部语颤增强,叩诊呈浊音,闻及湿啰音;其余正常。

实验室及其他检查:白细胞计数$15×10^9$/L。X线胸片右上肺有阴影。

请解答:
(1) 病人初步的医疗诊断?
(2) 估计病人会出现什么热型,有何特点?
(3) 该病人属于何类发热?

2-521 患儿,男性,12岁。自幼有哮喘史。因气急、不能平卧20余小时而急诊入院。昨天晚上感鼻咽痒,打喷嚏和流清涕,今天上午胸闷、咳嗽、咳黏痰,而后发生呼吸困难,气急不能平卧,张口呼吸,严重喘鸣,口唇发绀。体格检查:体温38.0℃,脉搏122次/分,呼吸30次/分,血压110/70 mmHg。端坐位,急性病容,口唇发绀;胸廓较膨隆,双侧语颤均减弱,叩诊呈过清音;听诊两肺满布哮鸣音,还有少量湿啰音;心律齐,其余正常。

实验室及其他检查:白细胞计数$8×10^9$/L,其中中性粒细胞0.74;淋巴细胞0.16;嗜酸性粒细胞0.10。X线透视见两肺透亮度增加。

请解答:
(1) 该患儿的呼吸困难与其他肺源性呼吸困难有何区别。
(2) 列出该患儿的相关护理诊断。

2-522 病人,男性,46岁。慢性支气管炎病史10余年,近2年来呼吸困难越来越重。今天上午搬家时提重物用力屏气,突感剧烈胸痛,并出现严重呼吸困难,由他人急送医院就诊。

体格检查:急性病容,紧张焦虑;呼吸急迫,唇颊发绀;右胸膨隆,呼吸运动明显受限;气管向左侧移位,右侧语颤减弱;叩诊呈鼓音,心浊音界叩不出;听诊心音低远,心率135次/分,律齐。余正常。

请解答:

(1) 请列出该病人的主要护理诊断。

(2) 写出该病人的主要症状和体征。

2-523 病人,女性,52岁。有高血压病病史,近几年来血压逐渐增高,常在160/110 mmHg左右。经常受凉而发生呼吸道感染,体力活动后感到呼吸困难,最近2天来夜间不能平卧,并有咳嗽、咳痰,今天晚上突然咳出粉红色泡沫样痰。

请解答:

(1) 估计病人发生了什么情况?

(2) 如何进行咳嗽、咳痰的特点评估?

2-524 病人,男性,60岁。20年前曾患急性黄疸型肝炎,住院2个月肝功能正常后出院;8年前感全身乏力、食欲减退、右上腹不适、腹胀和失眠,再次入院,经B超证实肝硬化腹水。近来经常感冒或腹泻,昨晚解柏油样便1次,今天清晨呕出咖啡样血水约600 ml,来院急诊。途中又呕出鲜红色血液300 ml。

体格检查:体温38.2℃,脉搏110次/分,呼吸27次/分,血压90/50 mmHg。神清,面色苍白,巩膜黄染,面部有2个蜘蛛痣,两手肝掌明显;心、肺(一);肝肋下未及,脾肋下3 cm,质硬,无压痛,腹壁静脉曲张,移动性浊音(+);下肢凹陷性水肿(+),余未见异常。

实验室及其他检查:红细胞计数 2.5×10^{12}/L,血红蛋白 90 g/L,白细胞计数 2.4×10^9/L,血小板计数 3.6×10^9/L,尿常规(一),大便隐血试验(+++)。

请解答:

(1) 该病人的黄疸属于什么黄疸?

(2) 简述肝硬化腹水形成的机制。

2-525 病人,男性,54岁。曾有慢性活动性肝炎病史,最近2年经常全身乏力、食欲减退、皮肤黄染。因肝功能异常住院多次,经治疗后,症状消失,但丙氨酸转氨酶(ALT)始终异常。半年前又因腹胀、下肢水肿再次入院,诊断为肝硬化腹水。3天前因吃坏东西腹泻多次,并发高热,今天开始嗜睡、烦躁不安、言语不清,两上肢有扑翼样震颤,晚上昏迷不醒。

请解答:

(1) 估计病人发生了什么情况?

(2) 列出病人目前最突出的护理诊断。

答案与解析

选择题

A1型单项选择题

2-1	A	2-2	E	2-3	C	2-4	D
2-5	C	2-6	D	2-7	A	2-8	B
2-9	E	2-10	C	2-11	D	2-12	A
2-13	B	2-14	A	2-15	C	2-16	D
2-17	A	2-18	E	2-19	D	2-20	D
2-21	A	2-22	E	2-23	A	2-24	C
2-25	B	2-26	D	2-27	D	2-28	A
2-29	E	2-30	B	2-31	C	2-32	A
2-33	C	2-34	D	2-35	B	2-36	B
2-37	A	2-38	E	2-39	A	2-40	D
2-41	C	2-42	E	2-43	E	2-44	C
2-45	A	2-46	B	2-47	A	2-48	E
2-49	A	2-50	E	2-51	A	2-52	A
2-53	C	2-54	E	2-55	D	2-56	B
2-57	C	2-58	E	2-59	D	2-60	A
2-61	C	2-62	E	2-63	E	2-64	B
2-65	C	2-66	C	2-67	C	2-68	E
2-69	E	2-70	E	2-71	B	2-72	A
2-73	C	2-74	E	2-75	A	2-76	B
2-77	B	2-78	E	2-79	C	2-80	C
2-81	A	2-82	B	2-83	E	2-84	E

2-85 D	2-86 E	2-87 C	2-88 B	2-241 D	2-242 E	2-243 B	2-244 A
2-89 A	2-90 C	2-91 E	2-92 D	2-245 C	2-246 B	2-247 A	2-248 D
2-93 D	2-94 A	2-95 D	2-96 B	2-249 A	2-250 C	2-251 B	2-252 D
2-97 E	2-98 C	2-99 E	2-100 B	2-253 D	2-254 B	2-255 E	2-256 A
2-101 D	2-102 D	2-103 B	2-104 C	2-257 C	2-258 A	2-259 B	2-260 D
2-105 D	2-106 C	2-107 A	2-108 C	2-261 E	2-262 A	2-263 C	2-264 C
2-109 C	2-110 B	2-111 C	2-112 A	2-265 B	2-266 A	2-267 B	2-268 C
2-113 D	2-114 E	2-115 E	2-116 C	2-269 E	2-270 B	2-271 D	2-272 A
2-117 C	2-118 E	2-119 E	2-120 A	2-273 D	2-274 D	2-275 C	2-276 D
2-121 E	2-122 C	2-123 E	2-124 E	2-277 A	2-278 B	2-279 D	2-280 A
2-125 C	2-126 E	2-127 C	2-128 B	2-281 D	2-282 A	2-283 E	2-284 D
2-129 D	2-130 A	2-131 A	2-132 B	2-285 B			
2-133 A	2-134 B	2-135 C	2-136 A				

A2 型单项选择题

2-137 D	2-138 D	2-139 E	2-140 A
2-141 D	2-142 E	2-143 B	2-144 E
2-145 C	2-146 D	2-147 C	2-148 E
2-149 B	2-150 D	2-151 E	2-152 B
2-153 D	2-154 C	2-155 D	2-156 C
2-157 D	2-158 A	2-159 B	2-160 D
2-161 B	2-162 E	2-163 C	2-164 C
2-165 C	2-166 A	2-167 A	2-168 B
2-169 D	2-170 A	2-171 A	2-172 D
2-173 B	2-174 B	2-175 E	2-176 D
2-177 D	2-178 B	2-179 E	2-180 B
2-181 A	2-182 A	2-183 E	2-184 E
2-185 E	2-186 C	2-187 E	2-188 A
2-189 E	2-190 A	2-191 B	2-192 E
2-193 D	2-194 B	2-195 C	2-196 B
2-197 C	2-198 D	2-199 E	2-200 A
2-201 C	2-202 C	2-203 B	2-204 C
2-205 B	2-206 A	2-207 A	2-208 B
2-209 C	2-210 D	2-211 D	2-212 D
2-213 B	2-214 E	2-215 B	2-216 C
2-217 A	2-218 E	2-219 A	2-220 A
2-221 B	2-222 D	2-223 C	2-224 E
2-225 E	2-226 B	2-227 C	2-228 E
2-229 D	2-230 A	2-231 B	2-232 E
2-233 C	2-234 C	2-235 B	2-236 D
2-237 D	2-238 C	2-239 B	2-240 A

A2 型单项选择题

2-286 E	2-287 D	2-288 A	2-289 C
2-290 B	2-291 E	2-292 A	2-293 C
2-294 E	2-295 C	2-296 E	2-297 C
2-298 D	2-299 D	2-300 A	2-301 E
2-302 B	2-303 C	2-304 D	2-305 A
2-306 D	2-307 E	2-308 A	2-309 D
2-310 C	2-311 C	2-312 C	2-313 E
2-314 A	2-315 A	2-316 D	2-317 C
2-318 E	2-319 A	2-320 B	2-321 D
2-322 B	2-323 C	2-324 D	2-325 A
2-326 E	2-327 D	2-328 D	2-329 C
2-330 E	2-331 A	2-332 C	2-333 D
2-334 B	2-335 A	2-336 A	2-337 C
2-338 D	2-339 D		

A3 型单项选择题

2-340 D	2-341 C	2-342 C	2-343 B
2-344 B	2-345 C	2-346 A	2-347 B
2-348 E	2-349 D	2-350 C	2-351 D
2-352 A	2-353 B	2-354 D	2-355 E
2-356 B	2-357 D	2-358 C	2-359 E

A4 型单项选择题

2-360 A	2-361 D	2-362 A	2-363 B
2-364 E	2-365 D	2-366 A	2-367 E

2-368	D	2-369	C	2-370	B	2-371	C
2-372	A	2-373	B	2-374	E	2-375	B
2-376	A	2-377	E	2-378	D	2-379	B
2-380	C	2-381	A	2-382	C	2-383	B
2-384	D						

部分选择题解析

2-9 解析：①问诊对象：尽量直接询问病人本人。对危重病人或意识障碍病人，可由发病时在场者及了解病情的人代诉。对小儿病人则主要询问其父母。②组织安排：询问者应按项目的序列系统地问病史，对交谈的目的、进程、预期结果应心中有数。③时间顺序：指主诉和现病史中症状或体征出现的先后次序。询问者应问清症状开始的确切时间，跟踪自首发至目前的演变过程，根据时间顺序追溯症状的演进。问诊时间要掌握适当。④问诊进度：为了使问诊进展顺利，询问者应注意聆听，尽量鼓励病人提问，不要轻易打断病人讲话，让其有足够的时间回答问题。⑤问诊要求：语言要通俗易懂，不要使用医学术语；要抓住重点、分清主次；要实事求是，忌主观臆断，避免暗示性套问和重复提问。⑥引证核实：为了收集到尽可能准确的病史，询问者应引证核实病人提供的信息。⑦其他值得注意的问题：对病人的隐私要保密。对于危重病人，在做了扼要的询问和重点检查后，应立即进行抢救，待病情好转后再详细询问病史。对其他医疗单位转来的病情介绍或病历摘要应当给予足够的重视，只能作为参考材料，要做好小结和记录。

2-19 解析：询问用药史是指曾用过哪些药物、有无不良反应。特殊药物（如激素、抗结核药物、抗生素等）应记明其用法、剂量和时间。询问当前用药情况，包括药物名称、剂型、用法、用量、效果及不良反应等。对于过去用药史，主要询问药物过敏史、药物疗效及不良反应。同时可了解病人过敏原和变态（过敏）反应的具体表现。止咳化痰药、解热镇痛药、抗组胺药物和维生素类药属于一般药物。

2-22 解析：功能性健康型态于1987年由马尔若·戈登提出。作为组织问诊内容的框架，它体现以人为中心的整体护理理念，确定个体健康状况及护理的需要，并规定了与整体护理评估所涉及的11个方面的内容。

2-25 解析：内源性致热原又称为白细胞致热原，如白介素-1(interleukin，IL-1)、肿瘤坏死因子(tumor necrosis factor，TNF)和干扰素(interferon，IFN)等，通过血脑屏障直接作用于体温调节中枢的体温调定点（温阈），使调定点上升。体温调节中枢必须对体温加以重新调节发出冲动，并通过垂体内分泌系统使代谢增加或通过运动神经使骨骼肌阵缩（临床表现为寒战），使产热增多；另一方面可通过交感神经使皮肤血管及竖毛肌收缩，停止排汗，散热减少。这一综合调节作用使产热大于散热，体温升高引起发热。

2-40 解析：致痛物质包括：①无机盐类的钾、氢、钙离子；②胺类的5-羟色胺(5-hydroxytryptamine，5-HT)、组胺(histamine)；③肽类的缓激肽(bradykinin，BK)；④其他，如P物质(substance P，SP)、前列腺素(prostaglandin，PG)、细胞因子、乙酰胆碱等。

2-56 解析：心绞痛常呈压榨样痛，带状疱疹呈刀割样痛，肺癌早期呈刺痛或隐痛，自发性气胸呈针刺样或刀割样痛，肋间神经痛呈刺痛或灼痛。

2-67 解析：风湿性关节炎首要的症状是全身关节都有可能发生疼痛，但是以大关节受累更为常见，典型的表现为对称性、游走性疼痛，并伴有红、肿、热的炎症表现。类风湿关节炎的特征是手、足小关节的多关节、对称性、侵袭性炎症，可以导致关节畸形及功能丧失。反应性关节炎是继发于身体其他感染部位发生的非感染性炎症，关节炎症状主要发生在膝关节及踝关节等下肢的大关节，表现为关节的红、肿、热、痛，可出现大量关节腔积液，反复发作会导致关节畸形、强直。外伤性关节炎早期受累关节疼痛和僵硬，晚期关节反复肿胀，疼痛持续并逐渐加重,可出现活动受限、关节积液、畸形和关节内游离体。故关节痛伴发热及局部单关节红、肿、热、痛,多见于化脓性关节炎。

2-130 解析: 痰培养标本的采集方法最常用的是自然咳痰法,一般晨间清醒后用清水漱口3次,再用力咳出深部痰液即可,比较方便。当病人不能自行咳嗽排痰时需做环甲膜穿刺或导管吸痰;有大量黄脓痰时需做体位引流;经纤维支气管镜采样行防污染法采样,有其严格的禁忌证,且麻烦。

2-148 解析: 支气管扩张、肺结核大咯血、肺炎和二尖瓣狭窄均会引起咯血,可造成窒息的危险。慢性呼吸衰竭可引起呼吸抑制,但一般不会出现"有窒息危险"的护理诊断。

2-156 解析: 发绀是指血液中还原血红蛋白增多,含氧的血红蛋白比例减少,血液因此呈紫褐色,导致皮肤、黏膜呈紫褐色;但是严重贫血的人,如果血红蛋白计数低于50 g/L,由于还原血红蛋白量不到50 g/L,即使血液中所有的血红蛋白全部变为脱氧,也不会引起发绀。

2-233 解析: 肝细胞性黄疸的血清总胆红素、直接胆红素、间接胆红素均增高,尿胆原和尿胆红素均阳性。阻塞性黄疸的血清总胆红素、直接胆红素升高,而间接胆红素正常;尿胆原阴性,尿胆红素强阳性。溶血性黄疸的血清总胆红素、间接胆红素升高,而直接胆红素正常;尿胆原强阳性,尿胆红素阴性。

2-255 解析: 尿三杯试验是用3个清洁玻璃杯分别留起始段、中段和终末段尿观察。如起始段血尿提示病变在尿道;终末段血尿提示病变在膀胱颈部、三角区域或后尿道的前列腺和精囊腺;三段尿均呈红色即全程血尿,提示血尿来自肾脏或输尿管。

2-286 解析: ①稽留热是指体温恒定地维持在39～40℃以上的高水平,达数天或数周,24小时内体温波动范围不超过1℃,常见于大叶性肺炎、斑疹伤寒及伤寒高热期。②波状热是指体温逐渐上升达39℃或以上,数天后又逐渐下降至正常水平,持续数天后又逐渐升高,如此反复多次,常见于布鲁氏菌病。③间歇热是指体温骤然升达高峰后持续数小时,又迅速降至正常水平,无热期(间歇期)可持续1天至数天,如此高热期与无热期反复交替出现,见于疟疾、急性肾盂肾炎等。④回归热是指体温急剧上升至39℃或以上,持续数天后又骤然下降至正常水平,高热期与无热期各持续若干天后规律性交替一次的体温曲线类型,可见于回归热、霍奇金病等。⑤弛张热又称为败血症热型,是指体温常在39℃以上,波动幅度大,24小时内体温波动范围超过2℃,但都在正常水平以上的体温曲线类型,常见于败血症、风湿热、重症肺结核及化脓性炎症等。

2-296 解析: 体温37.8℃、咯泡沫样痰、闻及哮鸣音,肺源性呼吸困难者也可以有。心源性呼吸困难者除了体温37.8℃、咯泡沫样痰、闻及哮鸣音外,还可以出现心率和呼吸增快、两肺底闻及湿啰音,尤其是两肺底闻及湿啰音,提示病人已出现左心衰竭。

2-299 解析: 因病人是上消化道大出血需要及时进行抢救,所以在医生未到达前值班护士首先应测病人生命体征,了解周围循环情况,通过迅速建立静脉通路,来补充血容量;通知住院处,办理入院手续,向家属了解病史,耐心解释,记录病人到院时间和病情变化,均可边抢救边进行;抽血标本定血型,可以在建立静脉通路时同时进行,输血需要医生医嘱。

2-314 解析: 上消化道出血病人可出现柏油样便;阿米巴痢疾病人可出现果酱样脓血便;霍乱病人可出现洗肉水样便或米泔水样便;细菌性痢疾、肠癌病人可出现黏液脓血便;痔和肛裂病人可出现便后滴血。

2-315 解析: 原发性醛固酮增多症主要临床表现为多尿伴高血压、周期性麻痹。糖尿病主要临床表现为多尿伴多饮、多食及消瘦。尿崩症主要临床表现为多尿伴烦渴、多饮、低比重尿。急性肾小管坏死主要临床表现为多尿出现在肾功能不全少尿之后。多尿伴肾小管浓缩功能不全常见于慢性肾盂肾炎、慢性肾炎、肾小球硬化等。

2-328 解析:因为心悸伴发热可见于急性传染病、风湿热、心肌炎等。心悸伴呼吸困难可见于急性心肌梗死、心肌炎等。心悸伴贫血可见于贫血性心脏病。心悸伴晕厥可见于窦性停搏、高度房室传导阻滞、阵发性心动过速、病态窦房结综合征等。由于病人否认各种心脏病和其他病史,也多次赴院检查心电图、超声心动图等,基本都正常,所以有可能是心脏神经官能症,故进行护理评估伴随症状时应该询问的内容中,其最有价值的应该是有无心悸伴心前区疼痛。

2-345 解析:评估咯血量主要是记录每天的出血量。每天咯血量<100 ml为小量咯血,100~500 ml为中量咯血,>500 ml为大量咯血。

2-349 解析:①分泌性腹泻,是指细菌毒素作用于肠壁引发大量肠液分泌,临床表现是大量水样便,代表性疾病是霍乱;②动力性腹泻,是由于胃肠动力紊乱而导致的腹泻,代表性疾病是肠易激综合征、甲状腺功能亢进症等;③渗出性腹泻,也称为炎性腹泻,大便中可以看到较多的红细胞和白细胞,临床往往以黏液脓血便为主要表现;④渗透性腹泻,往往继发于消化、吸收不良,大便中可以看到未消化的食物;⑤吸收不良性腹泻,是指因脾胃虚弱引起的不能很好地消化食物而造成的吸收不良,导致小肠黏膜的特殊病理变化引起的腹泻,禁食可减轻腹泻。根据该病人的表现,应属于动力性腹泻。

2-371 解析:病人的死亡原因是急性心肌梗死。因为该病人有冠心病病史5年。有胸骨后压榨样疼痛,虽经休息和舌下含服硝酸甘油1片,疼痛基本好转。但晚上疼痛频繁而剧烈,且时间较长,并出冷汗,整夜呼叫无人应答。心绞痛病人胸骨后压榨样疼痛,时间不超过5分钟。高血压危象和脑出血病人一般都有高血压病病史。病毒性心肌炎病人1~3周前往往有上呼吸道感染病史。

2-374 解析:胸骨后压榨样疼痛的典型放射部位:左颈根部、左肩背部、左上臂内侧、左前臂、左侧小指和无名指。不放射至左侧腰背部。

名词解释题

2-385 健康评估记录是指将健康评估所获得的资料,也就是通过问诊、护理体格检查、实验室检查所获得的资料形成的书面记录。它既是护理活动的重要文件,也是病人病情的法律文件,其格式和内容有严格而具体的要求。

2-386 主诉是指病人感觉最主要、最明显的症状或体征及其性质和持续时间,即病人本次就诊的主要原因。

2-387 健康史是指关于病人目前和既往的健康状况、影响健康状况的有关因素及对自己健康状况的认识与反应等主观和客观资料。健康史的内容即首次入院评估所表达要求的病史内容。以马乔里·戈登的功能性健康型态作为健康史的框架。

2-388 致热原是指能引起体温升高的物质,包括外源性致热原和内源性致热原。

2-389 回归热是指由回归热螺旋体引起的急性传染病,其主要表现为阵发性高热,伴有全身肌肉酸痛,可出现肝、脾大,出血倾向和黄疸。因其发作期与间歇期交替出现,发热和退热往来回归,故称为回归热。

2-390 偏头痛是临床最常见的原发性头痛类型,以发作性中重度、搏动样头痛为主要表现,头痛多为偏侧,一般持续4~72小时,可伴有恶心、呕吐,光、声刺激或日常活动均可加重头痛,安静环境、休息可缓解头痛。属于一种常见的慢性神经血管性疾病,多起病于青春期,少部分可在儿童期发病,到中青年期达发病高峰,女性多见,男女发病比例为1:(2~3),常有遗传因素。

2-391 假性疼痛是指在病变去除后,仍感到相应部位疼痛,可能与病变部位去除前的疼痛刺激在大脑皮质形成兴奋灶的后遗影响有关。

2-392 牵涉性腹痛是指一些内脏器官疼痛时,常在邻近或远离该脏器的体表区产生疼痛或感觉过敏。这是因为发生牵涉痛的体表部位与病变器官往往受同一节段脊神经的支配,体表部位和病变脏器的感觉神经进入同一脊髓节段,并在后角内密切联系。因此,从患病内脏传来的感觉冲动可以直接激发脊髓体表感觉神经元,引起相应体表区域的痛觉。

2-393 皮肤黏膜出血是因机体止血或凝血功能障碍所引起,通常以全身性或局限性皮肤黏膜自发性出血或损伤后难以止血为临床特征。

2-394 出血点即瘀点,是指皮肤、黏膜出血表现为血液淤积于皮肤或黏膜下,形成红色或暗红色斑点,通常不高出皮肤表面,压之不褪色,直径不超过 2 mm。以四肢或躯干下部多见。

2-395 当人体组织间隙有过多的液体积聚使组织肿胀称为水肿。

2-396 隐性水肿是指组织液在皮下积聚,但没有超过胶体网状物的吸附能力,按压时不出现凹陷。全身隐性水肿病人可表现为体重增加。隐性水肿在组织间隙中具有高度的运动性,当液体积聚到一定量时,用手指按压该部位皮肤,游离的液体从按压点向周围散开,形成凹陷,一段时间后凹陷自然平复。

2-397 脱水是指体液容量丢失或不足导致细胞外液减少,继而引起的一组临床综合征。

2-398 高渗性脱水是指失水多于失钠,血清钠浓度>150 mmol/L,血浆渗透压>310 mmol/L。病人口渴明显,尿比重增加、尿少;血容量下降较轻,较少发生休克;严重者脑细胞脱水导致嗜睡、谵妄、昏迷。

2-399 低渗性脱水是指失钠多于失水,血清钠浓度<130 mmol/L,血浆渗透压<280 mmol/L。早期有手足麻木、肌肉痉挛、恶心、呕吐等低钠血症表现;口渴不明显;尿比重下降;血容量不足出现早且明显,严重者脑细胞水肿可导致意识障碍。

2-400 等渗性脱水是指水与钠成比例丢失,血清钠浓度 130～145 mmol/L,渗透压 280～310 mmol/L。病人可无明显口渴,血容量不足表现较早出现。

2-401 劳力性呼吸困难是指在病人活动时出现或加重,在静息或休息时可能呼吸困难不明显,主要反映的是心肺功能下降,不能耐受一定强度的劳动。随着肺淤血程度的加重,逐渐发展到轻微活动时即会出现呼吸困难。

2-402 呼吸困难是病人主观感到空气不足,呼吸费力;客观上表现为呼吸运动用力,严重时出现鼻翼扇动、发绀、端坐呼吸,辅助呼吸肌参与呼吸活动,并可有呼吸频率、深度与节律的异常。

2-403 端坐呼吸是指病人为了减轻呼吸困难被迫采取端坐位或半卧位的状态,是一种强迫体位或强迫坐位。心功能不全病人端坐呼吸,可使下肢血容量增加,回心血量减少,减轻心脏负担,使心功能不全的症状减轻。出现端坐呼吸提示心力衰竭已有明显肺淤血,这是心力衰竭更为严重的表现。

2-404 咳嗽是呼吸系统疾病的常见症状,是呼吸道受刺激后引发的在短暂吸气后的一种保护性反射动作,有利于清除呼吸道分泌物和有害因子。但咳嗽可使呼吸道内感染扩散,剧烈咳嗽可导致呼吸道出血,甚至诱发自发性气胸,且对病人的工作、生活和社会活动造成不同程度的影响。

2-405 咳痰是呼吸道内病理性分泌物,凭借支气管黏膜上皮细胞的纤毛运动、支气管肌肉的收缩及咳嗽时的气流冲动,将呼吸道内的分泌物从口腔排出的动作。咳痰也是机体的一种保护性生理功能。

2-406 咯血是指喉及喉部以下的呼吸道任何部位的出血,经口腔咯出。

2-407 中心性发绀表现为全身性,除四肢及颜面部外,也累及躯干和舌及口腔黏膜,皮肤温暖,局部加温或按摩后发绀不消失。

2-408 周围性发绀常出现于肢体的末端及下垂部位,如肢端、耳垂、鼻尖等。皮肤冷,若给予按摩或加温,皮肤转暖,发绀可减轻或消退。

2-409 高铁血红蛋白血症是由于各种化学物质或药物中毒引起血红蛋白分子中二价铁被三价铁所取代,致使其失去与氧结合的能力。当血中高铁血红蛋白量达到 30 g/L 时可出现发绀。常见于苯胺、硝基苯、伯氨喹啉、亚硝酸盐、磺胺类等中毒所致发绀,也可因大量进食含有亚硝酸盐的变质蔬菜引起"肠源性发绀"。发绀出现急剧,血呈深棕色,经氧疗发绀不能改善,需给予静脉注射亚甲蓝或大剂量维生素 C,发绀方可消退。

2-410　硫化血红蛋白血症为后天获得性,服用某些含硫药物或化学品后,硫化氢作用于血红蛋白,产生硫化血红蛋白,当血液中硫化血红蛋白达到 5g/L 即可发生发绀。持续时间长,可达数月以上,血液呈蓝褐色,分光镜检查可证明有硫化血红蛋白的存在。

2-411　心悸即通常所说的心慌,是人们自我感觉心脏跳动的一种不适感或心慌感,属祖国医学中"惊悸"和"怔仲"的范畴。

2-412　心脏神经官能症是由自主神经功能紊乱引起,心脏并无器质性病变。

2-413　恶心为上腹部不适、紧迫欲吐的感觉,可伴有迷走神经兴奋的症状,如皮肤苍白、出汗、流涎、血压降低及心动过缓等,常为呕吐的前奏。

2-414　呕吐是通过胃的强烈收缩迫使胃或部分小肠的内容物经食管、口腔而排出体外的现象。

2-415　反射性呕吐是周围性呕吐的一种类型,常见病因有咽部的刺激,胃及十二指肠疾病,肠道疾病,肝、胆、胰疾病,腹膜疾病和其他疾病等。特点有恶心先兆,呕吐后不感觉轻松,胃虽然已经排空,但仍干呕不止。

2-416　中枢性呕吐是中枢神经系统病变(包括颅内肿瘤、颅内出血、脑炎、脑膜炎、脑颅外伤等疾病)引起的呕吐。可引起颅内压增高症状,呕吐常呈喷射性,多伴有头痛,一般无恶心症状。

2-417　吞咽困难是指食物从口腔至胃、贲门运送过程中受阻而产生咽部、胸骨后或食管部位的梗阻停滞感觉。吞咽困难是食管癌最常见的症状。

2-418　机械性吞咽困难是指吞咽食物的管腔发生狭窄时引起的吞咽困难。

2-419　呕血是指上消化道疾病(指屈氏韧带以上的消化器官,包括食管、胃、十二指肠、肝、胆、胰疾病)或全身性疾病所致的急性上消化道出血,血液经口腔呕出的现象。呕血应与咯血相鉴别。

2-420　屈氏韧带,又称为十二指肠悬韧带。十二指肠悬肌和包绕其下段的腹膜皱襞共同构成十二指肠悬韧带,是肌纤维性结构。其长短和下端附着范围,与十二指肠空肠曲的高度、角度大小以及十二指肠空肠隐窝的形态变化有关。它的功能与十二指肠和空肠移行部的固定有关。此韧带在横结肠系膜以下的部分,被以腹膜皱襞,称为特里兹襞,是外科手术时寻找空肠起端的标志。

2-421　黑便是指上消化道出血时部分血液经肠道排出,因血红蛋白在肠道内与硫化物结合形成硫化亚铁所致,因色黑而称之为黑便。

2-422　便血是指消化道出血,血液由肛门排出。可为大便带血或全为血便,颜色可呈鲜红、暗红或黑色,少量出血不造成粪便颜色改变,须经隐血试验才能确定者,称为隐血便。

2-423　由于黑便附着黏液而发亮,类似柏油,称为柏油样便。

2-424　腹泻是指排便次数增多,粪质稀薄,水分增加,或带有黏液、脓血或未消化的食物。表现为排便次数增多(每天>3次),或每天粪便增加(每天总量>200 g),粪质稀薄(其中粪便含水量>85%)。

2-425　慢性腹泻是指腹泻 3～6 周或 2 个月,反复发作。

2-426　分泌性腹泻是指因肠黏膜受到刺激而致水、电解质分泌过多或吸收受到抑制所引起的腹泻。

2-427　渗透性腹泻是由于肠腔内存在大量高渗食物或药物,体内水分大量进入高渗状态的肠腔所致。临床特点是禁食 48 小时后腹泻停止或显著减轻,摄入难以吸收的食物、消化不良的食物以及黏膜转运机制障碍,均可以导致高渗性腹泻。

2-428　便秘是指大便次数减少,一般每周<3次,排便困难,粪便干结。

2-429　功能性便秘是指由非器质性病因或非药物因素引起的长期便秘,是慢性便秘中最常见的类型。

2-430　慢传输型便秘常有排便次数减少,少便意,粪质坚硬,因而排便困难;肛直肠指检时无粪便或触及坚硬的粪便,而肛门外括约肌的缩肛和用力排便功能正常;全胃肠或结肠通过时间延长。

2-431　出口梗阻型便秘是指排便费力,有不尽感或下坠感,排便量少,有便意或缺乏便意;肛直肠指检时直肠内存有不少泥样粪便,用力排便时肛门外括约肌呈矛盾性收缩;全胃肠或结肠通过时间正常,多数标志物可储留在直肠内。

2-432　黄疸是由于血清中胆红素升高>34.2 μmol/L(2.0 mg/dL)时,致使皮肤、黏膜和巩膜发黄的症状和体征。

2-433　排尿异常是泌尿系统常见症状之一,常表现为少尿、无尿、多尿、尿急、尿频、尿痛、尿失禁、尿潴留等。

2-434　24小时尿量<100 ml,或12小时完全无尿,称为无尿或尿闭。

2-435　24小时尿量<400 ml,或每小时尿量<17 ml称为少尿。

2-436　24小时尿量>2 500 ml称为多尿。

2-437　血尿包括镜下血尿和肉眼血尿,前者是指尿色正常,需经显微镜检查方能确定,通常离心沉淀后的尿液镜检每高倍视野有红细胞3个以上;后者是指尿呈洗肉水色或血色,肉眼即可见血尿。

2-438　尿频、尿急和尿痛合称为膀胱刺激征。

2-439　尿失禁是指病人的膀胱括约肌损伤或神经功能障碍而丧失排尿自控能力,膀胱内的尿液不能控制而自行流出的一种症状,以中老年女性病人居多。

2-440　尿潴留是指膀胱内充满尿液而不能排出,常由排尿困难发展到一定程度引起。2002年Walsh认为,如果病人膀胱容积达500 ml可被诊断为尿潴留。

2-441　眩晕是指病人感到自身或周围环境物体旋转或摇动的一种主观感觉障碍,一般无意识障碍。主要是由迷路、前庭神经、脑干及小脑病变引起的人体对空间关系的定向或平衡感觉障碍,是一种实际上并不存在的自身或外景运动错觉。亦可由于某些其他系统或全身性疾病而引起。

2-442　血管抑制性晕厥又称为单纯性晕厥,是由于各种刺激通过迷走神经反射,引起短暂的血管床扩张,回心血量减少、心输出血量减少、血压下降导致脑供血不足所致。

2-443　排尿性晕厥是指因自身自主神经不稳定、体位骤变、排尿时屏气动作或通过迷走神经反射致心输出量减少、血压下降、脑缺血所致的晕厥。

2-444　咳嗽性晕厥可能是剧咳时胸腔内压力增加,静脉血回流受阻,心输出量降低、血压下降、脑缺血所致。亦有人认为是因剧烈咳嗽时脑脊液压力迅速升高,对大脑产生震荡作用所致的晕厥。

2-445　抽搐是指全身或局部成群骨骼肌非自主性抽动或强烈收缩,常可引起关节运动和肌肉强直。

2-446　惊厥是指肌群收缩表现为强直性和阵挛性,且表现的抽搐一般为全身性、对称性,伴有或不伴有意识丧失。小儿惊厥的发病率很高。

2-447　格拉斯昏迷评分(Glasgow coma scale, GCS)主要依据对睁眼反应、语言反应和运动反应情况对意识障碍的程度进行评估,分别对3个方面进行评分,再将3个项目的总分值相加求其总分,即可得到意识障碍程度的客观评分。GCS总分15分,最低3分。按得分多少,评定意识障碍程度:14~15分为正常,8~13分为意识障碍,≤7分为浅昏迷,<3分为深昏迷。

2-448 颈动脉窦综合征是由于颈动脉窦附近病变,如颈动脉窦周围淋巴结炎或淋巴结肿大、肿瘤以及颈动脉窦受刺激,导致迷走神经兴奋、心率减慢、心输出量减少、血压下降使脑供血不足。

2-449 换气过度综合征是由于情绪紧张或癔症发作时呼吸急促、换气过度,二氧化碳排出增加,导致呼吸性碱中毒、脑部毛细血管收缩、脑缺氧所致的晕厥。

2-450 嗜睡是意识障碍的早期表现,病人经常入睡,能被唤醒,醒来后意识基本正常,停止刺激后继续入睡。

2-451 昏睡是指病人处于较深睡眠,一般外界刺激不能将其唤醒,不能对答;较强烈刺激,如压迫眶上神经、摇动病人身体等,可有短时意识清醒,醒后答话含糊或答非所问,当刺激减弱后很快进入睡眠状态。

2-452 谵妄是指一种以兴奋性增高为主的高级神经中枢急性活动失调状态,病人对客观环境的认识能力及反应能力均有所下降,注意力涣散,定向障碍,言语增多,思维不连贯,多伴有觉醒-睡眠周期紊乱。

2-453 意识模糊是指病人的时间、空间及人物定向明显障碍,思维不连贯,常答非所问,错觉可为突出表现,幻觉少见,情感淡漠。

2-454 浅昏迷是指病人随意活动消失,对疼痛刺激有反应,各种生理反射(吞咽、咳嗽、角膜反射、瞳孔对光反射等)存在,体温、脉搏、呼吸多无明显改变。

2-455 深昏迷是指病人随意活动完全消失,对各种刺激皆无反应,各种生理反射消失,可有呼吸不规则、血压下降、大小便失禁、全身肌肉松弛、去大脑强直等。

2-456 焦虑是指一种缺乏明显客观原因的内心不安或无根据的恐惧,预期即将面临不良处境的一种紧张情绪,其中含有着急、挂念、忧愁、紧张、恐慌、不安等成分。

2-457 恐慌是一种严重的精神失调,表现为接受能力失常,注意力集中在夸大的细节上,经常曲解当时的情景,学习难以进行,常因担忧、害怕而慌张不安。

2-458 抑郁主要是指情绪上持续低落而闷闷不乐,思维能力上变得思维迟缓。处于抑郁状态的病人可有情感、认知、动机和生理等多方面的改变。

2-459 负性生活事件是指丧失性挫折、人际关系受挫、自信心受挫,意外灾害、亲友亡故、久病不愈、婚姻失败、经济损失等都会引起程度不等的痛苦体验。

2-460 物质滥用是指一种对物质使用的不良适应方式,会导致临床明显的损害或痛苦,并会在长时间内持续或间断复发。如反复大量使用与医疗目的无关且有依赖性的一类有害物质,包括烟酒类、鸦片类、大麻、可卡因、致幻剂等。

2-461 戒断综合征是指在戒烟、戒毒、戒酒等情况下出现的一系列瘾癖综合征。连续反复多次应用依赖性药物易产生耐受性及成瘾。一旦停药,即出现戒断症状,表现为兴奋、失眠、流泪、流涕、出汗、震颤、呕吐、腹泻,甚至虚脱、意识丧失,危及生命。

2-462 酒精是精神活性物质,可以影响人的情绪、思维、行为及意识状态。长期嗜酒者可出现酒精依赖综合征,即耐受性、戒断症状和冲动性觅酒行为。酒精滥用是指由于饮酒已导致对健康或身体发生损害和危险,使肝脏中醇脱氢酶和醛脱氢酶增加,各种中枢的脑细胞死亡。酒精滥用和对酒精的依赖还会引起情感和社会问题,严重者可能变得焦虑、抑郁,甚至有自杀倾向。

2-463 社交孤立就是孤立自己,害怕或者抗拒与他人交流互动,是一种封闭心理的反映。

2-464 自卑又称为自卑感,是指个人体验到自己的缺点、无能或低劣而产生的消极心态,表现为缺乏自信,缺乏与人交往的勇气和信心。

简述问答题

2-465 健康史的主要内容:①一般资料,包括病人姓名、性别、年龄、职业、民族、婚姻、籍贯、文化程度、宗教信仰、工作单位、家庭地址、电话号码、入院时间及记录日期等。②主诉,为病人感受到的最主要痛苦、最明显症状或体征,也是本次就诊的主要原因、性质及其持续时间。记录主诉要简明扼要,一般不超过20字,或不超过3个主要症状。③现病史,是围绕主诉详细描述病人自患病以来疾病的发生、发展、演变和诊疗、护理的全过程,是健康史的主体部分,包括起病情况与患病时间、主要症状的特点、病因与诱因、病情的发展与演变、伴随症状、所采取的诊治和护理及其效果。④既往史,包括病人既往的健康状况和过去曾经患过的疾病(包括各种传染病)、外伤、手术史、预防接种史,以及对药物、食物和其他接触物的过敏史等,特别是与现病史有密切关系的疾病。⑤用药史,是指曾用过哪些药物,有无反应;特殊药物,如激素、抗结核药物、抗生素等,应记明其用法、剂量和时间;询问当前用药情况,包括药物名称、剂型、用法、用量、效果及不良反应等。对于过去用药史,主要询问药物过敏史、药物疗效及不良反应。同时可了解病人过敏原和变态(过敏)反应的具体表现。⑥成长发展史,包括生长发育史、月经史、婚姻史、生育史、个人史。⑦家族健康史,主要了解其直系亲属及其配偶的健康状况,包括父母、兄弟、姐妹及子女的健康状况、患病及死亡情况。特别应注意询问有无遗传性、家族性、传染性疾病或与病人同样的疾病,以及直系亲属死亡年龄及死因等,以明确遗传、家庭及环境等对病人目前的健康状况和需求的影响。⑧系统回顾,是通过回顾病人有无各系统或与各功能性健康型态相关的症状及其特点,全面系统地评估以往已发生的健康问题及其与本次健康问题的关系。通过系统回顾可避免遗漏重要的信息。系统回顾的组织与安排可根据需要采用不同的系统模式,如身体、心理、社会模式或戈登功能性健康型态模式等。

2-466 问诊的方法和技巧与获取健康史资料的数量和质量有密切的关系,这涉及沟通交流技能、护患关系、医学知识、仪表礼节,以及提供咨询和教育评估对象等多方面的内容。行之有效的问诊方法与技巧,对护士有着重要的实用价值:①问诊前选择合适的时间、良好的环境,以及选择适宜的沟通和做好过渡性交谈。②问诊过程中一般由主诉开始,避免使用生涩、难懂的医学术语;根据情况采取封闭式提问或开放式提问;注意时间顺序和有效倾听,态度要诚恳,及时核实疑问,避免重复提问和不良的刺激,及时记录。③问诊结束时,总结问诊的主要内容,以结束语表明问诊结束,并将评估对象的陈述加以归纳、整理,按规范格式写成健康史。

问诊的重要性:①问诊是建立良好护患关系的桥梁,正确的问诊方法和良好的问诊技巧,使病人感到护理人员的亲切和可信,也为护患之间建立治疗性关系提供了机会。②问诊是获得诊断依据的重要手段,通过详细地问诊获取的健康资料,能得出确切的医疗诊断和护理诊断。③问诊是了解病情的主要方法,通过问诊可全面了解病人所患疾病的发生、发展、病因、诊治经过及既往健康状况等全过程,了解病人的社会心理状况及其对疾病的影响,有利于全面了解病人的健康状况,以消除或减轻其不必要的顾虑及不良影响。④问诊可为身体评估的重点提供线索,如病人以咳嗽、咯血为主要症状时,若同时伴有低热、盗汗等病史,则提示可能为肺结核。根据这一线索,进行详细的肺部评估和(或)X线检查,一般即可明确护理诊断。

2-467 由于对医疗环境的生疏和对疾病的恐惧,评估对象在接受问诊前常有紧张情绪,往往不能顺畅有序地陈述自己的感受及病情演变的过程。评估者应主动创造一种轻松和谐的环境,以解除评估对象的不安心情。注意保护评估对象的隐私,最好不要当着陌生人开始问诊。如果评估对象要求家属在场,评估者可以同意。选择比较安静、舒适和私密性好的环境,光线、温度要适宜。在有多张病床的普通病房,评估者应该利用自己的谈话技巧,弥补环境条件的不足,如声音大小的适当把握、隐秘问题的含蓄设计等。

2-468 特殊情况问诊的对象：①文化程度低；②沟通较为困难的儿童或老年人；③缄默不语、伤心哭泣、忧伤、充满敌意者；④病人同时存在多种症状、病情危重、语言障碍或残疾；⑤来自不同的文化背景而语言交流困难者。

2-469 功能性健康型态系统回顾包括11个方面：①健康感知-健康管理型态。自觉一般健康状况如何；为保持或促进健康所做的最重要的事情及其对健康的影响；有无烟、酒、毒品的嗜好，有无药物成瘾或药物依赖、服用剂量及持续时间；是否经常做乳房自检；平时能否服从医护人员的健康指导；是否知道所患疾病的原因，出现症状时应采取的措施及其结果。②营养-代谢型态。食欲及日常食物和水分摄入种类、性质、量，有无饮食限制；有无咀嚼或吞咽困难及其程度、原因和进展情况；近期体重变化及其原因；有无皮肤、黏膜的损害；牙齿有无问题等。③排泄型态。每天排便与排尿的次数、量、颜色、性状，有无异常改变及其类型、诱发或影响因素，是否应用药物，是否出汗过多，有无气味等。④活动-运动型态。进食、转位、洗漱、如厕、洗澡、穿衣、行走、上下楼梯、购物、备餐等生活自理能力及其功能水平；有无借助轮椅或义肢等辅助用具；日常活动或运动方式、活动量、活动耐力，有无医疗或疾病限制。⑤睡眠-休息型态。日常睡眠情况，睡眠后精力是否充沛；有无睡眠异常及其原因或影响因素；是否借助药物或其他方式辅助入睡。⑥认知-感知型态。有无听觉、视觉、味觉、嗅觉、记忆力、思维能力、语言能力等改变，视、听觉是否借助辅助用具；有无疼痛及其部位、性质、程度、持续时间等；学习方式及学习中有何困难等。⑦自我感知-自我概念型态。如何看待自己，自我感觉如何；有无导致焦虑、抑郁、恐惧等情绪的因素。⑧角色-关系型态。职业、社会交往情况；角色适应及有无角色适应不良；独居或与家人同住；家庭结构与功能，有无处理家庭问题方面的困难，家庭对病人患病或住院持何看法；是否参加社会团体；与朋友关系是否密切，是否经常感到孤独；工作是否顺利；经济收入能否满足个人生活所需。⑨性-生殖型态。性别认同和性别角色，性生活满意程度，有无改变或障碍；女性月经史、生育史等。⑩压力-应对型态。是否经常感到紧张，用什么方法解决（药物、酗酒或其他）；近期生活中有无重大改变或危机，当生活中出现重大问题时如何处理，能否成功，此时对其帮助最大者是谁等。⑪价值-信念型态。能否在生活中得到自己所需，有无宗教信仰等。

2-470 健康资料的来源：①主要来源，病人本人（除意识不清、精神恍惚者及婴幼儿），如患病的经过、患病后的感受、对健康的认识及需求、对治疗及护理的期望等。这些资料只有病人本人最为清楚、最能准确地加以表述，因此也最可靠。②次要来源，除病人本人外，护理人员还可以从文献资料、其他人员或记录中获得所需资料，如病人的家庭成员或其他与病人关系密切者、事件目击者、其他社区卫生保健人员和目前或以往的健康记录或病历等。

2-471 4类资料的区别：①主观资料，是通过问诊获得的资料，包括主诉、亲属的代诉及经提问而获得的有关健康状况的描述，如对所患疾病的主观感觉、对各症状的感受、身体状况评价、个人经历、求医目的、健康问题的认识等。主观资料不能被直接观察或评估。②客观资料，是指经过身体评估、实验室或器械检查等所获得的有关健康状况的结果。其中患病后机体的体表或内部结构发生了可以观察到或感触到的改变称为体征，如黄疸、肝大、心脏杂音等，是形成护理诊断的重要依据。③目前资料，是病人目前发生的有关健康问题的资料，包括病人基本资料、现病史等。④既往资料，则为此病人之前发生的有关健康问题的资料，包括既往史、治疗史、过敏史等。

2-472 马斯洛需要层次模式是将资料按人的需要层次由低向高依次分为生理需要、安全需要、爱与归属的需要、尊重的需要、自我实现的需要5个方面进行组织。在满足较高级的需要前必须首先满足较低级的基本生理需要。

人类反应型态模式是北美护理诊断协会为使护理诊断标准化而发展的一种护理诊断分类系统，包括9个人类反应型态，如交换、沟通、关系、价值、选择、移动、感知、认知、感觉/情感。

2-473 封闭式提问，是指使用一般疑问句，评估对象仅以"是"或"否"即可回答。例如问："你现在心情好吗？"只要求评估对象回答"好"或"不好"。封闭式提问直接简洁，易于回答、节省时间，但因要回答的内容已包含在问句中，评估者难以得到问句以外更多的信息，且此种提问具有较强的暗示性。

开放式提问，是指使用特殊疑问句，评估对象要将自己的实际情况加以详细描述才能回答。开放式提问可使评估对象叙述的病史更客观、全面，评估者据此积极思考，逐步提出比较有针对性的问题。开放式提问因问句中不包含要回答的内容，评估对象只有根据自己的具体情况才能回答，这样可以获得较多的资料，且提问不具有暗示性。但开放式提问因内容复杂，要求评估对象具有一定的语言表达能力，评估者也要花较多的时间耐心倾听。一般来说，为了获得和掌握更多的健康史资料，调动评估对象自己解决问题的主动性和积极性，问诊中宜多采用开放式提问。

由于评估对象对环境的生疏和对疾病的恐惧，常有紧张情绪。评估者应通过过渡性的交谈消除评估对象的不安情绪。一般从礼节性的交谈开始，先做自我介绍(佩戴胸牌)，讲明自己的身份或职责。用言语或体语表示愿意尽自己所能解除评估对象的病痛和满足评估对象的要求。如交谈开始应正确称呼评估对象为"先生""小姐""大爷""阿姨"或其他更合适的称呼；询问姓名时，如"大爷，请问您叫什么名字？"这样的举措会很快缩短护患之间的距离，改善生疏局面，使问诊能顺利地进行下去。

2-474 症状是指病人主观感受到的异常感觉或某些病态改变，如疼痛、发热、呼吸困难等。体征是经体格检查发现异常表现，如肝、脾大、淋巴结肿大、心脏杂音等。既是症状又是体征的有黄疸、水肿等。

2-475 发热的临床过程与特点：①体温上升期，产热大于散热。临床表现为疲乏无力、肌肉酸痛、皮肤苍白、畏寒或寒战，口唇发绀。体温升高可呈骤升型或缓升型，骤升型多在数小时内体温39～40℃或以上，伴寒战，常见于疟疾、败血症、大叶性肺炎、输液或输血反应等；缓升型则体温逐渐上升，需数日才达高峰，常见于伤寒、结核病、布鲁氏菌感染。②高热期，产热与散热在较高水平保持相对平衡。临床表现为皮肤潮红而灼热，呼吸加速加强，头痛，烦躁和口渴等。此时可有少量出汗。体温达高峰并保持一定时间，如大叶性肺炎、流行性感冒等可持续数天，疟疾可持续数小时。③体温下降期，散热大于产热。体温下降可呈骤降型或渐降型：骤降型是指病人的体温于数小时内骤退至正常水平，伴大量出汗，较易虚脱或休克，常见于疟疾、大叶性肺炎、恙虫病、输液反应等；渐降型是指体温于数日逐渐降至正常水平，如风湿热、伤寒等。

2-476 发热的问诊要点：发热的特点、病因与诱因、发热对病人的影响、诊疗与护理经过。最突出的护理诊断：体温升高。

2-477 周围性疼痛的特点与分类：①皮肤痛，特点为"双重痛觉"，即受到刺激后立即出现定位明确的尖锐刺痛(快痛)和去除刺激后出现的定位不明确的烧灼样痛(慢痛)。疼痛刺激来自体表，多因皮肤黏膜受损引起。②躯体痛，指肌肉、肌腱、筋膜和关节等深部组织的疼痛。由于神经分布的差异性，这些组织对疼痛刺激的敏感性不同，其中以骨膜的痛觉最敏感。机械和化学性刺激均可引起躯体痛，肌肉缺血是引起躯体痛的主要原因。③内脏痛，发生缓慢而持久，可为钝痛、烧灼痛或绞痛，定位不明确，主要因内脏器官受到机械性牵拉、扩张、痉挛、炎症、化学性刺激等引起。

2-478 根据病因的不同，头痛的表现：①发病情况。急性起病并有发热者常为感染疾病所致；急剧头痛，持续不减并有不同程度的意识障碍而无发热者,提示颅内血管性疾病;长期反复发作的搏动性头痛,多为血管灶性头痛或神经官能症;慢性进行性头痛并有颅内高压的症状应考虑颅内占位性病变。②头痛部位。了解头痛部位是单侧、双侧或枕部,局部或弥散,颅内或颅外,对病因的诊断有重要价值。如偏头痛多发生于一侧;颅内病变的头痛常深在且较弥散;颅内深部病变的头痛多向病灶同侧放射;全身性或颅内感染性疾病的头痛多为全头痛等。③头痛的程度与性质。头痛的程度一般分为轻、中、重度,三叉神经痛、偏头痛、脑膜刺激的疼痛最为剧烈;脑肿瘤的头痛多为中度或轻度;表浅的针刺样锐痛多为颅表神经痛;高血压性、血管性及发热性疾病的头痛,往往有搏动性;神经痛多呈电击样痛或刺痛。④头痛出现的时间与持续时间。某些头痛可发生在特定时间,如颅内占位病变往往清晨加剧;鼻窦炎的头痛经常发作于清晨和上午;女性偏头痛常与月经有关等。⑤诱发和缓解因素。如咳嗽、打喷嚏、摇头、俯身可使颅内压性头痛、血管性头痛、颅内感染性头痛及脑肿瘤性头痛加剧;偏头痛、丛集性头痛、癫痫和癔病等引起的头痛和情绪、劳累等有关;受寒或受伤后短暂的锐痛发作,多为神经痛;偏头痛在应用麦角胺后可缓解。

2-479 腹痛病人的评估要点:①腹痛的病史与诱因;②腹痛的特点,如起病情况、部位及放射部位、程度、性质、压痛、持续时间等;③伴随症状,如发热、寒战、黄疸、休克、呕吐、反酸、腹泻、血尿等。

2-480 评估腰背痛伴随症状的临床意义:①腰背痛伴脊柱畸形,外伤后畸形多因脊柱骨折、错位所致;自幼有畸形则多为先天性脊椎疾病所致;缓进性畸形可见于脊柱结核和强直性脊柱炎。②腰背痛伴有活动受限,可见于脊椎外伤、强直性脊椎炎、腰背部软组织急性扭挫伤等。③腰背痛伴长期低热,可见于脊椎结核、类风湿性关节炎;伴高热可见于化脓性脊椎炎和椎旁脓肿。④腰痛伴尿频、尿急、排尿不尽,见于尿路感染、前列腺炎或前列腺肥大;腰背剧痛伴血尿,见于肾或输尿管结石。⑤腰痛伴嗳气、反酸、上腹胀痛,见于胃十二指肠溃疡或胰腺病变;腰痛伴腹泻或便秘可见于溃疡性结肠炎或克隆病。⑥腰痛伴月经异常、痛经、白带过多,见于宫颈炎、盆腔炎、卵巢及附件炎症或肿瘤。

2-481 出血点与皮疹的区别:皮疹形态一般为片状,隆起,伴有皮质增生,局部瘙痒;皮疹可慢慢面积扩大,边界欠清。而出血点一般面积较少,在皮肤深层,颜色较深,随时间延长会逐步减小。最主要区别是皮疹压之会褪色,出血点压之不会褪色。

2-482 心源性水肿:主要病因是右心衰竭。临床表现特点是水肿多出现在身体下垂部位,如两下肢的足部、踝部,骶骨部及阴囊等处,明显受体位的影响。

肝源性水肿:主要病因是失代偿期肝硬化。临床表现特点是水肿发展缓慢,以腹水为主要表现,也可首先出现踝部水肿,逐渐向上蔓延,而头面部、上肢常无水肿。

肾源性水肿:主要病因是各型肾炎和肾病。临床表现特点是首先出现晨起眼睑或面部水肿、肿胀,严重者扩布至全身。

2-483 脱水特点的问诊包括起病情况、持续时间,有无口渴、尿量减少或体重下降,每天液体摄入与排出情况,有无低钠血症、血容量不足或意识障碍的表现。

2-484 英国医学研究理事会的呼吸困难指数评估:0分,除了剧烈运动外,平时不会受到呼吸困难的困扰。1分,在平地上匆忙行走或爬小山丘时会受到气短的困扰。与同龄的普通人相比,由于呼吸困难原因,在平地上走得更慢。2分,在平面上以平常步速行走时,不得不停下来呼吸。3分,在平地上行走100 m或数分钟后,停下来呼吸。4分,呼吸困难以致不能到户外去,或在穿衣服或脱衣服时均感到呼吸困难。

2-485 呼吸系统常见疾病的咳嗽、咳痰特点:①急性上呼吸道感染,开始多为干咳,后有无色透明黏液性痰。②急性气管-支气管炎,初起干咳或刺激性咳嗽,后有黏液性痰,呈灰白色或无色黏稠而透明。③慢性支气管炎,长期慢性咳嗽,清晨起床或临睡时加剧,为白色泡沫状浆液痰。④阻塞性肺气肿,咳嗽声音低微且无力,为白色黏液性痰。⑤支气管哮喘,咳嗽伴哮鸣音,黏液性痰呈灰白色或无色黏稠而透明。⑥支气管扩张、肺脓肿,长期慢性咳嗽,体位改变加重,为大量黄脓痰、分层痰。⑦大叶性肺炎为铁锈色痰,克雷伯杆菌肺炎为砖红色胶冻样痰。⑧肺结核,长期慢性咳嗽,夜间加重。⑨支气管肺癌,刺激性干咳、金属音调咳嗽、顽固性呛咳,为血性痰。⑩百日咳,阵发性痉挛性咳嗽、鸡鸣样咳嗽,伴喘鸣音。⑪慢性咽喉炎、喉癌,干咳或刺激性咳嗽。⑫气管和支气管的异物,犬吠样咳嗽。⑬声带炎症,嘶哑性咳嗽或金属音调咳嗽。

2-486 咳嗽动作的全过程包括快速、短促呼吸,膈肌下降,声门迅速关闭,随即呼气肌与腹肌快速收缩,使肺内压迅速升高;然后声门突然开放,肺内高压气流喷射而出,冲击声门裂隙而发生咳嗽动作并发出特别的音响,呼吸道内的分泌物或异物也随之排出。

2-487 咯血与呕血的鉴别见表2-1。

表2-1 咯血与呕血的鉴别

鉴别要点	咯血	呕血
病史	肺结核、支气管扩张、肺癌、心血管疾病等	消化性溃疡、肝硬化等
出血前症状	喉部痒感、胸闷、咳嗽等	上腹不适、恶心、呕吐等
出血方式	咯出	呕出,可为喷射状
出血颜色	鲜红	棕黑色或暗红色,有时鲜红色
血内混有物	泡沫和(或)痰	食物残渣、胃液
黑便	无(如咽下血液时可有)	有,可在呕血停止后持续数日
酸碱反应	碱性	酸性
出血后痰性状	痰中带血,多持续数日	无痰

2-488 咯血的年龄因素:青壮年咯血常见于肺结核、支气管扩张、二尖瓣狭窄等。40岁以上有长期吸烟史(纸烟20支/天×20年)者,应高度注意支气管肺癌的可能性。儿童慢性咳嗽伴少量咯血与低色素贫血,须注意特发性含铁血黄素沉着症的可能。

2-489 ①中心性发绀的特点是发绀分布于周身皮肤、黏膜,皮肤温暖。又可分为肺性发绀和心性发绀。②周围性发绀的特点是发绀见于肢体末梢与下垂部位(如肢端、耳垂、鼻尖)、皮温低,经按摩、加温可消失。又可分淤血性发绀和缺血性发绀。

2-490 发绀病人的相关护理诊断:①活动无耐力,与心肺功能不全、氧的供需失衡有关。②气体交换受损,与心肺功能不全所致肺淤血有关。③焦虑/恐惧,与缺氧所致呼吸费力、对疾病预后不安有关。④低效性呼吸型态,与肺泡通气、换气、弥散功能障碍有关。

2-491 中枢性呕吐无恶心先兆,喷射状呕吐,呈顽固性,呕吐后不感轻松,并伴剧烈头痛。幽门梗阻所致呕吐于餐后较久发生,反复大量呕吐,呕吐物为酸腐味的宿食,呕吐后疼痛可暂缓解。前庭功能障碍引起的头痛与头部位置改变有关,常有恶心先兆,并伴有眩晕、眼球震颤,闭目平卧后呕吐可缓解。精神性呕吐可无先驱恶心或仅有轻微恶心,多在餐后即刻呕吐,呕吐不费力,呕吐量少,吐后可再进食。

2-492 动力性吞咽困难的原因:①支配吞咽动作的神经中枢受损害和参与吞咽的肌肉的器质性损害或功能失调。②各种原因导致的延髓性麻痹(球麻痹)、食管吞咽肌麻痹等。③食管贲门失弛缓症、食管痉挛病人进食固体或流质食物均出现吞咽困难,如系脑神经病变引起吞咽肌麻痹、运动不协调者可表现为饮水反呛(水呛入气管)。④肌肉性病变,包括重症肌无力、甲状腺功能亢进症等。⑤精神心理疾病。

2-493 进行出血量的估计:呕血、黑便的持续时间、次数、量、颜色、性状变化可作为估计出血量的参考。一般大便隐血试验阳性者提示每天出血量>5ml;出现黑便,提示出血量在50~70ml;

呕血提示胃内积血量达 250～300 ml。一般出血量不超过 400 ml,因轻度血容量减少可由组织液及脾脏贮血所补充,一般不引起全身症状。出血量 400～500 ml,可出现全身症状。如果病人由平卧位改为坐位时出现血压下降(下降幅度>15 mmHg)、心率>120 次/分,伴有面色苍白、四肢湿冷、烦躁不安或神志不清则表明已进入休克状态,属严重大量出血。

2-494 怎样判断继续出血或再出血:①心率增快,血压下降;②反复呕血或黑便增多,稀薄便,甚至呕鲜红色血,解暗红色粪便;③虽经补液、输血等,但周围循环衰竭的表现未见明显改善,或虽暂时好转但又恶化;④血红蛋白浓度、红细胞计数与红细胞比容等持续下降,网织细胞计数持续升高;⑤补液与尿量足够的情况下,血尿素氮持续或再次增高;⑥不见脾恢复,仍增大。

2-495 呕血的颜色视出血量的多少、在胃内停留时间以及出血的部位而不同:①出血量多、在胃内停留时间短而未与胃酸充分混合,或出血位于食管则血色鲜红或混有凝血决,或为暗红色,如食管-胃底静脉曲张破裂出血多以呕鲜红色血为主,量大,可呈喷射状;②当出血量较少或在胃内停留时间长,则因血红蛋白与胃酸作用形成酸化正铁血红蛋白,呕吐物可呈咖啡渣样棕褐色。

黑便的颜色与形状取决于出血量及肠蠕动的快慢:出血量大或肠蠕动快时,血液在肠道内停留时间短,形成紫红色稀便;反之,血液在肠道内停留时间长,形成较稠厚的黑便。

2-496 上消化道出血与下消化道出血可以从病史、症状、体征、一般检查、特殊检查几方面进行鉴别诊断。上消化道出血的发病部位是食管、胃、十二指肠、上段空肠以及胰管和胆管等器官。下消化道出血的发病部位是十二指肠悬韧带以下的肠道。一般来说,上消化道出血是由于溃疡病、胃炎及肝病等疾病引起的。下消化道出血一般是由于肛肠疾病引起的。上消化道出血病人的临床表现有呕血伴有便血(黑便、柏油样便及隐血便),便血量多、粪质少、血与粪便均匀混合,可出现上腹疼痛、胃灼痛、反酸。下消化道出血表现为单纯便血,为鲜红色血便,大便时可有滴血,可出现下腹痛、脐周痛。

2-497 内痔和肛裂的便血特征:内痔是便血最常见的原因,其特点是排便时或排便后滴出或喷出鲜红色血,血液不与粪便混合,出血量多少不等,一般为数毫升至数十毫升。肛裂是肛管内全层皮肤的棱形裂口,一般为单发,出血量不多,排便时在粪便表面或卫生纸上有血迹,有时可滴出少量鲜血。

2-498 不同部位病变腹泻的临床特点:①直肠或乙状结肠病变,便意频繁、里急后重,粪便有黏液和脓血。腹部压痛尤其是下腹或左下腹部压痛明显。②结肠病变,粪便量少,有黏液,可能有脓血。大便次数多,可有里急后重,腹痛在下腹或左下腹,常为持续性,便后可缓解,体重减轻少见。③小肠病变,有脐周疼痛及压痛,疼痛常为绞痛,间歇发作,肠鸣音活跃。粪便色淡、量多、水样、恶臭,无肉眼脓血,无里急后重,大便次数 2～10 次/天,体重减轻较常见。④全身性疾病,除腹泻外,常伴有相应疾病的症状,如甲状腺功能亢进症、肾上腺皮质功能减退危象、尿毒症、糖尿病等。

2-499 霍乱弧菌肠毒素引起的大量水样腹泻属于典型的分泌性腹泻。产生机制为霍乱弧菌肠毒素激活肠黏膜细胞内的腺苷酸环化酶,促使环磷酸腺苷(cAMP)含量增加,使水与电解质分泌到肠腔增多,从而导致腹泻。

2-500 便秘的发生机制:①摄入食物过少或纤维素及水分不足,致肠内食糜和粪团的量不足以刺激肠道的正常蠕动;②各种原因引起的肠道内肌肉张力减低和蠕动减弱;③肠蠕动受阻致肠内容物滞留而不能下排,如肠梗阻;④排便过程的神经及肌肉活动障碍,如排便反射减弱或消失、肛门括约肌痉挛、腹肌及膈肌收缩力减弱等。

2-501 肝细胞性黄疸、溶血性黄疸和胆汁淤积性黄疸的临床表现特点:①溶血性黄疸,一般黄疸为轻度,病人皮肤呈浅柠檬色,不伴皮肤瘙痒,粪便颜色加深。其他症状主要为原发病的表现,如急性溶血时可有发热、寒战、头痛、呕吐、腰痛,并有不同程度的贫血和血红蛋白尿(尿呈酱油或茶色),严重者可发生急性肾衰竭;慢性溶血多为先天性,伴贫血、脾大。②肝细胞性黄疸,病人皮肤、黏膜呈浅黄至深黄色,可伴有轻度皮肤瘙痒;其他为肝脏原发病的表现,如疲乏、食欲减退、肝区不适或疼痛症状,严重者可有出血倾向。③胆汁淤积性黄疸,病人黄疸多较严重,皮肤呈暗黄色,完全阻塞者颜色更深,甚至呈黄绿色或绿褐色,并有皮肤瘙痒、尿色深、粪便颜色变浅或呈白陶土色。因脂溶性维生素K吸收障碍,常有出血倾向。

2-502 少尿伴随症状评估的临床意义:①少尿伴肾绞痛见于肾动脉血栓形成或栓塞、肾结石;②少尿伴心悸、气促、胸闷不能平卧,见于心功能不全;③少尿伴大量蛋白尿、水肿、高脂血症和低蛋白血症见于肾病综合征;④少尿伴乏力、食欲缺乏、腹水、皮肤黄染见于肝肾综合征;⑤少尿伴血尿、蛋白尿、高血压和水肿见于急性肾炎、急进性肾炎;⑥少尿伴发热、腰痛、尿频、尿急、尿痛见于急性肾盂肾炎;⑦少尿伴排尿困难见于前列腺肥大;⑧少尿数天后出现多尿见于急性肾小管坏死恢复期。

2-503 不同病因部位引起的血尿特点:①肾脏病变,肾小球病特别是肾小球肾炎,其尿与血全程性均匀,尿呈暗红色;一般无排尿不适(伴膀胱病变时除外),无痛性全程血尿是肾癌的特点;肾结核晚期累及整个泌尿系统,一般都存在镜下或肉眼血尿,典型病例排洗肉水样尿;肾小球源性血尿病人有大量尿蛋白,有时可发现管型尿。②膀胱或膀胱颈部病变,常有排尿不适,但肿瘤出血者例外;血尿颜色较鲜红,可为终末血尿,但血块可不规则。③前列腺、尿道病变,血尿色鲜红,前列腺及后尿道出血为终末血尿,前尿道出血可呈尿道滴血或初始血尿;多伴有膀胱刺激症状。

2-504 血尿的诊断标准:正常人尿中可有少量红细胞,为0~2个/HP。血尿是指尿液中红细胞数量超过正常,即尿中红细胞数目:离心尿>3个/HP或>8 000个/mL,非离心尿>12个/HP。检查方法是取新鲜清洁中段尿(以晨尿为好)10 mL,离心后取沉渣镜检。

2-505 急性尿潴留:发病突然,膀胱内充满尿液不能排出,病人常胀痛难忍,有时部分尿液可从尿道溢出,但不能减轻下腹疼痛。慢性尿潴留:多表现为排尿不畅、尿频,常有排尿不尽感,有时出现尿失禁现象。

2-506 国际尿控协会(International Continence Society,ICS)对尿失禁的分类:压力性尿失禁、急迫性尿失禁、混合型尿失禁、充溢性尿失禁、反射性尿失禁、不稳定性尿道关闭功能不全和完全性尿道关闭功能不全等类型。NANDA护理诊断对尿失禁的分类:压力性尿失禁、急迫性尿失禁、溢出性尿失禁、反射性尿失禁和功能性尿失禁。

2-507 眩晕伴随症状评估的临床意义:①伴耳鸣、听力下降可见于前庭器官疾病、第八脑神经病及肿瘤;②伴恶心、呕吐可见于梅尼埃病、晕动病;③伴共济失调可见于小脑、颅后凹或脑干病变;④伴眼球震颤可见于脑干病变、梅尼埃病。

2-508 体位性低血压(又称直立性低血压)的发生机制可能是由于下肢静脉张力低,血液贮积于下肢(体位性)、周围血管扩张淤血(服用亚硝酸盐药物)或血液循环反射调节障碍等因素,使回心血量减少、心输出量减少、血压下降导致脑供血不足所致。见于:①某些长期站立于固定位置及长期卧床者;②服用某些药物,如氯丙嗪、胍乙啶、亚硝酸盐类等或交感神经切除术后病人;③全身性疾病,如脊髓空洞症、多发性神经根炎、脑动脉粥样硬化、慢性营养不良等。

2-509 阿-斯综合征又称为心源性昏厥,是心脏排血突然锐减甚至停止,导致急性脑缺血所引起的昏厥和抽搐等表现,常见于严重心律失常,尤其是Ⅲ度房室传导阻滞,亦见于急性心脏排血受阻。严重者若不及时抢救,可发生猝死。

主要的治疗是使用阿托品或异丙肾上腺素等药物，以及心脏起搏治疗。

2-510 全身性抽搐以全身骨骼肌痉挛为主要表现，典型者为癫痫大发作，表现为病人突然意识模糊或丧失，可出现尖叫声，全身强直，呼吸暂停，面色青紫，继而四肢发生阵挛性抽搐，呼吸不规则，可有大小便失禁、发绀。发作约半分钟后自行停止，停止后不久意识恢复，醒后有头痛、全身乏力、肌肉酸痛等症状，并可出现不能回忆发作的情况。局限性抽搐以身体某一局部连续性肌肉收缩为主要表现，大多见于口角、眼睑、手足等。而手足搐搦症则表现为间歇性双侧强直性肌痉挛，以上肢手部最典型，呈"助产士手"表现；踝关节伸直，足趾下屈，足呈弓状，似"芭蕾舞脚"。

2-511 意识障碍的相关护理诊断：①急性意识障碍，与脑出血、肝性脑病等有关。②清理呼吸道无效，与意识丧失所致咳嗽、吞咽减弱或消失有关。③有误吸的危险，与意识障碍所致咳嗽、吞咽减弱或消失有关。④完全性尿失禁，与意识丧失所致排尿失控有关。⑤排便失禁，与意识丧失所致排便失控有关。⑥有受伤的危险，与意识障碍所致躁动不安有关。⑦营养失调-低于机体需要量，与意识障碍不能正常进食有关。⑧生活自理缺陷，与意识不清有关。⑨有感染的危险，与意识障碍所致咳嗽、吞咽障碍使自主运动消失有关；与长期卧床有关。⑩有皮肤完整性受损的危险，与意识障碍所致自主运动消失、长期卧床有关；与意识障碍所致排便、排尿失禁有关。⑪照顾者角色紧张，与长期昏迷所致照顾者角色不当有关。

2-512 焦虑对病人的影响：①出现抑郁症。长期处于焦虑情绪当中的人，容易出现注意力无法集中、坐卧不安、心神不定以及惊慌失措等症状。如果长期得不到改善，病人还有可能会出现抑郁症，给其正常生活和工作带来很大的影响。②引起失眠。焦虑病人很容易出现失眠的情况，这主要是因为长期处于焦虑的情绪当中，无法让自己的神经系统镇定下来，从而容易

出现失眠的症状。而长期的失眠又会加重焦虑，病人焦虑再加失眠，很容易引起内分泌失调的发生。③增加癌症发生率。据有关数据表明，长期情绪焦虑对人体的免疫力和抵抗力造成一定的影响，而当人体的防御系统功能下降时，癌症就会趁机而入，大大增加癌症发生率。④引起其他的并发症。长期患有焦虑症者还可能会引起其他的并发症出现，比如冠心病、胃肠疾病以及高血压等，这主要是因为长期处于焦虑的情绪当中，血糖、血压容易发生波动，从而引起生理功能紊乱，引起机体的功能出现障碍。

2-513 滥用药物的危害：①个人危害，如身心健康遭受摧残，过量致中毒死亡，降低机体免疫力等；②对社会的危害，如破坏家庭正常生活，促发犯罪行为，耗竭社会经济，阻碍社会发展等。

药物滥用的预防：一级预防，是对有药物滥用潜在危险的社区与人群，特别是青少年和其他易感人群，进行禁毒预防的普及宣传教育。目的是让人们不要去错用、误用和试用毒品。二级预防，是对处于药物滥用高度影响下的社区和存在的药物滥用人群，进行禁毒预防的集中宣传教育。目的是对这部分人早期发现、早期干预和早期控制。三级预防，是积极防止和消除由于药物滥用所带来的对身体和社会的危害。

2-514 社交孤立者对社会交往的常见心理行为反应有害羞、自卑、恐惧、孤僻、封闭、自傲和敌意。

综合应用题

2-515 （1）根据上述资料评估病人最突出的症状是疲乏无力；最突出的体征是皮肤、黏膜苍白。

（2）最主要的护理诊断是活动无耐力。

2-516 （1）主观资料：高热、咳嗽5天。客观资料：体温39℃，脉搏100次/分，呼吸20次/分，血压120/80 mmHg。急性病容，左中上肺叩诊呈浊音，语颤增强，可闻及湿啰音，心率100次/分。

（2）初步拟诊为大叶性肺炎。

2-517 （1）根据该病人的临床表现，其最主要的症状是呼吸困难。

（2）最主要的护理诊断是气体交换受损。

2-518 （1）根据上述资料，属于客观资料的是听诊两肺底闻及细湿啰音。

（2）该病人已出现左心衰竭并发症。

2-519 （1）主观资料：69岁，男性。有长期高血压病病史，最近半年经常夜间睡眠中突然感到呼吸受"憋"而醒，被迫坐起。今晚又出现喘息，面色灰白，出冷汗，口唇发绀，阵阵咳嗽，咯出粉红色泡沫样痰。客观资料：体温36.8℃，脉搏124次/分，呼吸33次/分，血压160/65 mmHg；两肺闻及哮鸣音，两肺底闻及少许湿啰音；心界叩诊呈靴形增大；听诊心尖区闻及奔马律，心率124次/分，律齐，主动脉瓣区第二心音减弱，主动脉瓣区及心尖区闻及舒张期杂音。

（2）估计病人出现了急性肺水肿。

2-520 （1）病人初步的诊断是大叶性肺炎。

（2）估计病人会出现稽留热型，特点为体温明显升高达39～40℃及以上，持续数天或数周，24小时内体温波动相差不超过1℃。

（3）该病人属于感染性发热。

2-521 （1）该患儿的呼吸困难为呼气性呼吸困难。吸气性呼吸困难：表现为吸气显著费力，高度狭窄时呼吸肌极度紧张，胸骨上窝、锁骨上窝、肋间隙在吸气时明显下陷（称为三凹征），可伴有干咳及高调的吸气性喉鸣音。主要见于喉、气管、大支气管的炎症水肿、肿瘤或异物等引起狭窄或梗阻。混合性呼吸困难：在吸气与呼气时均感费力，呼吸频率增加、深度变浅，可伴有呼吸音异常或病理性呼吸音。主要见于重症肺炎、广泛性肺纤维化、大片肺不张、大量胸腔积液或自发性气胸等。

（2）该患儿的相关护理诊断：①气体交换受损，与呼吸道阻塞、肺部广泛病变导致有效呼吸面积减少等有关。②低效性呼吸型态，与肺的顺应性降低、肺扩张受限等因素有关。③活动无耐力，与呼吸困难所致能量消耗增加和缺

氧有关。④自理能力缺陷，与呼吸困难活动量受限有关。⑤恐惧，与严重喘息、呼吸困难引致的窒息感有关。⑥知识缺乏，缺乏哮喘的有关知识。

2-522 （1）该病人的主要护理诊断：①气体交换受损，与肺扩张能力下降等因素有关；②疼痛，胸痛，与胸膜摩擦等因素有关。

（2）该病人的主要症状是呼吸困难和胸痛。主要体征是急性病容，呼吸急迫，唇颊发绀；右胸膨隆，呼吸运动明显受限；气管向左侧移位，右侧语颤减弱；叩诊呈鼓音，心浊音界叩不出；听诊心音低远。

2-523 （1）估计病人发生了急性肺水肿。

（2）咳嗽、咳痰的特点评估：①咳嗽、咳痰的起病情况和病程。②咳嗽的特征和痰的性状。痰量多的疾病有肺水肿、肺脓肿、支气管扩张、肺癌等，而急性呼吸道炎症的痰量少。一般的痰无臭味，放置时间长时由于痰内细菌的分解作用产生臭味；厌氧菌感染时，痰有恶臭，见于肺脓肿、支气管扩张、支气管肺癌的晚期。③咳嗽与体位的关系。

2-524 （1）该病人的黄疸属于肝细胞性黄疸。

（2）肝硬化腹水形成的机制：①门静脉压力增高。门静脉压力增高使腹腔脏器毛细血管床静水压增高，组织间液回吸收减少而漏入腹腔。②低白蛋白血症。肝功能减退使白蛋白合成减少及蛋白质摄入和吸收障碍，出现低白蛋白血症，即血浆白蛋白<30 g/L时，血浆胶体渗透压降低，血管内液外渗。③肝淋巴液生成过多。肝静脉回流受阻时，肝内淋巴液生成过多，超过胸导管引流能力，淋巴管内压力增高，使大量淋巴液自肝包膜和肝门淋巴管渗出至腹腔。④血管升压素及继发性醛固酮增多，引起水、钠重吸收增加。⑤有效循环血容量不足致肾血流量减少，肾小球滤过率降低，排钠和排尿量减少。

2-525 （1）估计病人发生了肝性脑病。

（2）目前最突出的护理诊断：急性意识障碍。

（姜静文　孙冬雪　黄　欢　陈淑英）

第三章

体格检查

✱ 选择题(3-1~3-340)

✎ A1 型单项选择题(3-1~3-250)

3-1 护理人员进行体格检查的目的,下列叙述中不妥的是
   A. 采集病人客观资料
   B. 纠正错误医疗诊断
   C. 解决病人健康问题
   D. 了解病人健康状况
   E. 结合病史做出护理诊断

3-2* 护理人员进行体格检查的重点应放在
   A. 视诊检查   B. 触诊检查
   C. 叩诊检查   D. 听诊检查
   E. 嗅诊检查

3-3 体格检查的必备用物不包括
   A. 体温表和血压计
   B. 听诊器和叩诊锤
   C. 手电筒和压舌板
   D. 抢救车和吸引器
   E. 棉签和弯盘

3-4 体格检查前的准备工作中不需做
   A. 用物准备   B. 环境准备
   C. 家属准备   D. 病人准备
   E. 护理人员准备

3-5 体格检查的注意事项,应除外下列哪项
   A. 检查前做好解释工作
   B. 在采集病史后进行
   C. 最好以日光灯为照明
   D. 护士站于病人右侧
   E. 充分暴露病人的受检部位

3-6 正确的触诊要求是
   A. 检查者站于病人左侧
   B. 腹部触诊时病人取仰卧位,两腿平放
   C. 从近侧逐渐触诊到对侧
   D. 手脑并用,边触边想
   E. 上腹部检查前嘱病人排尿、排便

3-7 下列哪项不是触诊内容
   A. 心脏杂音   B. 呼吸活动度
   C. 肝、脾大小   D. 心前区震颤
   E. 浅表淋巴结大小

3-8* 检查阑尾压痛点可采用下列哪种触诊方法
   A. 深压触诊法   B. 手背触诊法
   C. 双手触诊法   D. 浅部触诊法
   E. 深部滑行触诊法

3-9 脏器叩击痛主要用于检查下列哪项
   A. 肺部叩诊音   B. 心浊音界大小
   C. 移动性浊音   D. 大量胸腔积液
   E. 肾区叩击痛

3-10 正常肺部叩诊音是
   A. 清音   B. 浊音
   C. 实音   D. 鼓音
   E. 过清音

3-11 叩击被少量含气组织覆盖的实质脏器时产生的叩诊音是
   A. 鼓音   B. 浊音
   C. 实音   D. 清音
   E. 过清音

3-12 叩诊呈过清音,提示的疾病是
   A. 肺结核   B. 心包积液

C. 肺气肿　　　D. 胸腔积液

E. 大叶性肺炎

3-13 下列有关听诊的叙述中正确的是

A. 听诊检查是使用耳或借助于听诊器所进行的检查方法

B. 听诊器听件不要紧贴检查部位,以免产生皮肤摩擦音

C. 听诊时注意充分暴露病人躯体,使听诊更清晰

D. 听诊时可适当播放背景音乐让病人放松

E. 间接听诊法使用耳郭直接贴在病人的体表上进行

3-14 下列哪种疾病病人的呼气中有大蒜样气味

A. 支气管扩张症

B. 肝性脑病

C. 尿毒症

D. 酮症酸中毒

E. 有机磷农药中毒

3-15 糖尿病酮症酸中毒呼吸可有

A. 烂苹果味　　B. 肝臭味

C. 大蒜味　　　D. 氨味

E. 口臭

3-16 评估病人全身病变特征主要采取

A. 视诊　　　　B. 触诊

C. 叩诊　　　　D. 听诊

E. 嗅诊

3-17 判断性别的主要依据是下列哪项发育情况

A. 生殖器与神经系统

B. 生殖器与儿童骨骼

C. 生殖器与发育指标

D. 生殖器与第二性征

E. 生殖器与营养状态

3-18 关于体温的叙述下列哪项正确

A. 体温<36.5℃称体温过低

B. 体温>37.5℃称发热

C. 甲状腺功能亢进症(简称甲亢)病人常有体温过低

D. 无菌性炎症一般无发热

E. 慢性消耗性疾病病人常有体温升高

3-19* 有关正常人24小时内体温波动,下列叙述中正确的是

A. 24小时内波动不超过1℃

B. 早晨略高,下午略低

C. 饭后和运动后稍低

D. 老年人体温稍偏高

E. 月经期或妊娠期略低

3-20 正常人的体温范围(口测法)

A. 36～37℃　　B. 36.3～37.2℃

C. 36.5～37℃　D. 36.5～37.7℃

E. 37℃

3-21 体温过低一般不会出现下列哪种疾病

A. 休克　　　　B. 急性大出血

C. 极度衰弱　　D. 恶性肿瘤

E. 甲状腺功能减退症

3-22 检查脉搏时下列哪项是错误的

A. 通常检测两侧桡动脉

B. 正常时脉率与心率一致

C. 正常时节律与心律不一致

D. 检查者示、中、无名指并拢

E. 采用三指指腹进行触诊

3-23 吸气时脉搏显著减弱或消失为下列哪种疾病的重要体征

A. 心脏压塞　　B. 支气管肺炎

C. 纵隔肿瘤　　D. 心肌梗死

E. 脑梗死

3-24 心房颤动病人常出现

A. 水冲脉　　　B. 交替脉

C. 脉搏短绌　　D. 重搏脉

E. 奇脉

3-25 符合生理性变化的脉搏是

A. 成人快于小儿

B. 老人快于儿童

C. 男性快于女性

D. 活动时增快

E. 睡眠时增快

3-26 奇脉是指
A. 吸气时脉搏显著减弱或消失
B. 节律正常而强弱交替出现
C. 脉搏不规则,时快时慢
D. 脉搏骤起骤落,急促有力
E. 脉率小于心率

3-27 左心衰竭病人可出现
A. 水冲脉　　　B. 奇脉
C. 交替脉　　　D. 不整脉
E. 正常脉搏

3-28 脉搏短绌的特点是
A. 脉率大于心室率
B. 脉率小于心室率
C. 脉率等于心室率
D. 脉率>100次/分
E. 脉率<60次/分

3-29 脉搏骤起骤落,急促有力,称为
A. 奇脉　　　　B. 脉搏短绌
C. 交替脉　　　D. 不整脉
E. 水冲脉

3-30 提示主动脉瓣关闭不全的是下列哪种脉搏
A. 水冲脉　　　B. 交替脉
C. 重搏脉　　　D. 不整脉
E. 脉搏短绌

3-31 脉搏与临床诊断不符的是
A. 速脉见于周围循环衰竭
B. 交替脉见于室性期前收缩
C. 脉搏短绌见于心房颤动
D. 奇脉见于缩窄性心包炎
E. 水冲脉见于主动脉瓣关闭不全

3-32 呼吸中枢严重受抑制时可出现
A. 潮式呼吸
B. 混合性呼吸困难
C. 叹息样呼吸
D. 呼气性呼吸困难
E. 吸气性呼吸困难

3-33 库斯莫尔呼吸的特征是
A. 呼吸急促,快慢不一
B. 呼吸与暂停相交替
C. 呼吸表浅,频率稍慢
D. 呼吸深大,频率稍快
E. 张口呼吸,呈低头状

3-34 呼吸幅度从浅到深,继而减弱乃至暂停,周而复始,称为
A. 点头呼吸　　　B. 鱼嘴呼吸
C. 潮式呼吸　　　D. 间停呼吸
E. 抽泣式呼吸

3-35 当有严重的代谢性酸中毒时,可出现下列哪种呼吸变化
A. 呼吸频率加快
B. 呼吸频率减慢
C. 潮式呼吸
D. 比奥呼吸
E. 库斯莫尔呼吸

3-36 病人出现下列哪种呼吸提示病情最危急
A. 潮式呼吸
B. 间停呼吸
C. 库斯莫尔呼吸
D. 呼吸过速
E. 呼吸过缓

3-37* 有关正常人血压的叙述,错误的是
A. 劳动及饱食后血压较高
B. 饮酒和吸烟可影响血压
C. 寒冷环境中血压可上升
D. 一天内血压无高峰时间
E. 情绪激动时血压可稍高

3-38 正常成人高血压的诊断标准是
A. ≥160/95 mmHg
B. ≥140/90 mmHg
C. ≥130/85 mmHg
D. ≥120/80 mmHg
E. ≥90/60 mmHg

3-39 临床上最常引起持久性血压升高的疾病是
A. 肾结核　　　B. 肾结石
C. 肾囊肿　　　D. 肾盂肾炎

E. 肾小球肾炎

3-40 成人脉压＞40 mmHg 除外下列哪种疾病
A. 心力衰竭
B. 主动脉瓣关闭不全
C. 严重贫血
D. 动脉导管未闭
E. 甲状腺功能亢进症

3-41 引起低血压的原因不包括
A. 休克
B. 急性心肌梗死
C. 肾动脉狭窄
D. 极度衰弱
E. 体位性低血压

3-42 生命体征检测除外下列哪项
A. 体温　　　　B. 血压
C. 脉搏　　　　D. 瞳孔
E. 呼吸

3-43 生命体征是评估下列哪项内容
A. 体力活动存在与否及其质量的指标
B. 营养代谢存在与否及其质量的指标
C. 排泄状况存在与否及其质量的指标
D. 生长发育存在与否及其质量的指标
E. 生命活动存在与否及其质量的指标

3-44 正常成人的体格标准是
A. 头部等于 1/3～1/2 身高
B. 坐高等于下肢长度
C. 胸围约为身高的 1/3
D. 坐高等于上肢长度
E. 两上肢展开的长度为身高的 1/2

3-45 侏儒症的体型为
A. 异常矮小　　B. 异常高大
C. 异常瘦长　　D. 比例失常
E. 基本均称

3-46 成人超力型体型一般不会出现
A. 身短粗壮　　B. 颈部粗短
C. 两肩宽平　　D. 胸围较大
E. 腹上角＜90°

3-47 理想体重的计算公式是

A. 理想体重(kg)＝身高(cm)－105
B. 理想体重(kg)＝身高(cm)－100
C. 理想体重(kg)＝身高(cm)－110
D. 理想体重(kg)＝身高(cm)－120
E. 理想体重(kg)＝身高(cm)－115

3-48 体重指数(BMI)的计算方法为
A. BMI＝体重(kg)/坐高的平方(m^2)
B. BMI＝体重(kg)/身高的平方(cm^2)
C. BMI＝体重(kg)/身高的平方(m^2)
D. BMI＝身高的平方(m^2)/体重(mg)
E. BMI＝身高的平方(cm^2)/体重(kg)

3-49 低于正常体重的 10% 为
A. 明显消瘦　　B. 消瘦
C. 明显肥胖　　D. 肥胖
E. 基本正常

3-50 属于营养状态良好的表现是
A. 肌肉结实
B. 皮肤、黏膜干燥
C. 皮下脂肪菲薄
D. 毛发稀疏
E. 指甲粗，无光泽

3-51 下列哪项不属于昏睡的临床特点
A. 接近于人事不省
B. 熟睡而不易唤醒
C. 强刺激勉强唤醒
D. 处于病理性嗜睡
E. 唤醒后答非所问

3-52 谵妄的临床特点
A. 无自主运动
B. 深、浅反射消失
C. 短暂意识丧失
D. 深睡状态，不易唤醒
E. 意识模糊，乱语躁动

3-53 病人处于熟睡状态，但可唤醒，可做交谈，但停止谈话立即入睡，称为
A. 嗜睡　　　　B. 意识模糊
C. 昏睡　　　　D. 深昏迷
E. 浅昏迷

3-54 病人处于睡眠状态，有定向障碍和幻

觉、思维和语言不连贯,应判断为
A. 嗜睡　　　　　B. 意识模糊
C. 谵妄　　　　　D. 昏睡
E. 浅昏迷

3-55 人在意识模糊时可出现
A. 错觉、幻觉
B. 无自主运动
C. 醒时答非所问
D. 暂时性意识丧失
E. 大小便失禁

3-56 根据意识障碍的程度分类不包括下列哪项
A. 休克　　　　　B. 嗜睡
C. 昏睡　　　　　D. 昏迷
E. 意识模糊

3-57 深昏迷区别于浅昏迷最有价值的特点是
A. 肌肉松弛　　　B. 不能被唤醒
C. 大小便失禁　　D. 全身反射消失
E. 无任何自主运动

3-58 判断病人为浅昏迷的主要依据是
A. 无任何自主运动
B. 对各种刺激无反应
C. 强烈疼痛刺激可出现痛苦表情
D. 意识丧失
E. 全身肌肉松弛

3-59 按格拉斯哥(Glasgow)昏迷评分标准,浅昏迷的客观评分为
A. 14~15分　　　B. ≤7分
C. 8~13分　　　 D. ≤3分
E. 3~15分

3-60 突然发生的短暂意识丧失称为
A. 昏厥　　　　　B. 昏睡
C. 昏迷　　　　　D. 谵妄
E. 嗜睡

3-61 颜面潮红、呼吸急促、烦躁不安、痛苦呻吟为
A. 甲亢面容　　　B. 病危面容
C. 急性病容　　　D. 慢性病容
E. 二尖瓣面容

3-62 对甲亢面容的描述下列哪项不符合
A. 面容惊愕　　　B. 表情兴奋易变
C. 眼裂增大　　　D. 面色晦暗
E. 眼球凸出

3-63 长期应用肾上腺糖皮质激素的病人会出现何种面容
A. 贫血面容　　　B. 满月面容
C. 肝病面容　　　D. 苦笑面容
E. 痴呆面容

3-64 面容晦暗、口唇微绀、两颊淤血性发红称为
A. 急性病容　　　B. 慢性病容
C. 二尖瓣面容　　D. 甲亢面容
E. 肢端肥大症面容

3-65 导致强迫坐位最常见的病因是
A. 大量胸腔积液
B. 先天性发绀型心脏病
C. 左心功能不全
D. 心绞痛
E. 急性腹膜炎

3-66* 胸膜炎病人所采取的体位是
A. 平卧位　　　　B. 患侧卧位
C. 俯卧位　　　　D. 半卧位
E. 健侧卧位

3-67 有关强迫体位的描述,正确的是
A. 破伤风病人常取辗转体位
B. 胸膜炎病人常取俯卧体位
C. 心绞痛病人常取侧卧体位
D. 肠绞痛病人常取仰卧体位
E. 心力衰竭病人常取端坐位

3-68 肢体瘫痪病人常采取的体位是
A. 主动体位　　　B. 端坐体位
C. 被动体位　　　D. 辗转体位
E. 角弓反张位

3-69 哪种疾病病人被迫采取上身前倾坐位
A. 胸膜炎　　　　B. 心绞痛
C. 心包炎　　　　D. 胆囊炎
E. 腹膜炎

3-70 慌张步态常见于

A. 脑性瘫痪　　B. 小脑疾病
C. 帕金森病　　D. 佝偻病
E. 酒精中毒

3-71 共济失调步态见于下列哪种疾病病人
A. 脊髓疾病
B. 脑性偏瘫
C. 腓总神经麻痹
D. 震颤麻痹症
E. 大骨节病

3-72* 皮肤色素脱失是因体内哪种酶合成障碍
A. 酪氨酸酶　　B. 胃蛋白酶
C. 糜蛋白酶　　D. 淀粉酶
E. 肠激酶

3-73 黄疸病人首先出现黄染的部位是
A. 手掌　　B. 前额
C. 足底　　D. 鼻部
E. 巩膜

3-74 皮肤异常干燥见于
A. 休克
B. 甲状腺功能亢进症
C. 风湿热
D. 维生素 A 缺乏症
E. 结核病

3-75 出血点是指皮肤、黏膜下出血范围的直径
A. >2 mm　　B. <2 mm
C. 3~5 mm　　D. <5 mm
E. >3 mm

3-76 充血性皮疹和出血点最主要的区别是
A. 分布范围
B. 直径大小
C. 颜色深浅
D. 指压是否褪色
E. 是否高出皮肤

3-77 皮肤出血点最常见于下列哪种疾病
A. 特发性血小板减少性紫癜
B. 系统性红斑狼疮
C. 肝硬化

D. 糖尿病
E. 药物中毒

3-78 哪种皮疹属于危重病症
A. 斑丘疹　　B. 荨麻疹
C. 玫瑰疹　　D. 脱屑性皮炎
E. 剥脱性皮炎

3-79 蜘蛛痣的形成与下列哪种因素有关
A. 严重感染
B. 血小板减少
C. 凝血机制障碍
D. 血中雌激素增多
E. 毛细血管脆性增加

3-80 一般不出现蜘蛛痣的部位是
A. 面部　　B. 前胸
C. 腹部　　D. 颈部
E. 肩部

3-81 蜘蛛痣的特征不包括
A. 呈辐射状
B. 压中心部该痣消失
C. 形似蜘蛛
D. 下肢及腹部多见
E. 见于慢性肝病

3-82 昏迷病人口唇呈樱桃红色，常提示
A. 洋地黄中毒
B. 阿托品中毒
C. 氰化物中毒
D. 一氧化碳中毒
E. 亚硝酸盐类中毒

3-83* 下列哪种疾病不易出现发绀
A. 慢性肺源性心脏病
B. 严重贫血
C. 支气管扩张症
D. 先天性心脏病
E. 支气管肺癌

3-84 慢性肾上腺皮质功能减退症病人的皮肤、黏膜可呈
A. 苍白　　B. 发绀
C. 黄染　　D. 樱桃红色
E. 色素沉着

3-85 肾性水肿的特点是
 A. 可出现胸腔积液和腹水
 B. 黏液性水肿
 C. 先消瘦,后水肿
 D. 非凹陷性水肿
 E. 首先出现于骶尾部

3-86 有关水肿特点的叙述,正确的是
 A. 心源性水肿以腹水明显
 B. 肝源性水肿以眼睑明显
 C. 肾源性水肿以下垂部位明显
 D. 营养不良性水肿常从足部开始
 E. 黏液性水肿指压凹陷不易恢复

3-87 有关正常淋巴结,下列叙述中错误的是
 A. 体积较小　　B. 表面光滑
 C. 压痛明显　　D. 不易触及
 E. 质地柔软

3-88 在检查淋巴结肿大时,首先应注意
 A. 淋巴结数量、大小
 B. 局部有无压痛
 C. 有无红肿和黏连
 D. 局部有无坏死
 E. 原发病灶在何处

3-89 食管癌或胃癌病人淋巴结转移多向何处
 A. 颈部　　　　B. 右锁骨上
 C. 耳后　　　　D. 左锁骨上
 E. 腋下

3-90 肺癌病人淋巴结转移多向何处
 A. 右锁骨上　　B. 左腋窝
 C. 左锁骨上　　D. 腹股沟
 E. 右腋窝

3-91 恶性肿瘤淋巴结转移的特征是
 A. 质地柔软　　B. 容易推动
 C. 明显压痛　　D. 象皮样感
 E. 局部红肿

3-92 伴全身淋巴结肿大的疾病有
 A. 再生障碍性贫血
 B. 白血病

 C. 血友病
 D. 过敏性紫癜
 E. 粒细胞缺乏症

3-93 方颅主要见于哪种疾病
 A. 痴呆症　　　B. 脑膜炎
 C. 脑积水　　　D. 颅内出血
 E. 小儿佝偻病

3-94 "落日现象"见于
 A. 尖颅　　　　B. 小颅
 C. 巨颅　　　　D. 方颅
 E. 长颅

3-95 双眼睑下垂常见于
 A. 重症肌无力
 B. 交感神经麻痹
 C. 甲状腺功能亢进症
 D. 单侧面神经麻痹
 E. 单侧动眼神经麻痹

3-96 睑结膜苍白主要见于哪种疾病
 A. 结膜炎　　　B. 贫血
 C. 脑水肿　　　D. 沙眼
 E. 亚急性感染性心内膜炎

3-97 在自然光线下观察眼部黄染的部位是
 A. 结膜　　　　B. 角膜
 C. 虹膜　　　　D. 巩膜
 E. 瞳孔

3-98* 一般不做眼底检查的疾病是
 A. 白血病
 B. 高血压动脉硬化
 C. 糖尿病
 D. 慢性肾衰竭
 E. 尿路感染

3-99 出现双侧瞳孔扩大见于下列何类中毒
 A. 吗啡中毒
 B. 阿托品中毒
 C. 有机磷农药中毒
 D. 巴比妥类药物中毒
 E. 酮症酸中毒

3-100 有机磷农药中毒病人的瞳孔变化为
 A. 正常　　　　B. 扩大

C. 缩小　　　　D. 无改变

E. 大小不等

3-101 瞳孔两侧大小不等见于

A. 脑疝　　　　B. 屈光不正

C. 神经炎症　　D. 吗啡中毒

E. 虹膜粘连

3-102 正常人瞳孔的直径为

A. 1～2 mm　　B. 2～3 mm

C. 3～4 mm　　D. 4～5 mm

E. 5～6 mm

3-103 中耳炎的临床特点是

A. 有黄色液体流出

B. 有脓性分泌物流出

C. 有血性液体流出

D. 有白色液体流出

E. 有脑脊液流出

3-104 鼻翼扇动的特点是

A. 吸气时鼻孔回缩,呼气时鼻孔开大

B. 吸气时口腔张开,呼气时口腔缩小

C. 吸气时口腔缩小,呼气时口腔张开

D. 吸气时鼻孔开大,呼气时鼻孔回缩

E. 吸气和呼气时鼻腔和口腔均张开

3-105 口角糜烂主要缺乏的维生素是

A. 维生素 A　　B. 维生素 C

C. 维生素 K　　D. 维生素 D

E. 维生素 B_2

3-106 口腔黏膜真菌感染多见于

A. 维生素 B_2 缺乏症

B. 急性腹痛

C. 心肺功能不全

D. 急性发热性疾病

E. 长期使用广谱抗生素

3-107 慢性铅中毒病人的齿龈游离缘可见

A. 粉红色点线　B. 黄脓色点线

C. 蓝灰色点线　D. 咖啡色点线

E. 黑褐色点线

3-108 舌体小、舌面光滑无苔称为

A. 镜面舌　　　B. 地图舌

C. 牛肉舌　　　D. 裂纹舌

E. 草莓舌

3-109 评估咽及扁桃体的正确方法是

A. 病人取俯卧位,头部前倾

B. 病人取坐位,头略后仰

C. 嘱咐病人张口,咬紧牙关

D. 用压舌板压住舌的前端

E. 用拉舌钳把舌头拉出来

3-110 有关甲状腺的叙述,错误的是

A. 位于甲状软骨的上方

B. 甲状腺肿大可分 3 度

C. 地方性甲状腺肿可能是缺碘

D. 单纯性甲状腺肿无功能异常

E. 听诊甲亢病人有血管杂音

3-111 肿大的甲状腺与颈部其他肿块最主要的鉴别点是

A. 质地　　　　B. 吞咽动作

C. 压痛　　　　D. 血管杂音

E. 对称性

3-112 气管移向右侧见于

A. 右侧肺不张

B. 右侧气胸

C. 左侧肺不张

D. 左侧肺炎

E. 右侧胸腔积液

3-113 气管移向患侧的疾病是

A. 气胸　　　　B. 肺不张

C. 肺气肿　　　D. 胸腔积液

E. 大叶性肺炎

3-114 除下列哪项以外均将气管推向健侧

A. 胸腔积液　　B. 气胸

C. 纵隔肿瘤　　D. 肺不张

E. 胸腔肿瘤

3-115 前胸壁计数肋骨的重要标志是

A. 胸骨上窝　　B. 胸骨角

C. 胸骨柄　　　D. 剑突下

E. 胸骨体

3-116 胸壁评估的重点不包括

A. 胸壁压痛和叩击痛

B. 胸壁静脉

C. 胸椎或胸椎棘突
D. 肋间隙
E. 胸部皮下气肿

3-117 胸廓前后径明显增大,甚至与左右径相等,肋间隙增宽,属于
A. 桶状胸　　B. 扁平胸
C. 鸡胸　　　D. 漏斗胸
E. 串珠胸

3-118 佝偻病胸的特点除外下列哪项
A. 鸡胸　　　B. 扁平胸
C. 佝偻病串珠　D. 肋膈沟
E. 漏斗胸

3-119 乳房视诊评估的主要内容是
A. 乳房质地　B. 乳房压痛
C. 乳房弹性　D. 乳房包块
E. 乳头位置及大小

3-120 有关乳房触诊的叙述,错误的是
A. 一般被检查者取站位或侧卧位
B. 以指腹轻施压力
C. 旋转或来回滑动触诊
D. 先查健侧,后查患侧
E. 按照外上、外下、内下、内上顺序

3-121* 三凹征常出现在
A. 严重呼气性呼吸困难
B. 严重吸气性呼吸困难
C. 混合性呼吸困难
D. 劳力性呼吸困难
E. 夜间阵发性呼吸困难

3-122 三凹征的体征为
A. 胸骨上窝、锁骨上窝、腋窝在吸气时有明显凹陷
B. 胸骨上窝、锁骨上窝、腋窝在呼气时有明显凹陷
C. 胸骨上窝、锁骨上窝、肋间隙在呼气时有明显凹陷
D. 胸骨上窝、锁骨上窝、肋间隙在吸气时有明显凹陷
E. 肩胛上区、肩胛间区、肩胛下区在吸气时有明显凹陷

3-123 正常成年男性和儿童的呼吸以下列哪项为主
A. 腹肌运动　B. 胸肌运动
C. 膈肌运动　D. 肋间肌运动
E. 胸骨运动

3-124 左侧少量胸腔积液时,其积液上方触觉语颤可
A. 增强　　　B. 减弱
C. 消失　　　D. 正常
E. 不定

3-125* 正常人触觉语颤的生理差异为
A. 女性较男性强
B. 儿童较成人强
C. 前胸上部较下部强
D. 后胸上部较下部强
E. 左上胸较右上胸强

3-126 触觉语颤增强见于
A. 胸腔积液　B. 阻塞性肺不张
C. 肺实变　　D. 肺气肿
E. 气胸

3-127 胸壁组织增厚时常使肺部叩诊音稍变为
A. 浊音　　　B. 实音
C. 鼓音　　　D. 过清音
E. 浊鼓音

3-128 气胸病人患侧肺部叩诊音为
A. 清音　　　B. 浊音
C. 鼓音　　　D. 实音
E. 过清音

3-129 肺下界下移常见于
A. 肝硬化腹水
B. 大叶性肺炎
C. 支气管肺癌
D. 阻塞性肺气肿
E. 大量胸腔积液

3-130 哪种叩诊音在正常人体中不出现
A. 清音　　　B. 浊音
C. 实音　　　D. 鼓音
E. 过清音

3-131 两侧肺底湿啰音多见于
A. 肺结核 B. 肺脓肿
C. 肺炎   D. 肺淤血
E. 急性肺水肿

3-132* 不符合湿啰音听诊特点的是
A. 断续而短暂
B. 部位较恒定
C. 性质不易变
D. 多出现于呼气时
E. 多种水泡音同时存在

3-133 两肺满布湿啰音主要见于
A. 急性肺水肿
B. 支气管扩张症
C. 支气管哮喘
D. 肺不张
E. 心源性哮喘

3-134* 有关肺泡呼吸音的正常差异,下列叙述中不正确的是
A. 男性较女性强
B. 儿童较成人强
C. 肺尖较肺底强
D. 矮胖者较瘦长者弱
E. 老年人较青年人强

3-135 大叶性肺炎实变期病变部位可闻及
A. 断续性呼吸音
B. 肺泡呼吸音增强
C. 肺泡呼吸音减弱
D. 异常支气管呼吸音
E. 异常支气管肺泡呼吸音

3-136 干啰音的听诊特点是
A. 易变性大
B. 音调较低
C. 断续而短暂
D. 吸气时明显
E. 部位较恒定

3-137 听到胸膜摩擦音可见于
A. 心包炎   B. 胸腔积液
C. 自发性气胸 D. 阻塞性肺气肿
E. 纤维素性胸膜炎

3-138 异常支气管呼吸音最常见于
A. 肺结核 B. 肺气肿
C. 肺实变 D. 自发性气胸
E. 支气管哮喘

3-139 呼气音较吸气音长,音调高,音响强,类似"哈"音的是
A. 干啰音
B. 湿啰音
C. 支气管呼吸音
D. 肺泡呼吸音
E. 支气管肺泡呼吸音

3-140 吸气较呼气时间长,音调高,类似"夫"音的是
A. 捻发音   B. 哮鸣音
C. 鸟鸣音   D. 肺泡呼吸音
E. 混合性呼吸音

3-141 一般不会听到胸膜摩擦音的疾病是
A. 结核性胸膜炎
B. 胸膜肿瘤
C. 严重脱水
D. 肺气肿
E. 尿毒症

3-142 支气管呼吸音的听诊特点除外下列哪项
A. 声音似"夫"音
B. 声音似"哈"音
C. 吸气时间小于呼气时间
D. 呼气音响强于吸气音响
E. 呼气音响高于吸气音响

3-143 在正常肺泡呼吸音部位若出现支气管呼吸音则称为
A. 支气管呼吸音
B. 肺泡呼吸音
C. 支气管肺泡呼吸音
D. 正常呼吸音
E. 异常支气管呼吸音

3-144 肺实变的体征下列叙述中正确的是
A. 气管偏移,双侧胸廓不对称
B. 患侧语颤及听觉语音减弱

C. 患侧可闻及支气管呼吸音
D. 患侧呼吸运动增强
E. 两肺满布湿啰音

3-145 正常心尖冲动的位置在
A. 左侧第四肋间锁骨中线附近
B. 左侧第五肋间锁骨中线附近
C. 左侧第五肋间锁骨中线内 0.5～1 cm 处
D. 左侧第五肋间锁骨中线内 1.5～2 cm 处
E. 左侧第五肋间锁骨中线内 2.5～3 cm 处

3-146 下列哪项不属于心尖冲动的强弱及范围变化的生理条件
A. 运动　　　　B. 胖瘦
C. 胸壁厚薄　　D. 肋间隙宽窄
E. 肺动脉高压

3-147 可使心尖冲动减弱的疾病是
A. 左心室肥大
B. 心包积液
C. 甲状腺功能亢进症
D. 发热
E. 贫血

3-148 左心室增大时,心尖冲动的位置
A. 向左移位　　B. 向右移位
C. 向左下移位　D. 向左上移位
E. 向右下移位

3-149 检查心脏震颤的方法是通过
A. 视诊　　　　B. 听诊
C. 触诊　　　　D. 叩诊
E. 超声心动图

3-150 胸骨左缘第二肋间触及收缩期震颤见于
A. 室间隔缺损
B. 二尖瓣狭窄
C. 肺动脉瓣狭窄
D. 主动脉瓣狭窄
E. 动脉导管未闭

3-151* 心包积液仰卧位时,心脏可呈下列何种心
A. 球形心　　　B. 普大型心
C. 靴形心　　　D. 梨形心
E. 三角烧瓶形心

3-152 梨形心脏的特点为
A. 心腰部呈钝角
B. 心腰部呈尖角
C. 心腰部呈直角
D. 心腰部呈圆角
E. 心腰饱满或膨出

3-153 有关心脏瓣膜听诊区的部位,下列叙述中正确的是
A. 二尖瓣区位于第五肋间右锁骨中线内侧
B. 三尖瓣区位于胸骨柄上缘相当于肺尖部
C. 肺动脉瓣区位于胸骨右缘第二肋间
D. 主动脉瓣区位于胸骨左缘第二肋间
E. 主动脉瓣第二听诊区位于胸骨左缘第三肋间

3-154 心脏瓣膜听诊顺序为
A. 二尖瓣区→三尖瓣区→肺动脉瓣区→主动脉瓣区→主动脉瓣第二听诊区
B. 二尖瓣区→三尖瓣区→主动脉瓣区→主动脉瓣第二听诊区→肺动脉瓣区
C. 二尖瓣区→主动脉瓣区→主动脉瓣第二听诊区→三尖瓣区→肺动脉瓣区
D. 二尖瓣区→肺动脉瓣区→主动脉瓣区→主动脉瓣第二听诊区→三尖瓣区
E. 三尖瓣区→肺动脉瓣区→主动脉瓣区→主动脉瓣第二听诊区→二尖瓣区

3-155 期前收缩的叙述,正确的是

A. 临床上最为严重
B. 常有脉搏短绌现象
C. 有规律出现,可形成联律
D. 均为病理性
E. 第一心音强弱不等

3-156 第一心音的听诊特点是
A. 音调较高
B. 心尖部最响
C. 强度较弱
D. 心尖冲动后出现
E. 性质较轻脆

3-157 第一心音增强见于
A. 心肌炎
B. 心肌梗死
C. 心力衰竭
D. 二尖瓣关闭不全
E. 二尖瓣狭窄

3-158 第一心音增强不见于
A. 发热
B. 甲状腺功能亢进症
C. 二尖瓣狭窄
D. 急性心肌梗死
E. 完全性房室传导阻滞

3-159 决定第一心音强度改变的错误因素是
A. 瓣膜位置
B. 瓣膜弹性
C. 血流反流程度
D. 心肌的收缩力
E. 心室的充盈程度

3-160 关于第二心音的产生,下列叙述中错误的是
A. 房室瓣关闭的振动
B. 房室瓣开放的振动
C. 左、右心室在舒张期引起的振动
D. 主动脉瓣关闭时瓣膜的振动
E. 肺动脉瓣关闭时瓣膜的振动

3-161 下列哪种疾病不会出现肺动脉瓣区第二心音减弱
A. 高血压

B. 右心衰竭
C. 肺动脉瓣狭窄
D. 肺动脉瓣关闭不全
E. 慢性肺源性心脏病

3-162 肺动脉瓣区第二心音(P2)与主动脉瓣区第二心音(A2)比较,下列叙述中错误的是
A. 正常儿童 A2<P2
B. 老年人 A2>P2
C. 青年人 A2>P2
D. 青少年 P2>A2
E. 中年人 A2=P2

3-163 引起第二心音固定分裂可见于
A. 心肌病
B. 二尖瓣狭窄
C. 房间隔缺损
D. 室间隔缺损
E. 完全性右束支传导阻滞

3-164 引起左心室奔马律的疾病常见的有
A. 肺动脉高压
B. 肺动脉瓣狭窄
C. 肺源性心脏病
D. 二尖瓣狭窄
E. 高血压性心脏病

3-165 收缩中、晚期咔喇音可见于
A. 房间隔缺损
B. 室间隔缺损
C. 肺动脉瓣狭窄
D. 动脉导管未闭
E. 二尖瓣脱垂

3-166* 舒张期额外心音不包括
A. 开瓣音   B. 咔喇音
C. 奔马律   D. 心包叩击音
E. 肿瘤扑落音

3-167 下列哪项不属于心动周期中的杂音
A. 隆隆样杂音   B. 收缩期杂音
C. 舒张期杂音   D. 双期杂音
E. 连续性杂音

3-168 杂音很响,但听诊器离开胸壁即听不

到，属于强度分级的哪级

A. 1级　　　　B. 2级

C. 3级　　　　D. 4级

E. 5级

3-169　连续性杂音常见于

A. 二尖瓣狭窄

B. 扩张型心肌病

C. 高血压性心脏病

D. 动脉导管未闭

E. 贫血性心脏病

3-170　关于心脏杂音听诊，下列哪项是错误的

A. 舒张期杂音均为病理性

B. 杂音按强度可分为6级

C. 杂音产生是因动脉粥样硬化

D. 雷鸣样杂音仅可在心尖部听到

E. 收缩期杂音3/6级以上为器质性

3-171　贫血病人心尖部出现杂音的机制是

A. 血液分流形成漩涡

B. 瓣膜口相对狭窄

C. 异常血流通道

D. 血流加速

E. 心腔内有漂浮物

3-172　听诊心包摩擦音的最响部位是

A. 心尖部

B. 心底部

C. 胸骨右缘第二肋间

D. 胸骨左缘第二肋间

E. 胸骨左缘第三、四肋间

3-173　心脏检查时出现以下改变但不能定为心脏病的是

A. 心脏扩大

B. 心律失常

C. 触诊震颤

D. 3/6级以上收缩期杂音

E. 有舒张期或连续性杂音

3-174* 下列体征中能确诊器质性心脏病的是

A. 心脏杂音　　B. 心律失常

C. 心动过速　　D. 心脏震颤

E. 心音增强

3-175　右心衰竭的体征不包括

A. 水肿

B. 肝大

C. 颈静脉怒张

D. 肝颈静脉回流征阳性

E. 随心脏搏动的点头征

3-176　下列哪种疾病左心室扩大不明显

A. 二尖瓣狭窄

D. 二尖瓣关闭不全

B. 主动脉瓣狭窄

E. 主动脉瓣关闭不全

C. 动脉导管未闭

3-177　二尖瓣狭窄病人最重要的体征是

A. 二尖瓣面容

B. 二尖瓣开瓣音

C. 第一心音增强

D. 心浊音界可呈梨形

E. 心尖区舒张期隆隆样杂音

3-178　胸外除颤时，电极板应置于

A. 心尖部

B. 心前区

C. 胸骨左缘第二肋间，心尖区

D. 胸骨右缘第二肋间，心尖区

E. 胸骨右缘第三肋间，心尖区

3-179　下列哪种疾病可出现周围血管征

A. 主动脉瓣关闭不全

B. 主动脉瓣狭窄

C. 二尖瓣脱垂

D. 二尖瓣关闭不全

E. 二尖瓣狭窄

3-180* 以下除哪项外均为周围血管征

A. 水冲脉

B. 枪击音

C. 颈静脉怒张

D. 杜若兹埃(Duroziez)双重杂音

E. 毛细血管搏动征

3-181　引起杜若兹埃双重杂音的原因是

A. 脉压缩小　　B. 脉压增宽

C. 动脉炎症　　D. 动脉狭窄
E. 动静脉瘘

3-182　周围血管征最主要见于
A. 二尖瓣狭窄
B. 动脉导管未闭
C. 甲状腺功能减退症
D. 主动脉瓣狭窄
E. 维生素 B_1 缺乏性心脏病

3-183　肝颈静脉回流征阳性提示
A. 左心衰竭　　B. 右心衰竭
C. 高血压病　　D. 心肌病
E. 肝硬化

3-184　下列关于肝颈静脉回流征阳性,正确的是
A. 急性肝淤血者可出现肝大、压痛
B. 长期右心衰竭肝持续淤血,可形成肝硬化
C. 心源性肝硬化伴黄疸和肝功能损害
D. 右心衰竭时,可见颈静脉怒张,与静脉压变低有关
E. 有颈静脉怒张者,压迫肝脏,回心血量增加使颈静脉怒张更明显

3-185　一般不会出现颈静脉怒张的疾病是
A. 胸膜炎　　　B. 纵隔肿瘤
C. 右心衰竭　　D. 心包积液
E. 心包缩窄

3-186　正常人腹部的范围是指
A. 上起横膈,下至骨盆,前面和侧面为腹壁,后面为脊柱及腰肌
B. 上起肋骨,下至骨盆,前面和侧面为腹肌,后面为脊柱及腰肌
C. 上起脐部,下至骨盆,前面和侧面为腹壁,后面为脊柱及腰肌
D. 上起剑突,下至骨盆,前面和侧面为腹肌,后面为脊柱及腰肌
E. 上起乳头,下至骨盆,前面和侧面为腹壁,后面为脊柱及腰肌

3-187　九区分法中胰头位于
A. 左腰部　　　B. 上腹部
C. 左上腹部　　D. 左下腹部
E. 右上腹部

3-188　下列腹腔脏器中正常情况下不能触及的是
A. 肝　　　　　B. 脾
C. 肾　　　　　D. 膀胱
E. 横结肠

3-189　引起上腹部膨隆的疾病中,下列哪项可除外
A. 胃癌　　　　B. 胃扩张
C. 脾大　　　　D. 胰腺肿瘤
E. 肝左叶肿大

3-190　舟状腹主要见于下列哪种情况
A. 肝硬化　　　B. 低血糖
C. 恶病质　　　D. 腹膜炎
E. 胃扩张

3-191　腹部凹陷是指在什么卧位时,前腹壁明显低于肋缘至耻骨联合的平面
A. 中凹位　　　B. 侧卧位
C. 仰卧位　　　D. 屈膝位
E. 头低足高位

3-192　恶病质发生于
A. 高度昏迷者　B. 病危者
C. 典型无力者　D. 急病者
E. 极度消瘦者

3-193　胃溃疡穿孔可出现
A. 板状腹　　　B. 舟状腹
C. 蛙状腹　　　D. 揉面腹
E. 腹部凹陷

3-194*　腹壁静脉曲张常见于
A. 正常人
B. 门静脉循环障碍病人
C. 幽门梗阻病人
D. 肠梗阻病人
E. 腹部肿瘤病人

3-195　门静脉高压时,腹壁静脉曲张的血流方向是
A. 无规律

B. 自上而下
C. 自下而上
D. 脐上向上,脐下向下
E. 脐上向下,脐下向上

3-196 胃部出现振水声提示胃排空不良,见于下列哪种情况
A. 饭后半小时　B. 刚吃完饭
C. 饭后1小时　D. 空腹
E. 饭后2小时

3-197 出现反跳痛说明炎症累及
A. 腹腔脏器　B. 腹腔动脉
C. 腹腔静脉　D. 脏层腹膜
E. 腹膜壁层

3-198 麦氏点是指
A. 右腹直肌外缘与肋缘交点
B. 右腹直肌外缘平脐水平
C. 右髂前上棘与脐连线的中、内1/3交界处
D. 右髂前上棘与脐连线的中、外1/3交界处
E. 左、右髂前上棘连线右1/3处

3-199 墨菲征阳性常见于
A. 急性阑尾炎　B. 急性胃肠炎
C. 急性胰腺炎　D. 急性腹膜炎
E. 急性胆囊炎

3-200 腹部触诊有"揉面感"提示
A. 急性腹膜炎
B. 肝硬化腹水
C. 结核性腹膜炎
D. 急性胰腺炎
E. 急性胆囊炎

3-201 肝脏触诊时判断其大小属于正常范围的标准是
A. 肋下、剑突下均触不到
B. 肋下、剑突下刚触及
C. 肋下刚触及,剑突下触及时约1.5 cm
D. 肋下触及时应<0.5 cm,剑突下触及时应<2 cm
E. 肋下触及时应<1 cm,剑突下触

时应<3 cm

3-202 大量腹水时腹部包块的触诊,下列哪种方法最适宜
A. 浅部触诊法　B. 深压触诊法
C. 冲击触诊法　D. 滑行触诊法
E. 双手触诊法

3-203 急性阑尾炎最主要的症状是
A. 低热
B. 脐周疼痛
C. 恶心、呕吐
D. 转移性右下腹痛
E. 全腹压痛和反跳痛

3-204 腹膜刺激征可见于
A. 急性腹膜炎
B. 结核性腹膜炎
C. 急性病毒性肝炎
D. 急性胃肠炎
E. 急性细菌性痢疾

3-205 正常肝脏叩诊上界至下界的距离为
A. 1～3 cm　B. 3～5 cm
C. 5～7 cm　D. 7～9 cm
E. 9～11 cm

3-206 肝浊音界上移见于下列哪种疾病
A. 肝癌　B. 肝硬化
C. 肝囊肿　D. 肺气肿
E. 右下肺不张

3-207 腹部叩诊鼓音区扩大见于
A. 胃肠穿孔　B. 大量腹水
C. 卵巢囊肿　D. 脾功能亢进
E. 结核性腹膜炎

3-208 体格检查时发现肝浊音界位于右第四肋间,下列哪种情况可除外
A. 肝脓肿　B. 腹部胀气
C. 重症肝炎　D. 右肺纤维化
E. 右下肺不张

3-209 用轻叩击法确定脾脏浊音区的位置是
A. 左腋中线9～11肋间,长4～7 cm
B. 左腋后线9～11肋间,长4～7 cm
C. 左腋前线9～11肋间,长4～7 cm

D. 左腋中线 7～9 肋间,长 4～7 cm
E. 左腋后线 5～7 肋间,长 4～7 cm

3-210 清晨空腹时,振水音阳性提示
A. 溃疡病　　　B. 急性胃肠炎
C. 幽门梗阻　　D. 肠梗阻
E. 肠麻痹

3-211 肠鸣音亢进除外下列哪种情况
A. 肠麻痹　　　B. 急性肠炎
C. 服用泻剂　　D. 机械性肠梗阻
E. 消化道大出血

3-212 正常人的肠鸣音为
A. 1～3 次/分　B. 4～5 次/分
C. 6～8 次/分　D. 9～10 次/分
E. 10 次以上/分

3-213* 肠鸣音亢进见于
A. 急性肠炎
B. 肠麻痹
C. 机械性肠梗阻
D. 腹膜增厚
E. 消化道出血

3-214 提示肠麻痹的主要指征是
A. 闻及振水音
B. 肠鸣音亢进
C. 肠鸣音消失
D. 移动性浊音阳性
E. 搔弹音阳性

3-215 小肠梗阻时肠型及蠕动波出现的部位是
A. 右上腹部　　B. 右下腹部
C. 左上腹部　　D. 左下腹部
E. 中腹部

3-216 临床上最常见的肠梗阻是
A. 单纯性肠梗阻
B. 机械性肠梗阻
C. 动力性肠梗阻
D. 血管性肠梗阻
E. 绞窄性肠梗阻

3-217 肛门与直肠检查的常用体位,应除外
A. 蹲位　　　　B. 肘膝位

C. 坐位　　　　D. 仰卧位
E. 左侧卧位

3-218 肛管的长度为
A. 1～2 cm　　B. 2～3 cm
C. 3～4 cm　　D. 5～8 cm
E. 4～5 cm

3-219 直肠镜、乙状结肠镜、纤维结肠镜检查最易发生的危险是
A. 直肠大出血　B. 内痔出血
C. 交叉感染　　D. 大便失禁
E. 肠道破裂穿孔

3-220 内痔是由于下列哪条静脉扩大、曲张所致
A. 直肠上静脉丛
B. 直肠上静脉
C. 直肠下静脉丛
D. 直肠下静脉
E. 肛管静脉

3-221 男性生殖器官检查见尿道口红肿、有脓性分泌物,多见于
A. 梅毒　　　　B. 淋病
C. 阴茎癌　　　D. 肛瘘
E. 尖锐湿疣

3-222 正常人脊柱活动度最大的是
A. 颈椎　　　　B. 胸椎
C. 腰椎　　　　D. 骶椎
E. 尾椎

3-223 正常人脊柱应有几个生理弯曲
A. 1 个　　　　B. 2 个
C. 3 个　　　　D. 4 个
E. 5 个

3-224 胸椎后凸且呈成角畸形,常见于
A. 维生素 D 缺乏病
B. 类风湿关节炎
C. 先天性畸形
D. 胸椎结核
E. 风湿性关节炎

3-225 脊柱中确定椎体位置的骨性标志,一般取

A. 第一颈椎棘突
B. 第十二胸椎棘突
C. 第七颈椎棘突
D. 第五腰椎棘突
E. 第一胸椎棘突

3-226 脊柱前凸多见于
A. 颈椎　　B. 胸椎
C. 腰椎　　D. 骶椎
E. 尾椎

3-227 上肢关节活动范围最大的关节为
A. 指关节　　B. 肩关节
C. 腕关节　　D. 肘关节
E. 肩锁关节

3-228* 有关匙状指的叙述,正确的是
A. 反甲　　B. X形腿
C. O形腿　　D. 内收畸形
E. 外展畸形

3-229 下列哪种疾病一般无杵状指(趾)
A. 支气管扩张症
B. 慢性风湿性心脏病
C. 慢性肺脓肿
D. 支气管肺癌
E. 发绀型先天性心脏病

3-230 肢端肥大症是由于体内哪种激素过多所致
A. 性激素　　B. 甲状腺素
C. 胰岛素　　D. 肾上腺素
E. 生长激素

3-231 类风湿关节炎的关节畸形多表现为
A. 远端指关节　　B. 肘关节
C. 近端指关节　　D. 膝关节
E. 掌指关节

3-232 眼球运动神经包括
A. 视神经、展神经、动眼神经
B. 视神经、动眼神经、滑车神经
C. 视神经、展神经、滑车神经
D. 展神经、动眼神经、滑车神经
E. 视神经、展神经、三叉神经

3-233 病人浅感觉障碍,可能出现异常的是
A. 关节觉　　B. 痛温觉
C. 位置觉　　D. 震动觉
E. 实体觉

3-234 完全瘫痪、肌力完全丧失,属于下列哪项肌力分级
A. 0级　　B. 1级
C. 2级　　D. 3级
E. 4级

3-235 静止性震颤主要见于下列哪种疾病
A. 小脑病变
B. 婴儿维生素D缺乏
C. 帕金森病
D. 甲状腺功能亢进症
E. 肝性脑病

3-236 闭目难立征为
A. 巴宾斯基(Babinski)征
B. 奥本海姆(Oppenheim)征
C. 布鲁津斯基(Brudzinski)征
D. 龙贝格(Romberg)征
E. 戈登(Gordon)征

3-237 引起肌张力降低的病变不包括
A. 小脑病变　　B. 脑风湿病
C. 震颤麻痹　　D. 周围神经病
E. 脊髓灰质炎

3-238 角膜反射消失可见于下列哪类病人
A. 嗜睡　　B. 昏睡
C. 浅昏迷　　D. 深昏迷
E. 意识模糊

3-239 下列哪项为深反射检查
A. 角膜反射　　B. 腹壁反射
C. 提睾反射　　D. 膝反射
E. 跖反射

3-240 下列哪项为病理反射检查
A. 肛门反射
B. 踝阵挛
C. 查多克(Chaddock)征
D. 髌阵挛
E. 眼心反射

3-241 下述哪个体征为浅反射

A. 巴宾斯基征　　B. 奥本海姆征
C. 戈登征　　　　D. 腹壁反射
E. 跟腱反射

3-242 克尼格(Kernig)征阳性提示
A. 椎体束受损
B. 多发性神经根炎
C. 肝性脑病
D. 颅内肿瘤
E. 蛛网膜下腔出血

3-243 巴宾斯基征阳性见于
A. 锥体束损害
B. 周围神经损伤
C. 脑膜炎
D. 末梢神经炎
E. 甲状腺功能亢进症

3-244 锥体束受损时,不出现的体征是
A. 腱反射亢进
B. 肌张力增高
C. 轮替动作障碍
D. 拉塞格(Lasègue)征阳性
E. 一侧腹壁反射消失

3-245 踝阵挛时下列哪组肌肉出现节律性收缩
A. 股四头肌
B. 腓肠肌和比目鱼肌
C. 胫骨前肌
D. 提睾肌
E. 足背肌群

3-246* 偏瘫是指
A. 同侧上、下肢瘫痪
B. 两侧肢体均瘫痪
C. 单一肢体瘫痪
D. 两侧下肢瘫痪
E. 全身肌群瘫痪

3-247 共济失调评估首先应观察被检者的
A. 思维能力　　B. 球类运动
C. 写作动作　　D. 日常动作
E. 归纳能力

3-248 脑膜刺激征阳性见于

A. 癫痫　　　　B. 颅内压增高
C. 神经根炎　　D. 末梢神经炎
E. 短暂性脑缺血发作

3-249 临床常用的自主神经功能检查方法除外下列哪项
A. 眼心反射　　B. 卧立试验
C. 竖毛反射　　D. 皮肤划纹征
E. 巴宾斯基征

3-250 上运动神经元瘫痪主要发生在哪个部位
A. 肌群　　　　B. 面部
C. 颈部　　　　D. 躯体
E. 肢体

✎ A2 型单项选择题(3-251～3-301)

3-251 病人,男性,45 岁。肝硬化腹水 10 余年,近来神志恍惚,答非所问,行为反常,双手扑翼样震颤。估计病人呼气中可嗅到异味,其特点是
A. 刺激性蒜味　　B. 肝腥味
C. 烂苹果味　　　D. 氨味
E. 恶臭味

3-252* 病人,男性,19 岁。有甲状腺功能亢进症病史多年。目前全身瘦长、颈细长、肩窄下垂、扁平胸,腹上角<90°。属于下列哪种体型
A. 无力型　　　　B. 正力型
C. 均称型　　　　D. 矮胖型
E. 巨人症

3-253 病人,女性,53 岁。患有肺源性心脏病,有定向障碍,思维和语言也不连贯,注意力涣散,记忆力减弱,对周围环境的理解及判断失常,躁动不安。此现象可判断为
A. 意识模糊　　B. 精神错乱
C. 昏睡　　　　D. 浅昏迷
E. 深昏迷

3-254 病人,男性,52 岁。有肝硬化病史 20 年。最近因受凉后发热、咳嗽、咯黄

痰,今天突然出现意识不清,呼之不应。查体:双侧瞳孔等大等圆,压眶时病人皱眉,瞳孔对光反射迟钝,角膜反射存在。判断病人的意识状态为

A. 嗜睡　　　　B. 昏睡
C. 意识模糊　　D. 浅昏迷
E. 深昏迷

3-255 病人,男性,56岁。有帕金森病病史6年。常出现静止性震颤、写字过小症,面部呆板无表情。这是哪种面容与表情

A. 贫血面容　　B. 面具面容
C. 肝病面容　　D. 满月面容
E. 慢性病容

3-256* 病人,女性,64岁。经常有心绞痛发作,每次发作时被迫停止原有活动,立刻站立并用手按住心前区,待疼痛稍微缓解后,才能离开原位继续行走。提示下列什么体位

A. 强迫坐位　　B. 强迫仰卧位
C. 强迫蹲位　　D. 强迫俯卧位
E. 强迫停立位

3-257 病人,男性,71岁。昨晚洗澡后睡觉,今天上午邻居发现老人没有起来锻炼身体,敲门无应答,与子女联系后进门,老人已昏迷不醒,皮肤、黏膜呈樱桃红色。应首先考虑

A. 亚硝酸盐中毒
B. 急性心肌梗死
C. 一氧化碳中毒
D. 重症中暑
E. 有机磷农药中毒

3-258 病人,女性,35岁。因持续高热来院急诊,医生检查发现肝、脾大,询问病史有伤寒接触史,全身有皮疹。应首先考虑哪种皮疹

A. 斑疹　　　　B. 荨麻疹
C. 丘疹　　　　D. 玫瑰疹
E. 斑丘疹

3-259 病人,男性,79岁。有原发性肺癌6年余,近来出现贫血、消瘦、食欲缺乏。医生检查发现右锁骨上淋巴结肿大。该病人最突出的护理诊断是

A. 知识缺乏　　B. 活动无耐力
C. 体液过多　　D. 急性意识障碍
E. 营养失调:低于机体需要量

3-260 病人,女性,44岁,在某家医院当护工。有一天晚上突然胃痛,自行服用多片阿托品后不久出现口干和心率增快。值班医生检查其瞳孔可发现

A. 正常瞳孔　　B. 瞳孔缩小
C. 瞳孔扩大　　D. 瞳孔无改变
E. 双侧瞳孔大小不等

3-261* 病人,男性,53岁。经常感染发热,多年来长期应用广谱抗生素。最近又因大叶性肺炎住院。医生检查病人舌质、舌苔及舌的运动,估计会出现下列哪项改变

A. 毛舌　　　　B. 镜面舌
C. 草莓舌　　　D. 裂纹舌
E. 牛肉舌

3-262 患儿,男性,9岁。家长诉说小孩自幼饮食、睡眠不佳,自汗,动则气短,体质较差,易生病。在外院诊断为佝偻病。补钙剂治疗效果不佳。体格检查估计不会出现下列哪项异常胸廓

A. 鸡胸　　　　B. 肋膈沟
C. 桶状胸　　　D. 佝偻病串珠
E. 漏斗胸

3-263 病人,男性,38岁。既往有哮喘史,最近因上呼吸道感染使原有哮喘发作,出现轻微发绀,呼吸困难。该病人属于哪种呼吸困难

A. 吸气性呼吸困难
B. 呼气性呼吸困难
C. 喘息性呼吸困难
D. 心源性呼吸困难
E. 混合性呼吸困难

3-264 病人,男性,31岁。因"发热、咳嗽3天,胸痛1天"入院。体格检查发现病人右下肺触觉语颤增强,叩诊呈浊音,可闻及支气管呼吸音及湿啰音。最可能的诊断是
A. 阻塞性肺气肿
B. 大叶性肺炎
C. 阻塞性肺不张
D. 急性气管-支气管炎
E. 胸腔积液

3-265 病人,女性,43岁。近2个月来低热、咳嗽、咳痰、痰中偶带血丝、盗汗、午后面颊潮红,体重有所下降。X线胸片检查示右上肺有炎症浸润及空洞性病变。最可能的诊断是
A. 肺脓肿
B. 肺结核
C. 肺癌
D. 支气管扩张合并感染
E. 肺囊肿合并感染

3-266 病人,男性,35岁。某天淋雨后,突发寒战、高热,第二天出现右侧胸痛、咳嗽、咳痰。急诊X线胸片检查示右上肺大片实变。体格检查不会出现的体征是
A. 急性病容
B. 脉率增速
C. 气管向左侧偏移
D. 右上肺语颤增强
E. 右上肺叩诊呈浊音

3-267 病人,女性,57岁。原有慢性支气管炎,近来出现逐渐加重的呼吸困难,进行胸部叩诊时,估计会出现下列哪种叩诊音
A. 清音   B. 浊音
C. 实音   D. 鼓音
E. 过清音

3-268 病人,男性,30岁。体格检查发现气管向左侧移位,右侧胸廓饱满,触觉语颤消失,叩诊呈鼓音,最可能的原因是
A. 阻塞性肺气肿
B. 气胸
C. 胸膜肥厚
D. 大叶性肺炎
E. 胸腔积液

3-269 病人,女性,52岁。有慢性阻塞性肺疾病病史9年,某天提重物时突感左胸刺痛。体格检查:左胸叩诊鼓音,气管移向右侧。可考虑为
A. 胸腔积液   B. 肺气肿
C. 气胸   D. 肺炎
E. 胸膜增厚

3-270 病人,男性,63岁。左侧胸廓隆起,患侧叩诊呈鼓音,触觉语颤消失,呼吸音消失,气管移向右侧。判断为下列哪种疾病
A. 左侧肺炎   B. 左侧气胸
C. 左侧液胸   D. 左侧肺不张
E. 阻塞性肺气肿

3-271 病人,女性,42岁。有支气管哮喘病史。昨晚发生气急,不能平卧,自服氨茶碱未见好转,严重喘鸣。护士做身体评估时的阳性体征有
A. 颈静脉怒张
B. 两肺底细湿啰音
C. 叩诊呈清音
D. 双侧触觉语颤均增强
E. 巩膜黄染

3-272 病人,男性,57岁。有慢性阻塞性肺疾病病史,经常吸烟。近年来有明显的喘息和呼吸困难,下肢水肿。医生诊断为肺源性心脏病。护士做身体评估时估计会出现的阳性体征是
A. 脾大
B. 肝颈静脉回流征阴性
C. 扁平胸
D. 双侧触觉语颤减弱
E. 水冲脉

3-273 病人,女性,25岁。因受凉后全身不适,随后寒战、高热,自服退热药,体温有所降低。3天后咯铁锈色痰,伴胸痛、气急。护士做身体评估时估计会出现的阳性体征是
A. 视诊桶状胸
B. 叩诊呈过清音
C. 患侧触觉语颤增强
D. 听诊哮鸣音
E. 嗅诊烂苹果味

3-274 病人,女性,31岁。哺乳期时一侧乳房疼痛1周。体格检查:患侧乳房红、肿、热、痛,并扪及硬结。最可能的诊断是
A. 乳腺炎
B. 乳腺癌
C. 乳房腺瘤
D. 乳房囊性小叶增生
E. 乳腺管阻塞致乳汁淤积

3-275 病人,女性,50岁。体格检查:颈静脉怒张,肝颈静脉回流征阳性,肝大,全身水肿。最可能的诊断是
A. 肝硬化   B. 心肌炎
C. 左心衰竭 D. 右心衰竭
E. 肾病综合征

3-276* 病人,男性,48岁。因突发心绞痛50分钟来院就诊,经检查诊断为急性心肌梗死。入院后护士在24小时内严密观察下列哪项最为重要
A. 心律失常 B. 心源性休克
C. 室壁瘤   D. 心力衰竭
E. 心脏破裂

3-277 病人,女性,47岁。有风湿性心脏病病史8年,近来心悸、胸闷,听诊心率108次/分,第一心音强弱不等,心尖部有3/6级舒张期隆隆样杂音。根据听诊最可能的诊断是
A. 心房颤动 B. 心室颤动
C. 预激综合征 D. 房室传导阻滞
E. 阵发性室性心动过速

3-278 病人,女性,40岁。因咯血1周急诊入院,面色晦暗、双颊暗红、口唇发绀。其病因首先应考虑
A. 浸润型肺结核
B. 高血压性心脏病
C. 支气管扩张症
D. 风湿性心脏病二尖瓣狭窄
E. 急性白血病

3-279 病人,女性,48岁。有心脏病病史15年。近来感冒数天,咽喉疼痛;昨夜睡眠中突感气急、胸闷,被迫坐起,咳嗽,并咳出粉红色泡沫样痰。听诊两肺满布湿啰音。最可能的诊断是
A. 自发性气胸
B. 急性肺水肿
C. 大叶性肺炎
D. 顽固性哮喘
E. 肺性脑病

3-280 病人,女性,60岁。体格检查发现心尖冲动位于左侧第六肋间锁骨中线外1.5cm处,呈抬举感。提示出现下列哪种情况
A. 左心室肥大 B. 心包积液
C. 右心室肥大 D. 心肌梗死
E. 左心房扩大

3-281* 病人,女性,67岁。有高血压病病史26年。经常有头痛、头晕、耳鸣、失眠等。近3年来常有眼睑肿胀、恶心、食欲缺乏。最近1个月出现下肢水肿。护士做身体评估时可发现心脏的形状为
A. 靴形心
B. 球形心
C. 梨形心
D. 三角烧瓶形心
E. 普通心脏形状

3-282* 病人,男性,45岁。有慢性风湿性心脏病主动脉瓣关闭不全病史。最近

和他人吵架后,感全身不适、喘息、口唇发绀,来院急诊。一般不会出现的阳性体征有

A. 心界叩诊呈靴形增大
B. 交替脉
C. 毛细血管搏动征阳性
D. 脉压缩小
E. 点头征

3-283* 病人,女性,46岁。有慢性风湿热病史5年。近1年经常发热、关节疼痛、活动后呼吸困难、心悸、反复咯血。最近2天气促明显,再次咯血数百毫升。做体格检查时可发现的阳性体征应除外

A. 二尖瓣面容
B. 听诊二尖瓣开瓣音
C. 心尖部触诊有震颤
D. 闻及收缩期吹风样杂音
E. 叩诊心腰部饱满

3-284 病人,男性,51岁。突感腹部剧痛,面色苍白,头晕乏力,大汗淋漓,血压下降。腹部叩诊呈浊音,体温正常。应考虑下列哪种疾病

A. 中毒性休克
B. 溃疡病出血
C. 腹腔内出血
D. 结核性腹膜炎
E. 大量腹水形成

3-285 病人,女性,60岁。体格检查发现腹壁静脉曲张,其血流方向为脐以上向上流、脐以下向下流。应考虑下列哪种情况

A. 妊娠
B. 老年人
C. 门静脉高压
D. 上腔静脉阻塞
E. 下腔静脉阻塞

3-286 病人,男性,57岁。近来检查发现ALT、AST均正常,但白球比倒置,同时腹部

出现移动性浊音。该病人极可能有下列哪种情况发生

A. 急性腹膜感染
B. 结核性腹膜炎
C. 脾功能亢进
D. 肝硬化腹水
E. 极度营养不良

3-287 病人,男性,50岁。因食欲缺乏、腹胀、双下肢水肿15天入院。体格检查:腹部膨隆;移动性浊音阳性;肝右肋下1cm,质地较硬,表面有结节;脾脏肿大;双下肢水肿。下列哪种情况可能性较大

A. 肝硬化腹水 B. 肾性水肿
C. 急性腹膜炎 D. 营养不良
E. 心源性水肿

3-288 病人,女性,36岁。因急性上腹痛数小时入院,询问其他病史无异常,只是感到最近较劳累。体格检查:脐与右髂前上棘连线的中、外1/3交界处有压痛和反跳痛。首先应考虑

A. 急性胆囊炎
B. 右侧输尿管结石
C. 急性阑尾炎
D. 右侧卵巢囊肿
E. 溃疡病穿孔

3-289* 病人,男性,64岁。排尿速度减慢多年,最近2周加重。体格检查:全身无水肿,下腹膨隆,叩诊浊音,浊音区不受体位改变。下列哪项可能性最大

A. 尿潴留
B. 结核性腹膜炎
C. 肾小球肾炎
D. 化脓性阑尾炎
E. 肝硬化腹水

3-290 病人,女性,37岁。有胃溃疡病史8年,因工作较忙,服药不规则。昨晚12点至今天上午9点左右感上腹部饱胀不适、疼痛,伴恶心。体格检查:

上腹部见胃型和蠕动波。最可能发生
A. 肠梗阻　　　B. 气腹
C. 幽门梗阻　　D. 急性腹膜炎
E. 溃疡癌变

3-291 病人,男性,62岁。有慢性肝病病史,近来发现脾脏增大。体格检查:脾下缘超过脐部以下。判断脾脏增大程度属于
A. 轻度　　　　B. 中度
C. 重度　　　　D. 极重度
E. 正常大小

3-292* 病人,男性,26岁。病人长期手淫无度,1年来出现尿频、尿急、尿痛、尿不尽感,会阴及小腹部疼痛不适,终末尿中有白色分泌物。近1个月因劳累后上述症状加重,病人精神紧张,极为痛苦。直肠指诊:中央沟变浅,质地较硬,有结节感,估重为20～25g。提示前列腺增大的程度为
A. Ⅰ度　　　　B. Ⅱ度
C. Ⅲ度　　　　D. Ⅳ度
E. 无增大

3-293 病人,男性,66岁。腹部检查时发现胆囊肿大,无压痛,但伴有皮肤、黏膜明显黄染。首先应考虑哪种病变可能
A. 胰头癌　　　B. 胰体癌
C. 急性胆囊炎　D. 急性胆管炎
E. 黄疸性肝炎

3-294 病人,男性,44岁。有胃溃疡病史,最近因特别劳累,经常胃痛。昨晚又因饮食不当,突发剧烈腹痛、面色苍白、大汗淋漓、烦躁不安,赴院急诊。此时做体格检查不会出现以下哪种阳性体征
A. 压痛　　　　B. 反跳痛
C. 蛙状腹　　　D. 腹肌紧张
E. 肠鸣音消失

3-295* 病人,男性,29岁。7年前曾患急性肝炎。2年前明显腹胀,巩膜黄染,牙龈出血。B超检查证实为肝硬化腹水,经住院治疗好转出院。近几天腹胀和失眠特别明显,来院治疗。体格检查发现腹腔积液的体征有
A. 舟状腹
B. 腹式呼吸增强
C. 脐凹陷
D. 银白色腹纹
E. 移动性浊音

3-296 病人,男性,50岁。有急性黄疸性乙型肝炎"大三阳"病史约12年。今年食欲缺乏、消瘦明显,肝区持续性胀痛,巩膜黄染,医院检查提示"原发性肝癌"。体格检查时一般不会出现下列哪项阳性体征
A. 肝脏增大　　B. 黄疸
C. 满月脸　　　D. 贫血
E. 舟状腹

3-297 病人,男性,43岁。新房装修后即刻住入,一段时间后出现乏力、头昏,伴皮肤、黏膜出血,最近动则心慌、气急,有时头晕、眼花。晨起刷牙时常有齿龈出血。初步拟诊"再生障碍性贫血"。估计身体评估时一般不会出现下列哪项阳性体征
A. 肝、脾大　　B. 皮肤出血点
C. 体温升高　　D. 指甲苍白
E. 贫血貌

3-298* 病人,女性,65岁。采静脉血做生化检查时,护士选择左腕部桡侧上端血管为穿刺点。因病人肥胖血管不清,针头刺入后病人突感穿刺处剧烈疼痛、麻木,护士立即拔针后疼痛仍持续不退,并伴有左手拇指活动受限;臂部运动时疼痛向上放射至肩部,穿刺处皮肤发麻,触摸时向指尖放射。临床诊断为桡神经损伤。可出现下列哪项体征

A. 匙状甲　　　B. 垂腕征
C. 爪形手　　　D. 猿掌
E. 杵状指

3-299　病人,男性,76岁。有脑动脉硬化病史。今晨起突然感觉左侧肢体不能移动、口角流涎。体格检查:左侧肢体巴宾斯基征阳性。估计会出现下列何种情况
A. 神经根受损
B. 脑膜损害
C. 头颅受损
D. 椎体束受损
E. 周围神经炎

3-300　病人,女性,68岁。于30小时前无明显诱因突然出现右侧肢体无力,右上肢不能上举,意识不清,伴头痛、恶心、呕吐,今晨起不能说话。该病人潜在的护理诊断是
A. 急性意识障碍
B. 自理能力缺陷
C. 躯体活动障碍
D. 疼痛:头痛
E. 脑疝

3-301*　患儿,女性,6岁。2天前感冒,今晚突发寒战、高热、头痛、呕吐,第二天早晨意识不清。经医生诊断为流行性脑脊髓膜炎。一般不会出现下列哪项表现
A. 玫瑰疹
B. 颈部抵抗感
C. 克尼格征阳性
D. 皮肤有紫红色斑点
E. 布鲁津斯基征阳性

A3型单项选择题(3-302~3-317)

(3-302~3-303 共用题干)
病人,女性,23岁。今天上午吃了不洁的生拌黄瓜,下午开始腹痛、腹泻,晚上出现畏寒、发热,并有里急后重感。

3-302　最可能的医疗诊断为
A. 急性胃炎
B. 急性溃疡穿孔
C. 急性胃肠炎
D. 伤寒或副伤寒
E. 急性细菌性痢疾

3-303　该病人腹泻的粪便性状特点为
A. 黏液脓血便　　B. 米泔样便
C. 洗肉水样便　　D. 柏油样便
E. 陶土样便

(3-304~3-305 共用题干)
病人,女性,42岁。主诉气促、心悸、咳嗽、痰中带血。体格检查:双颧绀红,听诊心尖区闻及舒张期隆隆样杂音。

3-304　最可能的诊断是
A. 二尖瓣狭窄
B. 二尖瓣关闭不全
C. 主动脉瓣狭窄
D. 主动脉瓣关闭不全
E. 肺动脉瓣关闭不全

3-305　该病人可出现下列哪种面容
A. 急性病容
B. 二尖瓣面容
C. 危重病面容
D. 满月面容
E. 贫血面容

(3-306~3-307 共用题干)
病人,男性,62岁。处于病理性睡眠状态,可被唤醒,醒后能正确回答问题,但反应较迟钝,刺激停止后又很快入睡。

3-306　该病人的意识状态为
A. 嗜睡　　　　B. 昏迷
C. 谵妄　　　　D. 意识模糊
E. 昏睡

3-307　下列哪项护理措施不需要
A. 观察病情　　B. 鼻饲饮食
C. 合理饮食　　D. 保持大便通畅
E. 注意安全

(3-308~3-309 共用题干)
病人,女性,42岁。有风湿性心瓣膜病病

史。最近感到胸闷、心悸、气促,医生听诊发现第一心音强弱不等、心律不规则、脉率小于心率。

3-308 估计病人出现了下列哪项并发症
  A. 心房颤动
  B. 心力衰竭
  C. 脑栓塞
  D. 亚急性感染性心内膜炎
  E. 急性肺水肿

3-309* 病人会出现下列哪种脉搏
  A. 奇脉   B. 脉搏短绌
  C. 交替脉   D. 不规则脉
  E. 水冲脉

(3-310~3-311 共用题干)

病人,女性,43岁。有慢性乙型肝炎病史10余年。半年来食欲缺乏、全身乏力,有时有恶心。最近2周出现下肢水肿,颈部有2个蜘蛛痣,昨天开始腹胀明显。来医院诊治。

3-310 估计病人患何病
  A. 慢性肝炎   B. 肾病综合征
  C. 肝硬化   D. 肾小球肾炎
  E. 肝癌

3-311 身体评估不可能出现的体征是
  A. 腹部膨隆
  B. 腹壁静脉曲张
  C. 肝病面容
  D. 肝脏进行性增大
  E. 肝掌

(3-312~3-313 共用题干)

病人,男性,32岁。有胃病史10余年。常于进餐后3~4小时疼痛,往往半夜后痛醒,吃东西后痛可缓解,但近来常感上腹部不适。3小时前突发上腹部剧烈疼痛,伴有恶心、呕吐。体格检查:腹部压痛、肌紧张,肝浊音界缩小。X线检查可见膈下游离气体。

3-312 根据该病人的情况首先应考虑
  A. 胃溃疡穿孔
  B. 急性阑尾炎穿孔
  C. 胆囊炎穿孔
  D. 十二指肠溃疡穿孔
  E. 急性胰腺炎

3-313* 体格检查时最突出的体征是
  A. 腹膜刺激征
  B. 胃蠕动波消失
  C. 肠鸣音亢进
  D. 腹式呼吸加强
  E. 移动性浊音阳性

(3-314~3-315 共用题干)

病人,男性,43岁。既往有胆囊炎病史,昨天自助餐后右上腹疼痛,放射至右侧肩背部。伴有恶心、呕吐。

3-314* 为该病人做腹部触诊,不正确的方法是
  A. 站在病人右侧,便于触诊
  B. 嘱病人仰卧,两腿屈曲
  C. 面对病人,观察其表情
  D. 由无痛部位逐渐到疼痛部位
  E. 触诊力量以垂直下压触及腰椎为度

3-315 最突出的护理诊断是
  A. 体液不足
  B. 疼痛:右上腹痛
  C. 知识缺乏
  D. 生活不能自理
  E. 活动无耐力

(3-316~3-317 共用题干)

病人,女性,25岁。有风湿性心脏病主动脉瓣狭窄病史。近3周来乏力不适。体格检查:皮肤有少量瘀点,主动脉瓣区有收缩期和舒张期杂音,脾可触及。血红蛋白80g/L。

3-316* 该病人最可能诊断是
  A. 风湿性心脏病心力衰竭
  B. 贫血性心脏病
  C. 风湿性心肌炎
  D. 风湿性心脏病合并风湿活动
  E. 风湿性心脏病合并感染性心内膜炎

3-317 该病人最突出的护理诊断是
  A. 知识缺乏

B. 气体交换受损
C. 低效性呼吸型态
D. 皮肤、黏膜完整性受损
E. 活动无耐力

A4型单项选择题(3-318~3-340)

(3-318~3-323 共用题干)

病人,男性,56岁。出现发热、出汗、乏力、呼吸困难2周。超声心动图显示心包积液。

3-318 此时测量病人脉搏,可测到
A. 交替脉　　　B. 水冲脉
C. 奇脉　　　　D. 脉搏短绌
E. 不整脉

3-319 观察该病人血压,可出现
A. 脉压增大　　B. 脉压减小
C. 血压升高　　D. 血压降低
E. 血压正常

3-320 此时病人最可能出现的血管征是
A. 水冲脉
B. 颈动脉搏动
C. 肝颈静脉回流征
D. 腹壁静脉曲张
E. 毛细血管搏动征

3-321 观察病人病情时尤其要注意观察有无
A. 交替脉　　　B. 心包叩击音
C. 心包摩擦音　D. 心肌萎缩
E. 急性心脏压塞

3-322 给病人做X线检查,心脏阴影可呈
A. 烧瓶形　　　B. 普通形状
C. 梨形　　　　D. 球形
E. 靴形

3-323 该病人最突出的护理诊断是
A. 疼痛　　　　B. 疲惫
C. 体温升高　　D. 气体交换受损
E. 知识缺乏

(3-324~3-327 共用题干)

病人,男性,48岁。近2个月来感上腹部胀痛,尤以空腹和夜间加剧。经常半夜痛醒,进食后可缓解,常有反酸现象,伴恶心、呕吐。

3-324 能确诊病人诊断的检查是
A. 腹部超声　　B. 胃肠钡餐
C. 纤维胃镜　　D. CT
E. X线

3-325 病人需做胃肠钡餐检查,出现下列哪项并发症需要在检查前先抽出内容物
A. 上消化道出血
B. 急性穿孔
C. 幽门梗阻
D. 慢性穿孔
E. 溃疡恶变

3-326 于次日晨突然出现意识不清,此时病人最需要的检查是
A. 脑电图　　　B. 脑部超声
C. CT　　　　　D. 脑血管造影
E. 心电图

3-327 该病人最突出的护理诊断是
A. 知识缺乏
B. 疼痛:上腹痛
C. 体液不足
D. 潜在并发症:出血
E. 营养失调:低于机体需要量

(3-328~3-333 共用题干)

病人,男性,42岁。有阻塞性肺气肿病史。今天上午提重物后不久,突然感到胸痛、气促,并有阵发性干咳,全身乏力,冒冷汗,来院急诊。

3-328 初步应诊断什么病
A. 肺炎　　　　B. 肺脓肿
C. 肺结核　　　D. 胸膜炎
E. 自发性气胸

3-329 估计体格检查会有何改变
A. 扁平胸
B. 语颤增强
C. 叩诊鼓音
D. 气管向患侧偏移
E. 呼吸音粗糙

3-330 可做下列哪项检查进一步证实
A. 血常规　　　B. X线胸片
C. 肺功能　　　D. 血气分析

E. CT

3-331 关键的处理措施是
A. 氧气疗法　　B. 人工气道
C. 排气减压　　D. 控制感染
E. 做呼吸操

3-332 一般不会出现下列哪项护理诊断
A. 疼痛：胸痛
B. 气体交换受损
C. 体液不足
D. 有传染的危险
E. 知识缺乏

3-333* 下列哪项护理措施不妥
A. 保持大便通畅
B. 协助减压抽气
C. 卧床休息为主
D. 加强病情观察
E. 做腹式呼吸操

(3-334～3-340 共用题干)

病人，女性，51岁。有心脏病病史18年，并有Ⅰ度房室传导阻滞。最近常感冒，近3天咽喉疼痛，昨起发热，自测体温37.8℃，今晚体温达39℃，来院急诊。夜间睡眠中突感气急、胸闷、被迫坐起、咳嗽，咯出粉红色泡沫样痰。

3-334 病人发生了什么情况
A. 肺部感染
B. 自发性气胸
C. 急性肺水肿
D. 心源性休克
E. 急性心肌梗死

3-335 视诊检查可发现的面容是
A. 甲亢面容
B. 急性病容
C. 面具面容
D. 慢性病容
E. 满月面容

3-336 触诊检查脉搏可发现
A. 细速脉　　B. 无脉
C. 交替脉　　D. 水冲脉
E. 奇脉

3-337 心肺听诊会有何改变
A. 两肺满布湿啰音
B. 第一心音增强
C. 胸膜摩擦音
D. 机器样杂音
E. 支气管呼吸音消失

3-338 心电图检查发现有Ⅰ度房室传导阻滞，下列哪项改变可确诊
A. QRS 波脱落
B. QRS 波畸形
C. 病理性 Q 波
D. 冠状 T 波
E. P-R 间期延长

3-339 宜取下列哪种体位
A. 坐位或双腿下垂
B. 平卧位，头偏向一侧
C. 中凹卧位
D. 侧卧位
E. 俯卧位

3-340* 用下列哪项氧疗
A. 热湿氧疗
B. 高压氧舱
C. 低流量给氧
D. 高流量乙醇湿化给氧
E. 低流量低浓度持续给氧

名词解释题(3-341～3-420)

3-341 生命体征
3-342 侏儒症
3-343 BMI
3-344 急性病容
3-345 痴呆面容
3-346 苦笑面容
3-347 自动体位
3-348 被动体位
3-349 辗转体位
3-350 蹒跚步态
3-351 画圈步态

3-352 白化病
3-353 黄染
3-354 象皮肿
3-355 荨麻疹
3-356 蜘蛛痣
3-357 肝掌
3-358 方颅
3-359 鼻翼扇动
3-360 麻疹黏膜斑
3-361 镜面舌
3-362 颈静脉怒张
3-363 肝颈静脉回流征
3-364 扁平胸
3-365 鸡胸
3-366 漏斗胸
3-367 桶状胸
3-368 库斯莫尔呼吸
3-369 潮式呼吸
3-370 间停呼吸
3-371 叹息样呼吸
3-372 皮下气肿
3-373 语音震颤
3-374 哮鸣音
3-375 啰音
3-376 胸膜摩擦音
3-377 心尖冲动
3-378 负性心尖冲动
3-379 心脏震颤
3-380 心包摩擦感
3-381 普大形心
3-382 梨形心
3-383 靴形心
3-384 三角烧瓶形心
3-385 期前收缩
3-386 心房颤动
3-387 舒张期奔马律
3-388 心脏杂音
3-389 毛细血管搏动征
3-390 枪击音
3-391 水冲脉
3-392 速脉
3-393 缓脉
3-394 交替脉
3-395 奇脉
3-396 周围血管征
3-397 腹上角
3-398 蛙状腹
3-399 胃肠型
3-400 肠鸣音
3-401 振水音
3-402 移动性浊音
3-403 压痛
3-404 反跳痛
3-405 腹膜刺激征
3-406 叩击痛
3-407 腹壁静脉曲张
3-408 匙状甲
3-409 爪形手
3-410 杵状指
3-411 X形腿
3-412 肌张力
3-413 静止性震颤
3-414 下肢静脉曲张
3-415 舞蹈样动作
3-416 病理反射
3-417 脑膜刺激征
3-418 眼心反射
3-419 竖毛反射
3-420 卧立位试验

简述问答题（3-421～3-458）

3-421 简述全身体格检查的基本要求。
3-422 一般状态视诊的内容有哪些？
3-423 简述体温测量中常见误差的原因。
3-424 简述测量血压的具体方法。
3-425 临床上常见的皮肤颜色改变有哪些？
3-426 简述中心性发绀与周围性发绀的主要

第三章 体格检查

异同点。

3-427 简述临床常见皮疹的类型、特点和临床意义。

3-428 简述淋巴结评估的顺序及肿大的临床意义。

3-429 怎样评估扁桃体肿大？有何临床意义？

3-430 简述甲状腺触诊评估的内容和方法。

3-431 简述检测瞳孔的临床意义。

3-432 简述口唇改变的临床意义。

3-433 简述呼吸节律改变的病理意义。

3-434 何谓捻发音？有何临床意义？

3-435 简述3种呼吸音的听诊部位和特点。

3-436 胸膜摩擦音和心包摩擦音如何鉴别？

3-437 简述大叶性肺炎病人的阳性体征。

3-438 简述阻塞性肺气肿病人的阳性体征。

3-439 简述心尖冲动位置变化的临床意义。

3-440 简述心前区震颤的临床意义。

3-441 简述正常成人心脏相对浊音界。

3-442 简述心脏瓣膜听诊区的部位和听诊顺序。

3-443 简述第一心音和第二心音听诊的特点。

3-444 简述心房颤动的听诊特点。

3-445 当听到心脏杂音时应注意什么？

3-446 如何鉴别功能性杂音与器质性杂音？

3-447 舒张期奔马律与第三心音如何鉴别？

3-448 何谓杜若兹埃双重杂音？有何临床意义。

3-449 简述腹部的体表标志及其意义。

3-450 简述肝浊音界缩小或消失（代之以鼓音）的临床意义。

3-451 简述全腹触诊的顺序。

3-452 简述肝脏触诊的方法和内容。

3-453 简述脾脏增大的三线记录法。

3-454 简述急性腹膜炎病人的阳性体征。

3-455 简述肝硬化病人的早期体征。

3-456 何谓杵状指，常见于哪些疾病？

3-457 简述肌力分级及瘫痪的类型。

3-458 简述常见病理反射。

综合应用题（3-459～3-464）

3-459 病人，男性，36岁。装修新房后病人即刻住入，1个月后出现全身疲乏、头晕、头胀、头痛，皮肤、黏膜有小红点，晨起刷牙时常有齿龈出血，有时也出现鼻出血。

请解答：

（1）估计皮肤的红点是什么？如何确诊？

（2）列出病人目前存在的护理诊断。

3-460 病人，女性，43岁。因经常出现乳房胀痛，自己触摸有小结节，怀疑乳头和乳晕色泽较以前深，来院咨询，希望能明确诊断。

请解答：

（1）估计有哪些可能性？

（2）怎样进行乳房视诊和触诊？

3-461 病人，男性，32岁。主诉3天前因受凉突发寒战、高热，伴头痛、乏力、全身酸痛、食欲缺乏。今天晨起咳出铁锈色痰液，伴气急和胸痛。

请解答：

（1）该病人最可能患什么疾病？

（2）视诊、触诊、叩诊和听诊估计会有何发现？

3-462 病人，男性，57岁。有慢性支气管炎和阻塞性肺气肿病史。最近因感冒，剧烈咳嗽后突感胸痛、呼吸急促。X线检查提示"气胸征象"。

请解答：

（1）做体格检查估计有哪些阳性体征？

（2）列出护理诊断。

3-463 病人，女性，47岁。有风湿性心脏病二尖瓣狭窄病史。近来因过度劳累、受凉而肺部感染。体格检查：体温39.5℃，脉搏86次/分，呼吸30次/分，血压140/90 mmHg（18.6/12.0 kPa），心率118次/分，心律不规则，第一心音强弱不等。

请解答：

（1）目前病人发生了什么情况？其依据是什么？

（2）简述风湿性心脏病二尖瓣狭窄的主要

体征。

3-464 病人,男性,49岁。有胃溃疡病史12年余。1个月来工作十分繁忙,昨晚上腹部出现剧烈腹痛,继后全腹剧痛,并呕出胃内容物和胆汁。自感发热。

请解答:
(1) 估计病人发生了什么情况?其主要依据是什么?
(2) 可能会出现哪些阳性体征?

答案与解析

选择题

A1型单项选择题

3-1	B	3-2	A	3-3	D	3-4	C
3-5	C	3-6	D	3-7	A	3-8	A
3-9	E	3-10	A	3-11	B	3-12	C
3-13	A	3-14	E	3-15	A	3-16	A
3-17	D	3-18	B	3-19	A	3-20	B
3-21	D	3-22	C	3-23	A	3-24	C
3-25	D	3-26	A	3-27	C	3-28	B
3-29	E	3-30	A	3-31	B	3-32	A
3-33	D	3-34	C	3-35	E	3-36	B
3-37	D	3-38	B	3-39	E	3-40	A
3-41	C	3-42	D	3-43	E	3-44	B
3-45	A	3-46	E	3-47	A	3-48	C
3-49	B	3-50	A	3-51	D	3-52	E
3-53	A	3-54	C	3-55	A	3-56	A
3-57	D	3-58	C	3-59	B	3-60	A
3-61	C	3-62	D	3-63	B	3-64	C
3-65	C	3-66	B	3-67	E	3-68	C
3-69	C	3-70	C	3-71	A	3-72	A
3-73	E	3-74	C	3-75	B	3-76	D
3-77	B	3-78	C	3-79	D	3-80	C
3-81	D	3-82	D	3-83	B	3-84	E
3-85	A	3-86	D	3-87	C	3-88	E
3-89	D	3-90	A	3-91	D	3-92	B
3-93	E	3-94	C	3-95	A	3-96	B
3-97	D	3-98	E	3-99	B	3-100	C
3-101	A	3-102	C	3-103	B	3-104	D
3-105	E	3-106	E	3-107	C	3-108	A
3-109	B	3-110	A	3-111	B	3-112	A
3-113	B	3-114	D	3-115	B	3-116	C
3-117	A	3-118	B	3-119	E	3-120	A
3-121	A	3-122	B	3-123	C	3-124	A
3-125	C	3-126	E	3-127	A	3-128	C
3-129	B	3-130	E	3-131	B	3-132	D
3-133	A	3-134	B	3-135	E	3-136	A
3-137	E	3-138	C	3-139	C	3-140	D
3-141	C	3-142	A	3-143	E	3-144	C
3-145	C	3-146	E	3-147	C	3-148	C
3-149	C	3-150	C	3-151	A	3-152	E
3-153	E	3-154	C	3-155	E	3-156	B
3-157	B	3-158	E	3-159	C	3-160	A
3-161	A	3-162	C	3-163	C	3-164	E
3-165	C	3-166	E	3-167	A	3-168	C
3-169	D	3-170	C	3-171	D	3-172	E
3-173	C	3-174	C	3-175	E	3-176	A
3-177	C	3-178	C	3-179	A	3-180	C
3-181	C	3-182	C	3-183	B	3-184	E
3-185	A	3-186	A	3-187	C	3-188	B
3-189	C	3-190	C	3-191	C	3-192	E
3-193	A	3-194	C	3-195	C	3-196	D
3-197	C	3-198	C	3-199	E	3-200	C
3-201	E	3-202	C	3-203	D	3-204	A
3-205	D	3-206	E	3-207	A	3-208	C
3-209	A	3-210	C	3-211	C	3-212	B
3-213	C	3-214	E	3-215	E	3-216	B
3-217	C	3-218	C	3-219	E	3-220	A
3-221	C	3-222	C	3-223	D	3-224	D
3-225	C	3-226	C	3-227	B	3-228	A

第三章 体格检查

3-229	B	3-230	E	3-231	C	3-232	D
3-233	B	3-234	A	3-235	C	3-236	D
3-237	C	3-238	D	3-239	D	3-240	C
3-241	D	3-242	E	3-243	A	3-244	D
3-245	B	3-246	A	3-247	D	3-248	B
3-249	E	3-250	E				

A2型单项选择题

3-251	B	3-252	A	3-253	A	3-254	D
3-255	B	3-256	E	3-257	C	3-258	D
3-259	E	3-260	C	3-261	A	3-262	C
3-263	B	3-264	B	3-265	B	3-266	C
3-267	E	3-268	B	3-269	C	3-270	B
3-271	A	3-272	D	3-273	C	3-274	A
3-275	D	3-276	A	3-277	B	3-278	D
3-279	B	3-280	A	3-281	A	3-282	D
3-283	D	3-284	C	3-285	C	3-286	B
3-287	A	3-288	C	3-289	A	3-290	C
3-291	C	3-292	A	3-293	A	3-294	C
3-295	E	3-296	C	3-297	A	3-298	B
3-299	D	3-300	E	3-301	A		

A3型单项选择题

3-302	E	3-303	A	3-304	A	3-305	B
3-306	A	3-307	B	3-308	A	3-309	B
3-310	C	3-311	D	3-312	D	3-313	A
3-314	E	3-315	B	3-316	E	3-317	E

A4型单项选择题

3-318	C	3-319	B	3-320	C	3-321	E
3-322	A	3-323	D	3-324	C	3-325	C
3-326	E	3-327	B	3-328	C	3-329	C
3-330	B	3-331	C	3-332	D	3-333	E
3-334	C	3-335	B	3-336	C	3-337	A
3-338	E	3-339	A	3-340	D		

部分选择题解析

3-2 解析：视诊是通过视觉进行观察和了解病人全身或局部病变特征的一种检查方法，如全身情况：年龄、发育、营养、意识状态、面容、表情、体位、姿态等；以及身体各部位情况，包括皮肤、黏膜、舌苔、头颈、胸廓、腹形、四肢、肌肉、骨骼、关节外形等。因此，视诊适用范围很广，尤其是护理人员更应重视视诊。

3-8 解析：检查阑尾压痛点可采用深压触诊法。手背触诊法主要用于测定皮肤的温度。双手触诊法多用于肝、脾、肾及腹腔肿物的触诊。浅部触诊法用于检查皮下结节、肌肉中的包块、关节腔积液、肿大的表浅淋巴结、胸壁或腹壁的病变等。深部滑行触诊法常用于腹腔深部包块和胃肠病变的检查。

3-19 解析：正常人在24小时内体温略有波动，波动范围不超过1℃；早晨体温略低，中午较高，下午又较低；女性较男性稍高，女性在月经前期和妊娠早期轻度升高，排卵期较低；儿童代谢率高，体温可略高于成人；老年人由于代谢率低，故体温偏低；饭后和运动后稍高；情绪激动时交感神经兴奋，体温略有升高。

3-37 解析：正常成年男性血压较女性稍高，劳动及饱食后血压较高，情绪紧张、剧烈活动、饮酒和吸烟也可影响血压，高热环境中血压可下降，寒冷环境中血压可上升。一天内血压有两个高峰时间，即上午8～10点，下午4～6点。

3-66 解析：胸膜炎病人所采取的体位是患侧卧位，目的是通过限制胸廓活动减轻疼痛，同时有利于健侧代偿呼吸。其余卧位都不妥。

3-72 解析：正常皮肤含有一定量的色素，这些色素是由苯丙氨酸在体内经氧化酶催化形成酪氨酸，再经酪氨酸酶催化生成多巴，最后形成黑色素。色素丢失是由于酪氨酸酶缺乏使体内的酪氨酸不能转化为多巴而形成黑色素的缘故。

3-83 解析：发绀是指血液中还原血红蛋白增多，超过50 g/L，致使皮肤与黏膜呈现青紫色。因此，严重贫血时不能显示发绀，是因为血红蛋白量减少，即使大部分被还原，也达不到皮肤与黏膜呈现青紫色的临界值。

3-98 解析：白血病因白血病细胞可浸润眼部，引起眼部病变；高血压动脉硬化会造成眼底动脉硬化；糖尿病的微血管病变可引起视网膜病变，另外还可以引起白内障；慢性肾衰竭可引起眼部并发症，故都需要做眼底检查。由于尿路感染是一种化脓性尿路炎症，一般不会出现眼底并发症，故不需要做眼底检查。

3-121 解析：三凹征是指吸气时胸骨上窝、锁骨上窝、肋间隙出现明显凹陷，是由于上部气道部分梗阻所致的吸气性呼吸困难。常见于气管异物、喉水肿、白喉等。

3-125 解析：正常人触觉语颤的生理差异：成年男性较儿童、成年女性强，消瘦者较肥胖者强，前胸上部较下部强，后胸下部较上部强，右胸上部较左胸上部强。

3-132 解析：湿啰音的听诊特点是断续、短暂、连续多个，部位恒定，性质不变；多种水泡音同时存在，见于吸气和呼气早期；吸气末明显，咳嗽后可减轻或消失。故D是错误的。

3-134 解析：肺泡呼吸音的正常差异：男性较女性强，儿童较成人强，矮胖者较瘦长者弱，肺尖较肺底强，青年人较老年人强。故E是错误的。

3-151 解析：心包积液病人仰卧位时心底部浊音区明显增宽，呈球形，这是心包积液的特征性体征。坐位时可呈三角烧瓶形心。

3-166 解析：舒张期额外心音包括开瓣音、奔马律、心包叩击音和肿瘤扑落音。喀喇音是收缩期额外音。

3-174 解析：能确诊为器质性心脏病的体征是心脏震颤。心脏杂音中1～2级的收缩期杂音多为功能性的。心律失常中某些窦性心律失常、室性心律失常等也有可能是生理性的。心动过速中某些窦性心动过速、室性心动过速等也有可能是生理性的。运动员、发热等病人的心音也可以增强。

3-180 解析：周围血管征包括水冲脉、枪击音、杜若兹埃双重杂音、毛细血管搏动征、随心脏搏动的点头征，主要见于主动脉瓣关闭不全、甲状腺功能亢进症、严重贫血等脉压增大的疾病。

3-194 解析：腹壁静脉在正常情况下一般不显露，在较瘦或皮肤白皙的人才隐约可见，明显消瘦和腹壁松弛的老年人可见静脉暴露于皮肤，但较直，并不迂曲、怒张。若腹壁静脉明显且有曲张现象，表示已有侧支循环建立，多见于门静脉、上腔静脉及下腔静脉三大静脉阻塞。腹壁静脉曲张与幽门梗阻、肠梗阻、腹部肿瘤无关。

3-213 解析：肠鸣音亢进见于机械性肠梗阻。急性肠炎和消化道出血时肠鸣音活跃。肠麻痹时肠鸣音消失。腹膜增厚时肠鸣音减弱。

3-228 解析：匙状指又称反甲。其特点是指甲中央凹陷，边缘翘起，指甲变薄，表面粗糙、干脆、有条纹，多为组织缺铁或某些氨基酸代谢紊乱所致的营养障碍，见于缺铁性贫血、营养不良等疾病。

3-246 解析：偏瘫是指一侧（同侧）上、下肢瘫痪。双侧肢体均瘫痪为四肢瘫。单一肢体瘫痪为单瘫。双侧下肢瘫痪为截瘫。全身肌群瘫痪为全身肌无力。

3-252 解析：临床上成人的体型：①无力型，身高肌瘦、颈细长、肩窄下垂、胸廓扁平，腹上角<90°；②正力型，身体各部分结构均称适中，腹上角90°左右；③矮胖型，身段粗壮、颈粗短、肩宽平、胸围大，腹上角>90°；④巨人症型，发育成熟前腺垂体功能亢进可致体格异常高大；⑤均称型，又称正力型。故该病人属于无力型。

3-256 解析：病人经常有心绞痛发作，每次发作时被迫停止原有活动，立刻站立，并用手按住心前区，待疼痛稍微缓解后，才能离开原位继续行走，应属于强迫停立位。强迫坐位又称为端坐呼吸，见于心肺功能不全者。强迫仰卧位通过仰卧，双腿屈曲，以减轻腹部肌肉的紧张，见于急性腹膜炎。强迫蹲位是指采取蹲踞体位或膝胸位以缓解症状，见于发绀型先天性心脏病。强迫俯卧位可减轻脊背肌肉的紧张度，见于脊柱疾病。

3-261 解析：病人由于长期应用广谱抗生素会出现毛舌。镜面舌见于缺铁性贫血、恶性贫血、重度营养不良及慢性萎缩性胃炎。草莓舌主要见于猩红热和长期发热。裂纹舌主要见于梅毒性舌炎。牛肉舌主要见于糙皮病。

3-276 解析: 病人诊断为急性心肌梗死。其并发症有心律失常、心力衰竭、心源性休克、心脏破裂、室壁瘤、附壁血栓形成、心肌梗死后综合征、乳头肌功能失调或断裂。75%～95%的病人在起病的1～2周内发生室性心律失常,也可发生心率减慢、房室传导阻滞等,以24小时内最多见。尤其是室性期前收缩(每分钟5次以上)成对出现或连续出现2个以上,多源性期前收缩形态不一样,或常在前一期前收缩的易损期时(R在T波上),常为心室颤动的先兆,应当高度重视。故入院后护士在24小时内应严密观察心律失常。

3-281 解析: 病人原有高血压病病史26年,经常有头痛、头晕、耳鸣、失眠等。近3年来常有眼睑肿胀、恶心、食欲缺乏。最近1个月下肢水肿,说明病人已出现心、脑、肾的并发症,左心室增大。所以护士做身体评估时可发现心脏的形状为靴形心。球形心主要见于伤心综合征,是一种由于情绪紧张、激动、焦虑,或者受到巨大的打击,比如亲人的离世、地震等情况,导致病人心脏出现的一种病变。这种病变主要是人体心脏的心尖部位和心室部位出现扩张,而导致心脏从外形上看像一个气球一样,所以又称为气球心。球形心也可见于仰卧位时的心包积液病人。梨形心主要见于二尖瓣狭窄。三角烧瓶形心主要见于心包积液。普大型心主要见于扩张型心肌病、重症心肌炎和全心衰竭。

3-282 解析: 病人有慢性风湿性心脏病主动脉瓣关闭不全病史,由于有左心室增大,故心界叩诊呈靴形增大,触诊有交替脉。毛细血管搏动征阳性和随心脏搏动的点头征是由于主动脉瓣关闭不全脉压增大造成的周围血管征。故D是错误的。

3-283 解析: 病人有慢性风湿热病史5年。近1年经常发热、关节疼痛、活动后呼吸困难、心悸、反复咯血。最近2天气促明显,再次咯血数百毫升,说明已出现风湿性心瓣膜病。所以做体格检查时可发现的阳性体征有:视诊见二尖瓣面容;触诊心尖部有震颤;叩诊心腰部饱满或膨出,心浊音界呈梨形;听诊可闻及二尖瓣开瓣音,闻及舒张期隆隆样杂音。故D是错误的。

3-289 解析: 根据病人排尿速度减慢多年且加重,体格检查有下腹膨隆、叩诊浊音及浊音区不因体位改变,可能性最大的诊断是尿潴留。结核性腹膜炎是由结核杆菌引起的腹膜慢性、弥漫性炎症,主要症状为倦怠、发热、腹胀和腹痛。肾小球肾炎的症状主要包括血尿、蛋白尿、水肿、高血压。化脓性阑尾炎的主要症状是转移性右下腹痛,最重要的体征是麦氏点压痛。肝硬化腹水是由于肝细胞变性、坏死、再生,促使纤维组织增生和瘢痕收缩,致使肝脏质地变硬形成肝硬化,引起门静脉高压、肝功能损害,导致腹水生成。腹水是肝硬化最常见的并发症之一。

3-292 解析: 前列腺增大的程度分为:Ⅰ度肿大,腺体大小较正常增大1.5～2倍,中央沟变浅,突入直肠之间隔为1～2cm,估重为20～25g。Ⅱ度肿大,腺体超过正常的2～3倍,中央沟可能消失,突入直肠之间隔超过2cm,估重为25～50g。Ⅲ度肿大,腺体超过正常的3～4倍,中央沟消失,突入直肠之间隔超过3cm,估重为50～75g。Ⅳ度肿大,腺体超过正常的4倍,指检已不能触及前列腺底部,一侧或双侧侧沟因腺体增大而消失,估重在75g以上。根据病人的直肠指诊结果,提示为Ⅰ度肿大。

3-295 解析: 病人为肝硬化腹水,提示腹腔积液的体征是移动性浊音阳性。因有腹水不会出现舟状腹和脐凹陷,只会出现蛙状腹;腹式呼吸不是减弱便是消失,不会增强。银白色腹纹主要见于肥胖者或经产妇。

3-298 解析: 垂腕征是桡神经损伤的突出体征。匙状甲是缺铁性贫血、高原疾病的突出体征;爪形手是尺神经损伤、进行性肌萎缩、脊髓空洞症或麻风病的突出体征;猿掌是正中神经损伤的突出体征;杵状指主要见于支气管肺癌、支气管扩张症、肺脓肿、发绀型先天性心脏病、溃疡性结肠炎、克罗恩(Crohn)病等。

3-301 解析:该患儿为流行性脑脊髓膜炎,临床表现为寒战、高热、头痛、呕吐,皮肤有紫红色斑点,严重时可出现意识不清;典型的体征是脑膜刺激征,即颈项强直、克尼格征阳性、布鲁津斯基征阳性。玫瑰疹是伤寒和副伤寒病人的体征。

3-309 解析:病人会出现脉搏短绌。因为风湿性心瓣膜病容易并发心房颤动,其主要体征是第一心音强弱不等、心律不规则、脉率少于心率,即脉搏短绌。奇脉主要见于大量心包积液、缩窄性心包炎;交替脉主要见于左心衰竭;不规则脉主要见于心律失常;水冲脉主要见于主动脉瓣关闭不全、甲状腺功能亢进症、严重贫血等。

3-313 解析:根据病人的症状和体征已提示胃穿孔致急性腹膜炎。故体格检查时最突出的体征,也是标志性体征,是腹膜刺激征。不会出现肠鸣音亢进、腹式呼吸加强、移动性浊音阳性。

3-314 解析:正确的触诊方法:①检查者应先向被检查者讲明检查目的和配合要求。指甲要剪短,手要温暖,动作要轻柔。②被检查者应取适当体位。腹部检查应当仰卧,下肢屈曲,双臂置于体侧,腹肌放松,检查者站在右侧,面向被检查者。检查脾脏时,被检查者可取右侧位,左下肢屈曲,右下肢伸直。③检查下腹部时,必要时嘱被检查者排空大、小便,以免将充盈的膀胱或粪块误诊为肿块。④触诊时应由浅到深、由轻到重。先检查健康的部位,再检查可能有病变的部位。⑤要熟悉脏器的正常位置、大小以及正常的变异,以免将腹直肌、浮肋、游走肾或器官异位误为肿块。⑥触诊力量应适度。所以 E 是错误的。

3-316 解析:感染性心内膜炎常发生在风湿性心瓣膜病变,发热为其常见的临床体征,但该病人是亚急性起病者,发热可不明显。根据病人皮肤有少量瘀点、主动脉瓣区有收缩期和舒张期杂音、脾可触及的症状和体征,考虑 E 项的诊断最可能。贫血性心脏病是由各种原因引起血

红蛋白<70 g/L 的慢性贫血,导致心输出量增加、心脏增大或心功能不全。该病人的病史中没有心力衰竭、风湿活动和心肌炎的表现。

3-333 解析:该病人原有阻塞性肺气肿,今上午提重物后不久,突然感到胸痛、气促,说明已出现气胸,护士需要协助医生进行减压抽气来抢救病人。同时应加强病情观察,嘱病人卧床休息为主,保持大便通畅。腹式呼吸操可在病情稳定出院后一段时间指导病人做。

3-340 解析:该病人患了急性肺水肿,为降低肺泡表面张力,需采用高流量乙醇湿化给氧。热湿氧疗用于有机磷农药中毒的急救;高压氧舱用于急性一氧化碳中毒的急救;低流量低浓度持续给氧用于慢性呼吸衰竭病人。

名词解释题

3-341 生命体征是评估生命活动存在与否及其质量的指标,包括体温、脉搏、呼吸、血压。

3-342 侏儒症是一种因遗传或疾病导致的生长发育障碍性疾病,因生长激素分泌不足而致身体发育迟缓、身材短小和骨骼不成比例生长,一般智力发育正常。

3-343 BMI 为身体质量指数,简称体重指数,是国际上常用的衡量人体胖瘦程度以及是否健康的一个标准。计算公式为:BMI=体重(kg)/身高的平方(m^2)。正常为 20~25 kg/m^2,>25 kg/m^2 为超重,>30 kg/m^2 则属肥胖。

3-344 急性病容表现为面色潮红、呼吸急促、鼻翼扇动、表情痛苦、烦躁不安等,多见于急性发热性疾病,如大叶性肺炎、疟疾、流行性脑脊髓膜炎等。

3-345 呆小面容表现为头大、颈短、眼裂小、鼻深宽平、鼻翼肥大、舌大而宽厚且经常伸出口外,常见于呆小症病人。

3-346 破伤风是由破伤风梭状芽孢杆菌毒素所致的神经系统综合征。病人局部或全身肌肉阵发或强直性痉挛,因面颌及颈部肌肉受累,牙关紧闭和"苦笑面容"为其特征性表现。

3-347 自动体位是指身体活动自如,不受限

制,见于正常人、疾病早期或病情较轻的病人。

3-348 被动体位是指病人无法自己主动调整或变换身体位置,需依靠帮助变换体位。多见于体力严重下降、极度衰竭或意识丧失者。

3-349 辗转体位是指病人在床上辗转反侧、坐卧不安,不停地变换体位,多见于胆结石、肠绞痛和胆道蛔虫而导致疼痛的病人。

3-350 蹒跚步态是指走路时身体左右摇摆,呈鸭步样,常见于神经系统疾病、佝偻病、大骨节病、进行性肌营养不良或双侧先天性髋关节脱位等。

3-351 画圈步态是指走动时患腿膝强直僵硬,足轻度内旋及下垂,足趾下勾。起步时,先向健侧转身,将患侧骨盆抬高以提起患肢,再以患侧髋关节为轴心,直腿蹭地并向外侧画一半圆前进一步。由于此步态多见于下肢痉挛性偏瘫者,所以又称为偏瘫步态。

3-352 白化病是由于酪氨酸酶缺乏或功能减退引起的一种皮肤及附属器官黑色素缺乏或合成障碍所致的遗传性疾病。病人视网膜无色素,虹膜和瞳孔呈现淡粉色,怕光;皮肤、眉毛、头发及其他部位体毛都呈白色或黄白色。白化病属于家族遗传性疾病。

3-353 黄染是一种症状,主要表现为全身皮肤和巩膜发黄。可因胆道阻塞、肝细胞损害、溶血性疾病引起黄染,胡萝卜素增多和长期服用含有黄色素的药物也可产生皮肤、黏膜黄染。

3-354 象皮肿是由于淋巴液淤积的长期刺激,致使皮肤和皮下组织增生,皮皱加深,皮肤增厚、变硬、粗糙,并可有棘刺和疣状突起,外观似大象皮肤,故名象皮肿。这是一种非凹陷性水肿,多见于丝虫病。

3-355 荨麻疹是局部皮肤暂时性水肿性隆起,大小不等,形态不一,苍白或淡红,伴瘙痒,消退后不留痕迹,主要由于摄入异质性蛋白食物、药物或其他物质过敏和虫咬伤等引起。

3-356 蜘蛛痣是皮肤小动脉末端扩张所形成蜘蛛样血管痣,常见于慢性肝炎或肝硬化病人,亦可见于健康的妊娠期妇女。

3-357 慢性肝病病人的大、小鱼际处皮肤常发红,加压后褪色,称为肝掌。一般认为肝掌的发生与肝脏对雌激素的灭活作用减弱、体内雌激素水平升高有关。

3-358 方颅是指前额左右突出,头顶平坦,呈方形。常见于小儿佝偻病、先天性梅毒等疾病。

3-359 鼻翼扇动是指吸气时鼻孔开大,呼气时鼻孔回缩,常见于伴有呼吸困难的高热性疾病、支气管哮喘或心源性哮喘发作。

3-360 麻疹黏膜斑是指第二磨牙处的颊黏膜出现针尖样白点,周围有微血管扩张的红晕,是麻疹早期的特征。

3-361 镜面舌又称光滑舌,表现为舌头萎缩、舌体较小,舌面光滑,呈粉红色或红色,见于缺铁性贫血、恶性贫血、重度营养不良及慢性萎缩性胃炎。

3-362 颈静脉怒张是指病人取坐位或立位时见颈静脉充盈,卧位时明显充盈怒张,为上腔静脉回流受阻、静脉压升高所致,见于右心衰竭、心包积液或纵隔肿瘤等。

3-363 病人取半卧位,压迫病人肿大的肝脏时可致颈静脉逐渐充盈,这一现象称肝颈静脉回流征阳性,是右心功能不全的重要体征之一。

3-364 扁平胸是指胸廓前后径大于横径一半,呈扁平状,常见于瘦长体型者和慢性消耗性疾病病人。

3-365 鸡胸为胸廓的横径短于前后径,胸廓的上下径较短,且胸骨下端前突,前侧胸壁肋骨凹陷。属于佝偻病胸,常见于儿童佝偻病。

3-366 漏斗胸为胸骨剑突处向内凹陷,形似漏斗。属于佝偻病胸,常见于儿童佝偻病。

3-367 桶状胸是指胸廓前后径与横径大致相等,肋骨趋于水平,肋间隙增宽;胸椎的生理性后凸加大,呈圆桶状,见于肺气肿。

3-368 库斯莫尔呼吸是指呼吸加深而次数稍快,是由于呼吸中枢受到强烈刺激所致,见于尿毒症、糖尿病等所引起的代谢性酸中毒。

3-369 潮式呼吸是呼吸由浅慢逐渐变深快,然后再由深快变为浅慢,继之暂停后,再周而复始。这是由于呼吸中枢兴奋性降低所致,见于中枢神经系统疾病及某些中毒等。

3-370 间停呼吸表现为规则或不规则呼吸几次后,突然呼吸暂停数秒钟后又开始呼吸。这是由于呼吸中枢兴奋性降低所致,为病情危重的征象。

3-371 叹息样呼吸表现为在规律正常的呼吸中插入一次深大呼吸,常伴有叹息声,多为功能性改变。见于神经衰弱、精神紧张或抑郁症等。

3-372 胸部皮下组织有气体积存时称为皮下气肿,以手按压皮下气肿的皮肤,可引起气体在皮下组织内移动,出现捻发感或握雪感。用听诊器按压皮下气肿部位时,可听到类似捻动头发的声音。胸部皮下气肿多由于肺、气管或胸膜受损后,气体自病变部位逸出,积存于皮下所致,亦偶见于局部产气杆菌感染而发生。严重者气体可由胸壁皮下向颈部、腹部或其他部位的皮下蔓延。

3-373 语音震颤又称触觉语颤,是指被评估者声带振动产生的声波可沿气管、支气管及肺泡传至胸壁,引起共鸣,产生的细微震动可被评估者的手感知。

3-374 气流通过狭窄的小支气管管腔或冲击小支气管腔的黏稠分泌物使之震动产生声响,且音调高,常伴呼气延长,称为哮鸣音。

3-375 啰音是正常呼吸音以外的附加音,包括干啰音和湿啰音。

3-376 当胸膜有炎症时,胸膜表面可粗糙不平,呼吸时相互摩擦而产生声响,称为胸膜摩擦音。

3-377 心尖冲动是指心脏收缩时,心尖撞击心前区左前下方胸壁,引起局部组织向外搏动。正常人心尖冲动通常明显可见,为成人坐位时位于第五肋间左锁骨中线内 0.5～1.0 cm 处,搏动范围直径为 2.0～2.5 cm。

3-378 正常心脏收缩时,心尖向外搏动,若心脏收缩时心尖反而向内凹陷,称为负性心尖冲动。见于粘连性心包炎或重度右心室肥大。

3-379 心脏震颤又称为"猫喘"。用手掌心置于心前区感触到的一种细微震动感,似触及猫呼吸时颈部所感到的震颤感觉。常为血流通过明显狭窄的瓣膜或异常通道而产生漩涡(杂音)震动胸壁所致,为器质性心血管疾病的特征性体征之一,常见于心脏瓣膜病。

3-380 心包摩擦感是指一种与胸膜摩擦感相似的心前区摩擦震动感,是心包发生炎症时,由于纤维蛋白渗出,使心包膜粗糙,当心脏收缩时心包脏层和壁层之间相互摩擦产生的振动经评估者的手被感知。以胸骨左缘第四肋间处最易触及,坐位前倾或呼气末时明显,见于急性心包炎。

3-381 左、右心室增大称普大型心,表现为心浊音界向两侧扩大,且左界向左下扩大。常见于扩张型心肌病、全心衰竭或重症心肌炎等。

3-382 左心房增大表现为胸骨左缘第三肋间心浊音界增大,心腰部饱满。当伴有肺动脉段增大时,表现为胸骨左缘第二、三肋间心浊音界均增大,且心腰部更饱满甚至膨出,心界如梨形,常见于风湿性心脏病二尖瓣狭窄(又称二尖瓣型心)。

3-383 靴形心表现为心浊音界向左下扩大,心腰部(主动脉与左心室交接处向内凹陷的部分)加深,心界似靴形。常见于主动脉瓣关闭不全(又称主动脉型心)或高血压性心脏病。

3-384 三角烧瓶形心是指当心包积液达到一定量时,心浊音界向两侧扩大,且随体位改变而变化;仰卧位时心底部浊音区明显增宽;坐位时心浊音区呈三角烧瓶形。

3-385 期前收缩(又称过早搏动,简称早搏)为一种异位节律性心律失常,临床表现为在规律心律的基础上主动提前搏动一次或多次。

3-386 心房颤动简称房颤,是由于心房内异位节律点发出异位冲动产生的多个折返所致。其听诊特点为:①心律绝对不规则;②第一心音强弱不等;③脉搏短绌,即脉率少于心率。心房颤动常见于风湿性心脏病二尖瓣狭窄、冠心病或甲状腺功能亢进症等。

3-387 舒张期奔马律是指病人在心室舒张期

所出现的一种附加音,组成了三音心律,其心率在 100 次/分以上,犹如马奔驰时的马蹄声。常见于动脉硬化性心脏病、心肌炎等重症心脏病,提示左心室功能低下,为一种危重症体征。

3-388　心脏杂音是在心音以外出现的一种具有不同频率、不同强度、持续时间较长的夹杂音,可与心音分开或相连接,甚至完全遮盖心音。它的出现对诊断心脏瓣膜病具有重要意义。

3-389　用手指轻压病人甲床末端或用清洁玻璃片轻压其口唇黏膜,如见到红白交替的微血管搏动现象,即为毛细血管搏动征,多见于主动脉瓣关闭不全、甲状腺功能亢进症、重度贫血等。

3-390　将听诊器放置在肱动脉或股动脉处所听到的类似枪击样的"嗒嗒"音。这是由于脉压增大,脉波冲击动脉壁所致,主要见于主动脉瓣关闭不全。

3-391　水冲脉是指脉搏骤起骤落,急促而有力,犹如水在脉管中冲击,是由于脉压增大所致,见于主动脉瓣关闭不全、甲状腺功能亢进症等。

3-392　每分钟脉搏＞100 次称为速脉,见于发热、贫血、甲状腺功能亢进症、心功能不全、周围循环衰竭、心肌炎等。

3-393　每分钟脉搏＜60 次称为缓脉,见于颅内压增高、黄疸、甲状腺功能减退症、病态窦房结综合征、房室传导阻滞等。

3-394　交替脉是指脉搏搏动强弱相间,交替出现,节律整齐,是由于心室收缩强弱不均所致,为心肌损害的一种表现,见于高血压性心脏病、冠心病及左心衰竭的早期。

3-395　奇脉是指吸气时脉搏显著减弱或消失,是由于心包腔内压力升高,使心脏舒张充盈受限所致,见于心包积液和缩窄性心包炎。

3-396　周围血管征包括水冲脉、枪击音、杜若兹埃双重杂音、毛细血管搏动征,是由脉压增大所致,常见于高热、严重贫血、甲状腺功能亢进症、主动脉瓣关闭不全或动脉导管未闭等。

3-397　腹上角为两侧肋弓至剑突根部交角,用于判断体型及肝脏测量定位。

3-398　当腹腔内大量积液,仰卧位时液体因重力作用下沉于腹腔两侧,致腹部外形宽而扁,称为蛙状腹,常见于肝硬化腹水等。

3-399　胃肠道梗阻时,梗阻近端的胃或肠段饱满而隆起,显出各自的轮廓,称为胃型或肠型。

3-400　肠蠕动时,肠管内气体和液体随之流动,产生一种断续的咕噜声或气过水声,称为肠鸣音。正常肠鸣音每分钟 4～5 次,以脐部最明显。

3-401　振水音是指病人取仰卧位,检查者以稍弯曲而并拢的 4 指连续迅速地冲击病人上腹部时所听到的胃内气体与液体相撞击而发出的声音。如在空腹或饭后 6～8 小时以上,胃部仍有振水音,提示胃内有液体潴留,见于幽门梗阻、胃扩张等。

3-402　仰卧位腹部叩诊时,腹部中央叩诊呈鼓音,两侧呈浊音;侧卧位时上侧腹部呈鼓音,下部呈浊音。这种随体位不同而变动的现象称为移动性浊音,见于腹水。

3-403　用手按压腹部时,病人有疼痛的感觉称为压痛。

3-404　以手指缓缓地压迫腹痛部位,然后突然松开压迫的手指,若病人感到腹痛加重,称为反跳痛,多为壁腹膜的炎症反应。

3-405　压痛、反跳痛与腹肌紧张并存,是腹膜炎症病变的可靠体征,在临床上将其称为腹膜刺激征(也称为腹膜炎三联征)。

3-406　以左手掌平放在被检脏器的体表位置上,右手握拳用由轻到中等强度的力量叩击左手背,如病人感到疼痛,称为叩击痛。

3-407　腹壁静脉曲张是指门静脉或上、下腔静脉回流受阻时,血液改道,经侧支循环腹壁静脉而回流心脏,使原本关闭的腹壁静脉充盈易见,甚至曲张。

3-408　匙状甲又称反甲,其特点为指甲中央凹陷,边缘翘起,指甲变薄,表面粗糙。多见于缺铁性贫血,偶见于风湿热及甲癣。

3-409　爪形手是指手指呈鸟爪样,见于尺神经损伤、进行性肌萎缩、脊髓空洞症和麻风等。

3-410　杵状指为指端组织呈鼓槌形增大,指甲与甲襞间夹角多＞180°,系长期缺氧所致,见于发绀型先天性心脏病、慢性肺部疾病、支气管扩张症等。

3-411　直立时双腿并拢,若两踝距离增宽,小腿向外偏斜,双下肢呈"X"形,称为 X 形腿,见于佝偻病。

3-412　肌张力是指肌肉的紧张度。

3-413　静止性震颤是指肢体静止状态下出现的震颤,见于震颤麻痹症。

3-414　下肢静脉曲张多发生在小腿,可见下肢静脉如蚯蚓状弯曲、怒张,久立加重,卧位抬高下肢时减轻。常见于从事站立性工作者或血栓性静脉炎病人。

3-415　舞蹈样动作为不规律、不对称、幅度不等的急促动作,如突发的肢体伸展、挤眉、眨眼、伸舌、摆头等,见于锥体外系病变。

3-416　病理反射是指锥体束病变时,失去了脑干和脊髓的抑制作用而出现的异常反射。1 岁半以内的婴幼儿由于锥体束发育不完善,也可出现此反射,但不属于病理性。

3-417　脑膜刺激征是指脑膜或脑膜邻近病变波及脑膜时,可刺激脊神经根,使相应的肌群发生痉挛,当牵拉这些肌肉时,病人可出现防御反应,这种现象称为脑膜刺激征,包括颈项强直、克尼格征和布鲁津斯基征。

3-418　眼心反射:嘱被检者在安静状态下平卧 15 分钟,先测 1 分钟脉搏次数,而后闭眼,检查者右手中指及示指置于被检者眼球两侧,逐渐施压至感觉不适为止;加压 20～30 秒后计数 1 分钟脉搏,正常可较加压前减慢 10～12 次/分。临床意义为脉率减慢＞12 次/分提示迷走神经功能增强;减慢＞18 次/分提示迷走神经功能明显亢进。若压迫后脉率不减慢或反增速,称倒错反应,说明交感神经功能亢进。

3-419　竖毛反射是刺划或置冷水于被检者皮肤上(颈后部或腋下部)数秒钟后,可见竖毛肌收缩,毛囊处隆起如鸡皮状。根据反应部位可协助交感神经功能障碍的定位诊断。

3-420　卧立位试验:被检者取平卧位,计 1 分钟脉搏数,然后嘱其起立、站直,再计数 1 分钟脉搏。临床意义为由卧位到直立位脉搏数加快 10～12 次/分,表明交感神经兴奋增强。由直立位到卧位称立卧反射,若减慢 10～12 次/分则为副交感神经兴奋增强。

简述问答题

3-421　全身体格检查的基本要求:护理体格检查(身体评估)时护理人员举止要端庄,态度要和蔼,具有高度的责任心,操作要细致、耐心、轻柔、规范。环境要安静,室温、光线要适宜。检查前向病人说明检查的目的和配合的动作。检查者应站在病人的右侧,检查时依次暴露各被检查的部位,按照一定顺序进行,通常先测生命体征,然后检查头、颈、胸、腹、脊柱、四肢、生殖器、肛门、神经系统,力求系统、全面。对急危重症病人应边协助医生抢救,边做重点检查。对住院病人要加强观察,及时发现新的体征。腹部触诊时病人取仰卧位,两腿屈起略分开,腹肌尽量放松;做下腹部检查,必要时应嘱病人排尿、排便。手脑并用,边检查边思考。

3-422　一般状态视诊内容包括被检者的性别、年龄、生命体征、发育与体型、营养状况、意识状态、语调与语态、面容与表情、体位、姿势、步态等。

3-423　体温测量中常见误差的原因:检查前未将体温计的水银柱甩到 35℃ 以下;口测前被检者用热水漱口或喝热水;腋测时被检者用热毛巾擦拭腋部或没有将体温计夹紧;体温计附近放置有影响局部体温的冷热物体,如冰袋或热水袋等。

3-424　运用血压计测量血压的具体方法:病人在安静环境休息 5～10 分钟,采取仰卧位或坐位,裸露被检上肢,肘部应与心脏同一水平,上臂伸直并轻度外展 45°,袖带紧贴皮肤缚于上臂,距肘弯横纹上 2～3 cm,不宜过紧或过松。打开血压计开关,检查水银柱液面是否与 0 点平齐,将听诊器置于肱动脉上,继后向袖带内注气,待动脉搏动消失再升高 20～30 mmHg(2.7～4.0 kPa),然后缓缓放气,听到第一个搏动声为收缩压,水银柱继续下降至声音突然变沉至消失为舒张压。解下袖带,将血压计向右侧倾斜,使水银进入槽内后关闭开关。

3-425 皮肤的颜色改变有苍白、发红、发绀、黄染、色素沉着、色素脱失等。

3-426 从发病机制上看,它们都为血液中还原血红蛋白增多所致发绀。中心性发绀是由于心肺疾病所致(肺性发绀是由于通气、换气、弥散功能障碍;心性发绀是由于右向左分流,使静脉血混入动脉血);临床特点是全身性、皮肤温暖,局部加温或按摩发绀不消失。而周围性发绀是由于体循环淤血,周围组织氧耗过多或由于动脉缺血(休克),周围组织灌注不足缺氧所致;临床特点是肢体末端及下垂部位明显,皮肤冷,加温和按摩后可减轻或消失。

3-427 临床常见皮疹的类型、特点和临床意义如下:①斑疹,表现为局部皮肤发红,边界清楚,大小不定,不隆起于皮面。见于丹毒、风湿性多形性红斑、斑疹伤寒等。②玫瑰疹,是鲜红色的圆形斑疹,直径 2～3 mm,由病灶周围血管扩张引起。多见于前胸及上腹部,是伤寒或副伤寒的特征性皮疹。③丘疹,局部皮肤颜色改变,隆起于皮面,较坚实。见于麻疹、药物疹、湿疹、风疹、猩红热、玫瑰糠疹等。④斑丘疹,丘疹周围有皮肤发红的底盘,见于风疹、药物疹、猩红热等。⑤荨麻疹,为苍白色或红色、大小不一、形态各异的局限性水肿团块,隆起于皮面,有痒感,为速发型皮肤变态反应所致。常见于药物或食物过敏。⑥疱疹,为大小不等、充满浆液的小水疱,隆起于皮面,见于单纯疱疹、带状疱疹、水痘等。

3-428 淋巴结评估应按照一定顺序进行,以免遗漏。通常按耳前、耳后、枕部、颈后、颈前(颌下、颏下)、锁骨上、腋窝、滑车上、腹股沟、腘

窝等顺序进行。淋巴结肿大一般由炎症、结核、恶性肿瘤转移、淋巴瘤、淋巴性白血病等引起。

3-429 评估方法为嘱被评估者头稍后仰,张口发"啊"音时评估者一手持手电筒照明,另一手用压舌板或棉签在被评估者舌的前 2/3 与后 1/3 交界处迅速下压,此时可见扁桃体。

扁桃体肿大可分为 3 度:Ⅰ度为有扁桃体肿大但不超过咽腭弓;Ⅱ度为扁桃体肿大超过咽腭弓者;Ⅲ度为扁桃体肿大达到或超过咽后壁中线者。扁桃体肿大原因常为急性扁桃体发炎。

3-430 甲状腺触诊评估包括甲状腺峡部和侧叶的触诊。

(1) 甲状腺峡部:评估者站于被评估者前面,用拇指从胸骨上切迹向上触摸,可触到气管前软组织,嘱被评估者做吞咽动作,可感到此软组织在手下滑动,判断其有无肿大。评估者也可站在被评估者身后用示指、中指、环指等进行触诊。

(2) 甲状腺侧叶:①前面触诊。评估者立于被评估者前方。评估左叶时,评估者左手拇指置于被评估者环状软骨下气管右侧,将甲状腺轻推向左侧,右手示指、中指、环指放在被评估者左侧的胸锁乳突肌后缘,向前推挤甲状腺侧叶,右手拇指在左侧的胸锁乳突肌前缘滑动触摸,触诊时嘱病人配合做吞咽动作,随吞咽而上下动者即为甲状腺。用同法检查右侧。应注意甲状腺的轮廓、大小、质地、对称性、有无压痛及震颤等情况。②后面触诊。评估者立于被评估者背面。评估左叶时,评估者右手示指、中指、环指放在环状软骨下气管右侧,向左轻推甲状腺右叶,评估者左手拇指置于被评估者左侧的胸锁乳突肌后缘,向前推挤甲状腺侧叶,左手的示指、中指、环指在左侧的胸锁乳突肌前缘滑动触摸,触诊时嘱病人配合做吞咽动作,随吞咽而上下动者即为甲状腺。用同法检查右侧。触及甲状腺时应注意其大小、对称性、有无压痛及震颤等情况。

甲状腺肿大可分为 3 度:不能看出肿大但

能触及者为Ⅰ度;能看到肿大又能触及,但在胸锁乳突肌外缘以内者为Ⅱ度;超过胸锁乳突肌外缘者为Ⅲ度。

3-431 瞳孔常可反映中枢神经系统的一般功能状态,为危重病人的主要监测项目。瞳孔缩小见于有机磷农药、巴比妥类、吗啡等中毒;瞳孔散大见于视神经萎缩、阿托品药物中毒及深昏迷病人;两侧瞳孔大小不等提示颅内病变,如颅内出血、脑外伤、脑肿瘤、脑疝等。

3-432 健康人的口唇红润、有光泽。口唇苍白见于虚脱、贫血及主动脉瓣关闭不全;口唇发绀见于心肺功能不全等;口唇颜色深红见于发热性疾病;口唇呈樱桃红色见于一氧化碳中毒;口角糜烂见于维生素B_2缺乏;口唇疱疹多为病毒所致;口唇突然发生非炎症性、无痛性肿胀,见于血管神经性水肿;唇裂见于先天性发育畸形;口唇增厚增大见于克汀病、黏液性水肿、肢端肥大症等。

3-433 呼吸节律改变的病理意义:呼吸中枢兴奋性降低、呼吸中枢衰竭的晚期或病人垂危时常可出现潮式呼吸、间停呼吸、下颌呼吸、点头呼吸、鱼嘴呼吸、抽泣式呼吸;神经官能症、精神紧张或忧郁病人常可出现叹气样呼吸。

3-434 捻发音是一种极细而均匀一致的湿啰音。老年人或长期卧床者可在肺底闻及。持续存在的捻发音为病理性的,见于肺炎早期、肺结核早期、肺淤血、纤维性肺泡炎等。

3-435 正常人支气管呼吸音的听诊部位在喉部、胸骨上窝、背部第六、七颈椎及第一、二胸椎两侧。听诊特点为吸气时相小于呼气时相,吸气音响小于呼气音响,类似于"哈"音。肺泡呼吸音的听诊部位在支气管呼吸音和支气管肺泡呼吸音区域以外的部位。听诊特点为吸气时相大于呼气时相,吸气音大于呼气音,类似于"夫"音。支气管肺泡呼吸音的听诊部位在胸骨角两侧,肩胛间区第三、四胸椎。听诊特点为吸气时相和呼气时相大致相等,吸气音类似于肺泡呼吸音的吸气音,但音响较强,音调较高。呼气音类似于支气管呼吸音的呼气音,但音响较弱,音调较低。

3-436 胸膜摩擦音和心包摩擦音的区别:嘱病人暂停呼吸,若为心包摩擦音则仍然存在,若为胸膜摩擦音则会消失。

3-437 大叶性肺炎病人的阳性体征:视诊,急性病容,口唇疱疹;触诊,患侧触觉语颤增强,患侧呼吸动度减弱;叩诊,充血期为浊音,实变期为浊音或实音;听诊,闻及异常支气管呼吸音和湿啰音。

3-438 阻塞性肺气肿病人的阳性体征:视诊,桶状胸,肋间隙增宽;触诊,两侧触觉语颤减弱,两侧呼吸动度减弱;叩诊,两肺叩诊过清音,肺下界下降,心浊音界缩小或消失;听诊,两肺肺泡呼吸音减弱,呼气音延长,语音震颤振减弱。

3-439 心尖冲动位置变化的临床意义:生理情况下,心尖冲动的位置可因年龄、体型、体位的不同而有所差异。如小儿、妊娠期妇女、体型肥胖者,心尖冲动可向上向外移位;体型消瘦者心尖冲动可向内下移位至第六肋间;卧位时心尖冲动为略向上移位,侧卧位时心尖冲动则移向侧卧的一侧。病理情况下,常见的可引起心尖冲动移位的疾病有:①心脏本身的疾病。左心室增大时,可引起心尖冲动向左下移位;右心室增大时,出现常伴心浊音向两侧扩大的心尖冲动向左下移位。②影响纵隔或气管位置的胸部疾病。一侧气胸或胸腔积液时心尖冲动移向健侧;一侧胸膜黏连、增厚或肺不张,心尖冲动移向患侧。③影响横膈位置的腹部疾病。大量腹水或腹腔巨大肿瘤,心尖冲动可向上移位。

3-440 主动脉瓣狭窄病人在胸骨右缘第二肋间可触及收缩期震颤;肺动脉瓣狭窄病人在胸骨左缘第二肋间可触及收缩期震颤;室间隔缺损病人在胸骨左缘第三、四肋间可触及收缩期震颤。二尖瓣狭窄病人在心尖区可触及舒张期震颤。动脉导管未闭病人在胸骨左缘第二肋间可触及连续性震颤。

3-441 正常成人心脏相对浊音界见表3-1。

表3-1 正常成人心脏相对浊音界

心右界(cm)	肋间	心左界(cm)
2～3	Ⅱ	2～3
2～3	Ⅲ	3.5～4.5
3～4	Ⅳ	5～6
	Ⅴ	7～9

3-442 心脏瓣膜听诊区的部位和听诊顺序：①二尖瓣区，在心尖冲动最强点（心尖部）。②肺动脉瓣区，在胸骨左缘第二肋间。③主动脉瓣区，在胸骨右缘第二肋间。④主动脉瓣第二听诊区，在胸骨左缘第三肋间。⑤三尖瓣区，在胸骨体下端近剑突处左缘（第四、五肋间）或右缘。听诊时应按照一定的顺序进行，通常从二尖瓣区开始，按逆时针方向依次听诊肺动脉瓣区、主动脉瓣区、主动脉瓣第二听诊区和三尖瓣区。

3-443 第一心音和第二心音听诊的特点：第一心音（S1）主要由二尖瓣和三尖瓣骤然关闭的振动所产生。S1的出现标志着心室收缩期的开始，听诊以心尖部最强而清晰，音调较第二心音（S2）低，音响较强，性质较钝，持续时间较S2长。S2主要由肺动脉瓣和主动脉瓣突然关闭的振动所产生。S2的出现标志着心室舒张期的开始，听诊以心底部最强，音调较S1高而清脆，占时较S1短。正常青少年肺动脉瓣区第二心音（P2）较主动脉瓣区第二心音（A2）强。

3-444 心房颤动的听诊特点：①心律完全不规则；②第一心音强弱不等且无规律；③脉搏短绌，常见于二尖瓣狭窄、冠心病、甲状腺功能亢进症等。

3-445 听到心脏杂音时，应注意杂音最响的部位、时间、强度、性质、传导方向及与呼吸、体位的关系。

3-446 功能性杂音几乎全为收缩期杂音，在肺动脉瓣区和心尖区容易听到，且多局限、柔和，响度为Ⅰ～Ⅱ级，持续时间较短；病理性杂音多在Ⅲ级以上，比较粗糙，占全收缩期。一般舒张期杂音均见于心脏器质性病变。

3-447 舒张期奔马律与生理性第三心音的区别是：舒张期奔马律多数心率较快，每分钟100次以上，3个声响的时距基本相等，性质相似，且体位改变对听诊无影响。它的出现提示有器质性心脏病。第三心音是紧接在第二心音后一个短暂的音响，卧位时易听到，坐位时则消失，多出现于心率较慢时，如果心率较快，第三心音可以消失，常见于健康的儿童和青年。

3-448 将钟形听诊器置于肱动脉或股动脉处并加压，听到收缩期和舒张期双重杂音，称为杜若兹埃（Duroziez）双重杂音。该杂音是由于血流在听诊器体件造成的狭窄处往返所致，主要见于主动脉瓣关闭不全等。

3-449 腹部的体表标志及其意义：①肋弓下缘，由第八至十肋软骨连接形成的肋弓，肋弓下缘是腹部体表的上界。主要用于腹部分区、肝脾测量、胆囊定位等。②胸骨剑突，是胸骨下端的软骨，为腹部体表的上界。主要作为肝脏测量的标志。③腹上角，前胸两侧肋弓的交角，主要用于判断体型和肝脏的测量。④脐，位于腹部中心，向后投影相当于第三至四腰椎之间。主要用于腹部四区法分区的标志及腰椎穿刺的部位定位。⑤髂前上棘，是髂嵴前方突出点，主要用于腹部九区法分区的标志和骨髓穿刺的部位定位。⑥腹直肌外缘，相当于锁骨中线在腹部的延续。主要用于手术切口的位置和胆囊点的定位。⑦腹中线（腹白线），为前中线在腹部的延续。主要用于腹部四区法分区的标志。⑧腹股沟韧带，是腹部体表的下界，是髂前上棘与耻骨结节之间的腹股沟深面。主要用于寻找股动脉和股静脉的标志。⑨耻骨联合，两耻骨间的纤维软骨连接，共同组成腹部体表下界。主要作为骨盆平面分界的标志之一。⑩肋脊角，两侧背部第十二肋骨与脊柱的交角。主要用于评估肾区压痛和叩击痛的位置。

3-450 肝浊音界缩小或消失（代之以鼓音）的临床意义：①叩诊肝浊音界缩小见于急性肝坏死、肝硬化和胃肠胀气等。②肝浊音界消失代之以鼓音,多因胃肠穿孔,腹腔内游离气体覆盖于肝表面所致。也见于人工气腹后、间位结肠、腹部大手术后数天内。有气胸(右)和肺气肿时,肝浊音界可缩小。

3-451　全腹触诊的顺序:从健康部位开始,逐渐移向病变区域。一般常规检查先从左下腹开始,循逆时针方向,由下而上,先左后右,由浅入深,将腹部各区仔细进行触诊,并注意比较病变区与健康部位。

3-452　肝脏触诊可用单手或双手触诊法。腹壁较薄、软,肝位置较浅者可用单手触诊法;腹壁较薄、肝脏位置较深者可用双手触诊法。触及肝脏时,应详细描述其大小、质地、表面、边缘、压痛及搏动等。

3-453　脾大超过脐水平时,可用三线记录法:①1线,又称甲乙线,测量左锁骨中线与左肋弓交叉点至脾下缘的距离;②2线,又称甲丙线,测量交叉点至脾尖的最远距离;③3线,又称丁戊线,表示脾右缘到正中线的垂直距离,超过正中线以"+"号表示,未超过则以"-"号表示。

3-454　急性腹膜炎病人的阳性体征:视诊,急性危重病面容,强迫仰卧位,两下肢屈曲,呼吸浅快,呼吸运动减弱或消失,出现肠麻痹时全腹膨隆;触诊,腹膜刺激征;叩诊,肝浊音界缩小或消失;听诊,肠鸣音减弱或消失。

3-455　肝硬化病人的早期体征:面部毛细血管扩张、蜘蛛痣和肝掌,肝、脾大。晚期体征:皮肤色素沉着、面色晦暗、黄疸、肝脏缩小变硬、腹壁静脉曲张、腹水、脾大等。

3-456　杵状指又称槌状指,表现为手指和脚趾远端呈鼓槌样膨大,末端指节软组织明显增厚增宽,指(趾)甲呈弧形隆起,指(趾)端背面皮肤与指(趾)甲盖构成的基底角>180°。临床上常见于支气管扩张、肺脓肿、肺癌、感染性心内膜炎、发绀型先天性心脏病等。

3-457　肌力分级:0级,完全瘫痪;Ⅰ级,有肌肉收缩而无肢体运动;Ⅱ级,肢体能在床面移动,但不能抬起;Ⅲ级,肢体可抬离床面,但不能抵抗外界阻力;Ⅳ级,肢体能抵抗部分外界阻力;Ⅴ级,正常肌力。

瘫痪的类型:①单瘫,单一肢体瘫痪,多见于运动区皮质的病变,偶可见于皮质下或仅影响支配单一肢体的运动神经病变。②偏瘫,同侧上、下肢瘫。多为上运动神经元病变所致。③截瘫,见于高位颈髓和脑干病变,也可见于双侧内囊及周围神经病变。④四肢瘫痪,运动障碍往往不对称地累及两侧肢体形成四肢瘫。一般来说,两侧上肢的情况重于下肢的情况。⑤交叉性瘫痪,病变侧下运动神经元性颅神经瘫,病变对侧上运动神经元性偏瘫,见于脑干病变。

3-458　病理反射是锥体束受损的表现。常见的病理反射有巴宾斯基征、奥本海姆征、戈登征、查多克征、霍夫曼征、髌阵挛和踝阵挛。

综合应用题

3-459　(1)估计是皮肤出血点。按压检查是否褪色,若不褪色可以确诊。

(2)目前存在的护理诊断如下。①皮肤、黏膜完整性受损:出血,与血小板减少有关;②活动无耐力:与贫血有关;③疼痛:头痛,与贫血引起神经系统缺氧有关。

3-460　(1)估计病人有乳腺小叶增生、乳腺炎、乳腺癌等可能性。

(2)乳房视诊:应注意乳房的形状、大小、对称性、皮肤颜色、外表、乳头状态、腋窝和锁骨上窝区域皮肤等。触诊:被评估者可取坐位或仰卧位。取坐位时两臂先下垂然后高举过头或双手叉腰。取仰卧位时,肩下要垫一小枕,抬高肩部。为便于评估和记录,通常以乳头为中心作一水平线和一垂直线,将乳房分为内上、外上、内下、外下4个象限。评估时评估者将手指或手掌轻置于被评估者乳房上,用指腹轻施压力,以旋转式或来回滑动式由浅入深地进行触诊。注意先评估健侧,后评估患侧,且按外上、外下、内下、内上象限的顺序进行触诊,最后触诊乳头。评估时应特别注意双侧乳房的质地和弹性、有无压痛和包块等。

3-461 (1)该病人最可能患大叶性肺炎。

(2)视诊:急性病容,患侧呼吸运动减弱;触诊:患侧触觉语颤增强;叩诊:肺部呈浊音或实音;听诊:可闻及异常支气管呼吸音和湿啰音。

3-462 (1)视诊:患侧呼吸运动减弱,胸廓隆起,肋间隙增宽;触诊:语颤减弱或消失,气管移向健侧;叩诊:患侧呈鼓音,心浊音界缩小;听诊:患侧呼吸音降低或消失。

(2)护理诊断。①疼痛:胸痛,与胸膜损伤因素有关;②气体交换受损:与肺萎缩因素有关。

3-463 (1)目前病人发生了心房颤动。主要依据是:有风湿性心脏病二尖瓣狭窄病史;诱发因素为肺部感染;听诊心律不规则,第一心音强弱不等,脉率小于心率(脉搏短绌)。

(2)风湿性心脏病二尖瓣狭窄的主要体征:视诊,二尖瓣面容。触诊,心尖区舒张期震颤。叩诊,当左心房显著增大时,胸骨左缘第三肋间心浊音界扩大,使心腰消失;当左心房与肺动脉段均增大时,心浊音界呈梨形。听诊,心尖区第一心音增强,闻及舒张期隆隆样杂音和二尖瓣开放拍击音(开瓣音)。

3-464 (1)估计病人发生了胃溃疡穿孔,造成急性腹膜炎。主要依据是:①原有胃溃疡病史12年余;②诱因:过度劳累;③临床表现:上腹部剧烈腹痛,继后全腹剧痛,出现发热,并呕出胃内容物和胆汁。

(2)阳性体征:急性病容;腹式呼吸减弱或消失,腹壁运动减弱;腹部有压痛、反跳痛及腹肌紧张,呈"板状腹";肝浊音界缩小或消失;肠鸣音减弱或消失等。

(王 骏)

第四章

心理与社会评估

选择题(4-1~4-210)

A1型单项选择题(4-1~4-135)

4-1 心理评估最常用的方法是
  A. 交谈法　　　B. 观察法
  C. 心理测量法　D. 医学检查法
  E. 问卷调查法

4-2 对儿童不合作、言语交流困难及某些精神障碍者较为实用的心理评估方法是
  A. 交谈法　　　B. 观察法
  C. 心理测量法　D. 医学检查法
  E. 画图法

4-3 临床心理评估最重要的目的是
  A. 诊断　　　　B. 筛查
  C. 预测　　　　D. 进程评价
  E. 观察

4-4* 心理评估的意义,下列哪项除外
  A. 有助于消除不良的心理刺激
  B. 有助于协调各种人际关系
  C. 有助于调动病人的主观能动性
  D. 有助于医院管理
  E. 有助于协调社会交往

4-5 心理评估的注意点,下列哪项错误
  A. 重视心理评估在健康评估中的意义
  B. 与身体评估分开进行
  C. 注意主观与客观资料的比较
  D. 避免评估者的态度、偏见等对评估结果的影响
  E. 应着重于个体目前的心理状况

4-6 下列心理评估方法的含义中不妥的是
  A. 与病人建立密切的个人关系
  B. 熟悉病人的个性心理特征
  C. 注意心理护理资料收集的完整性
  D. 尽量鼓励病人充分表达和暴露自我
  E. 注意按预定问题有目的、有计划、有步骤地进行

4-7 认知过程的核心是
  A. 感觉　　　　B. 知觉
  C. 思维　　　　D. 认知
  E. 语言

4-8 下列哪项不属于护士非语言沟通技巧
  A. 表情　　　　B. 语调
  C. 接触　　　　D. 手势
  E. 文字暗示

4-9 不属于自我概念组成的是
  A. 体像　　　　B. 社会认同
  C. 自我认同　　D. 自我价值
  E. 自尊

4-10 最早丧失的定向力是
  A. 地点定向力　B. 空间定向力
  C. 时间定向力　D. 人物定向力
  E. 事件定向力

4-11 注意迟钝多见于
  A. 精神分裂症　B. 器质性精神病
  C. 神经衰弱　　D. 抑郁症
  E. 痴呆

4-12 称呼原熟悉的人名、物品名的能力丧失,但他人告知名称时,能辨别对错,能说出物品使用方法,属于
  A. 运动性失语　B. 感觉性失语

C. 命名性失语　　D. 失读
E. 构音困难

4-13 评估情绪与情感较为客观的方法为
A. 会谈　　　　B. 观察
C. 医学测量　　D. 评定量表测评
E. 脑电图检测

4-14 评估记忆最常用的方法为
A. 再认法　　　B. 回忆法
C. 再现法　　　D. 评定量表测评
E. 复述法

4-15 情绪高涨最常见于
A. 躁狂症　　　B. 焦虑症
C. 抑郁症　　　D. 神经症
E. 多动症

4-16 医院压力评定量表中权重最大的是
A. 不得不睡在一张陌生的床上
B. 毫无预测地突然住院
C. 思念家人
D. 想到自己可能失去视力
E. 担心完不成工作

4-17 最常见的异常情绪状态为
A. 焦虑　　　　B. 易激惹
C. 兴奋　　　　D. 情绪不稳
E. 恐惧

4-18 人类特有的高级心理现象是
A. 情绪　　　　B. 情感
C. 心态　　　　D. 思维
E. 应激

4-19 属于抑郁和焦虑共有的症状是
A. 坐立不安　　B. 心悸、多汗
C. 运动迟缓　　D. 睡眠障碍
E. 语音高亢

4-20 追求的目标得以实现,紧张解除时产生的情绪体验是
A. 悲哀　　　　B. 快乐
C. 愤怒　　　　D. 恐惧
E. 兴奋

4-21 属于情感应对方式的是
A. 向朋友或家人寻求安慰

B. 和相同处境的人商议解决问题的方法
C. 努力控制局面
D. 能做什么就做什么
E. 寻求处理问题的其他方法

4-22 人们心理活动的外在表现是
A. 行为　　　　B. 生理
C. 情绪　　　　D. 认知
E. 思维

4-23 应激过程中个体可利用的最重要的社会支持资源是
A. 配偶及家庭成员
B. 朋友
C. 同事
D. 社团组织
E. 工作单位

4-24 轻中度压力时可产生
A. 注意力分散、记忆力下降
B. 对事物敏感性增加
C. 感知混乱
D. 自我概念偏差
E. 分析和解决问题的能力下降

4-25 对抑郁症病人生命安全威胁最大的因素是
A. 自杀、自伤倾向
B. 药物不良反应
C. 暴力行为冲动
D. 吞咽困难
E. 特殊治疗的并发症

4-26 压力造成的行为表现不包括
A. 吸烟　　　　B. 咬手指
C. 酗酒　　　　D. 失助感
E. 来回走动

4-27 心理评估的回访阶段应
A. 对心理特殊问题深入了解、分析
B. 对心理资料做出总结、写出报告
C. 核实原先判断,纠正不恰当之处
D. 确定评估目的、手段与步骤
E. 收集评估者心理问题的信息

4-28 在自然条件下对表现心理现象的外部活动进行观察,这种心理评估方法为
   A. 心理测量法
   B. 评定量表法
   C. 自然观察法
   D. 医学监测法
   E. 实验观察法

4-29 评估自我概念时要注意
   A. 确保评估环境安静、舒适
   B. 评估者的态度亲切、温和
   C. 认真倾听被评估者叙述
   D. 选择合适的时间、地点
   E. 准确评估其自我概念

4-30 在特殊的实验环境下观察病人对特定刺激的反应,这种心理评估方法称为
   A. 心理测量法
   B. 评定量表法
   C. 自然观察法
   D. 非正式会谈
   E. 标准情形下的观察法

4-31 在标准情形下,用统一的测量手段测试病人对测量项目所做出的反应,这种心理评估方法称为
   A. 心理测量法   B. 实验观察法
   C. 自然观察法   D. 非正式会谈
   E. 正式会谈法

4-32 个体对自己身体外形以及身体功能的认识与评价,属于自我概念中的
   A. 喜欢自己   B. 自我认同
   C. 身体认同   D. 社会认同
   E. 自我形象

4-33 不属于自我概念的是
   A. 外表   B. 自尊
   C. 个人角色   D. 社会自我
   E. 精神自我

4-34 病人自尊心增强主要表现为
   A. 对自己要求较低或毫无要求
   B. 依赖护士做自己的生活护理
   C. 要求医护人员接受自己的观点
   D. 自我护理意识减弱
   E. 对他人是否尊重自己的人格过分敏感

4-35 不属于自我概念评估方法的是
   A. 会谈法   B. 观察法
   C. 描述法   D. 投射法
   E. 量表法

4-36 个性的功能分类是指
   A. 情绪型、理智型、意志型
   B. 感性型、自尊型、意志型
   C. 乐观型、意向型、支配型
   D. 自信型、妄想型、支配型
   E. 理智型、意志型、情感型

4-37* 个性的特性包括
   A. 综合性、独特性、稳定性、社会性
   B. 综合性、独特性、稳定性、生物性
   C. 整体性、独特性、稳定性、社会性
   D. 整体性、独特性、稳定性、生物性
   E. 整体性、独特性、稳定性、综合性

4-38 认知活动包括
   A. 思维、语言、记忆
   B. 思维、语言、定向
   C. 思维、推理、行为
   D. 思维、语言、行为
   E. 思维、行为、记忆

4-39 识别与理解客观事物真实性的能力属于
   A. 判断力   B. 洞察力
   C. 理解力   D. 思维力
   E. 表达力

4-40 比较和评价客观事物及其相互关系并做出结论的能力属于
   A. 判断力   B. 观察力
   C. 组织能力   D. 沟通能力
   E. 想象能力

4-41 一个人对自身状态的认识能力属于
   A. 时间定向力
   B. 自我定向力
   C. 周围环境定向力

D. 空间定向力
E. 地点定向力

4-42 请病人按指示做一些从简单到复杂的动作,观察病人能否理解和执行指令,旨在评估病人的
A. 记忆力　　B. 洞察力
C. 推理力　　D. 理解力
E. 注意力

4-43 语言能力的评估方法不包括
A. 提问　　B. 阅读
C. 复述　　D. 命名
E. 反问

4-44 下列哪项不是人类特有的注意方式
A. 有意注意　　B. 无意注意
C. 随意注意　　D. 特异注意
E. 不随意注意

4-45 评估者取出一些常用物品,要求被评估者说出名称,此种语言能力评估方法属于
A. 复述　　B. 自发性书写
C. 命名　　D. 自发性语言
E. 抄写

4-46 下列哪项不属于我国心理学家关于情绪和情感的分类
A. 基本情绪情感
B. 与接近事物有关的情绪情感
C. 与自我评价有关的情绪情感
D. 与他人有关的情感体验
E. 特殊的情绪情感

4-47 触发冠心病的心理因素中,人格的核心特征是
A. 恐惧　　B. 沮丧
C. 悲伤　　D. 愤怒
E. 不开心

4-48* 有关情绪和情感的描述,正确的是
A. 情感通过情绪表达
B. 情绪有较强的稳定性
C. 情感具有情景性和激动性
D. 情绪和社会性需求满足与否有关

E. 情绪是在情绪稳定的基础上建立和发展起来的

4-49 在情绪情感分类中,肯定与否定属于
A. 正情绪情感
B. 基本情绪情感
C. 与他人有关的情绪体验
D. 与自我评价有关的情绪情感
E. 与接近事物有关的情绪情感

4-50 甲状腺功能亢进症病人的情绪极容易变坏,其主要原因是
A. 多食、消瘦　　B. 低热、多汗
C. 浸润性突眼　　D. 睡眠欠佳
E. 神经系统兴奋性增高

4-51 心身疾病是
A. 心理因素引起的躯体功能紊乱
B. 心理因素引起的躯体器官器质性变化
C. 心理因素引起的焦虑
D. 心理因素引起的持久性躯体功能障碍
E. 神经官能症

4-52 病后产生的焦虑心理,属于病人的何种反应
A. 情绪反应
B. 情感反应
C. 语言障碍反应
D. 行为反应
E. 认知反应

4-53 患病后孤独感最多见于
A. 儿童　　B. 青年人
C. 中年人　　D. 老年人
E. 成年人

4-54 强烈的心理应激一般不会出现
A. 判断能力下降
B. 抑制人的活动效能
C. 自我评价降低
D. 意志力增强
E. 削弱人的体力

4-55 人在悲伤时最易出现的护理诊断是

A. 自我形象紊乱
B. 自我认同紊乱
C. 调节障碍
D. 有自伤的危险
E. 绝望

4-56 有效应对压力的影响因素不包括
A. 压力源数量
B. 家庭、社会、经济资源的丰富程度
C. 压力源的强度与持续时间
D. 压力应对经验
E. 压力源质量

4-57 护士应有的心理和行为中,下列哪项不妥
A. 具有同情心和爱心
B. 语言应用简练,具有鼓励性
C. 满足病人的一切需要
D. 善于控制自己的情感
E. 具有协调各种人际关系的能力

4-58 下列哪项不是躯体残疾人的心理特点
A. 害怕与人交往
B. 易产生自尊心理
C. 易产生孤独感
D. 有康复的欲望
E. 有求职的欲望

4-59 心理健康的重要标志是
A. 人的自我概念
B. 人的认知水平
C. 情绪状态
D. 个性特征
E. 对压力源的认识

4-60 焦虑状态自评量表测得某人的标准分为58分,则该病人有
A. 轻度焦虑   B. 中度焦虑
C. 重度焦虑   D. 极重度焦虑
E. 不能确定

4-61* 下列哪项属于情感性应对方式
A. 客观地看待问题
B. 将问题化解
C. 回避应激源

D. 接受事实
E. 努力控制局面

4-62 下列哪项是焦虑和抑郁共有的症状
A. 惊慌   B. 激惹
C. 无助感   D. 情绪变化大
E. 注意力无法集中

4-63 家庭结构不包括
A. 传统家庭   B. 权利结构
C. 沟通类型   D. 人口结构
E. 价值观

4-64 影响焦虑程度的因素除外下列哪项
A. 焦虑的原因
B. 焦虑的严重性
C. 焦虑的结果
D. 个体对焦虑的承受能力
E. 焦虑的诱因

4-65 回避和忽视压力源或埋怨他人,属于压力应对方式中的
A. 情绪式应对 B. 情感式应对
C. 问题式应对 D. 消极式应对
E. 防御式应对

4-66 文化休克的分期不包括下列哪项
A. 兴奋期   B. 意识期
C. 转变期   D. 适应期
E. 舒适期

4-67* 社会政治制度不包括下列哪项
A. 妇女保护
B. 立法
C. 社会支持系统
D. 全社会资源分配
E. 就业与劳动制度

4-68 物理环境不包括下列哪项
A. 原生环境   B. 次生环境
C. 教育制度   D. 耕地
E. 牧场

4-69 物理环境中的危险因素不包括下列哪项
A. 生物因素   B. 物理因素
C. 化学因素   D. 生理因素

E. 气候与地理因素

4-70 对自己情感等主观体验和对他人行为的客观观察做出分级和量化评定的活动称为
A. 临床评定　　B. 心理评定
C. 情感评定　　D. 人格评定
E. 智力评定

4-71 一位内科护士考虑到某病人的躯体疾病与心理因素有关,打算给病人进行临床心理评估,其目的在于
A. 做出心理和医学诊断
B. 计划和指导治疗性努力
C. 医学科学研究
D. 在进行临床干预前提供病人的基础信息
E. 预测未来成就

4-72 下列哪种行为属于健康的生活方式
A. 吸烟　　　　B. 酗酒
C. 熬夜　　　　D. 运动
E. 网上聊天

4-73 家庭外部资源不包括
A. 宗教信仰　　B. 文化资源
C. 医疗资源　　D. 社会资源
E. 信息支持

4-74 心理评估的方法不包括下列哪项
A. 记录法　　　B. 心理测试法
C. 会谈法　　　D. 医学监测法
E. 观察法

4-75 认知曲解不包括下列哪项
A. 以偏概全　　B. 任意推断
C. 非黑即白　　D. 过度引申
E. 自知之明

4-76 住院病人文化休克的表现不包括下列哪项
A. 对环境的陌生感
B. 对检查、治疗恐惧
C. 对疾病担忧
D. 对饮食不适
E. 对责任护士的熟悉感

4-77 关于心理咨询中的情绪障碍,下列哪项最为常见
A. 焦虑　　　　B. 恐惧
C. 彷徨　　　　D. 淡漠
E. 绝望

4-78 压力造成的情绪反应不包括下列哪项
A. 恐惧　　　　B. 焦虑
C. 抑郁　　　　D. 喜悦
E. 自怜

4-79* 常见的健康行为不包括下列哪项
A. 积极锻炼身体
B. 戒烟限酒
C. 保持正常体重
D. 熬夜
E. 每天吃早餐,两餐间少吃零食

4-80 不属于社会评估主要内容的是
A. 角色与角色适应评估
B. 经济能力评估
C. 文化评估
D. 家庭评估
E. 环境评估

4-81 病人文化休克产生的原因不包括
A. 与家人团聚
B. 环境陌生
C. 日常活动改变
D. 对疾病的恐惧
E. 社交孤立

4-82 角色认知的基础是
A. 角色期望　　B. 角色学习
C. 角色过渡　　D. 角色成熟
E. 角色模仿

4-83 产生角色适应不良的原因有
A. 角色期望与角色认知有差异
B. 角色表现与角色期望不一致
C. 角色期望与角色模仿不一致
D. 角色表现与角色认知不协调
E. 角色期望与角色模仿不一致

4-84 角色冲突是指
A. 角色期望与角色自我能力不匹配

B. 对角色期望过高或过低
C. 角色期望不明确
D. 角色期望与角色表现差距太大
E. 角色自我能力不能体现

4-85 年轻病人常见的角色适应不良为
A. 病人角色错乱
B. 病人角色强化
C. 病人角色缺如
D. 病人角色消失
E. 病人角色模糊

4-86 老年病人常见的角色适应不良为
A. 病人角色错乱
B. 病人角色强化
C. 病人角色缺如
D. 病人角色消失
E. 病人角色模糊

4-87 不属于社会环境的是
A. 制度　　　　B. 法律
C. 经济　　　　D. 文化
E. 室内装潢

4-88 关于价值观与信念的关系，错误的是
A. 可帮助个体认识自己的健康问题
B. 可帮助个体决策健康问题的轻重缓急
C. 可帮助个体在疾病时选择不同的治疗方法
D. 不影响个体对疾病预后的看法
E. 影响人们对医疗保密措施的选择

4-89 不能理解他人的语言，自述流利，但内容不正常，属于
A. 失读或失写　　B. 运动性失语
C. 感觉性失语　　D. 构音困难
E. 命名性失语

4-90 自我概念的核心是
A. 真实自我　　B. 期望自我
C. 表现自我　　D. 社会自我
E. 精神自我

4-91 下列哪项属于自我意识的特性
A. 能动性　　　B. 条件性

C. 对比性　　　D. 目的性
E. 适应性

4-92 最能反映家庭成员间相互关系的是
A. 权利结构　　B. 沟通类型
C. 家庭角色　　D. 同居家庭
E. 家庭内部资源

4-93 不是家庭内部资源的是
A. 家庭对成员健康提供的经济支持
B. 家庭文化背景、宗教信仰
C. 家庭对成员的关怀和精神支持
D. 家庭提供并安排医疗照顾
E. 同居家庭

4-94 在社会环境因素中，对健康影响最大的是
A. 教育水平　　B. 生活方式
C. 经济　　　　D. 社会关系
E. 同居家庭

4-95 心理评估的准备阶段是
A. 对心理特殊问题进行深入了解、分析
B. 对心理资料做出总结、写出报告
C. 核实原先判断，纠正不恰当之处
D. 确定评估目的、手段与步骤
E. 收集评估者心理问题的信息

4-96 心理评估的信息输入阶段是
A. 对心理特殊问题进行深入了解、分析
B. 对心理资料做出总结、写出报告
C. 核实原先判断，纠正不恰当之处
D. 确定评估目的、手段与步骤
E. 收集评估者心理问题的信息

4-97 自我概念最富于变化的部分是
A. 真实自我　　B. 期望自我
C. 表现自我　　D. 社会自我
E. 精神自我

4-98 心理评估的信息加工阶段是
A. 对心理特殊问题进行深入了解、分析
B. 对心理资料做出总结、写出报告

C. 核实原先判断,纠正不恰当之处
D. 确定评估目的、手段与步骤
E. 收集评估者心理问题的信息

4-99 不能说话或只能讲一二个简单的字是
A. 失读或失写　　B. 运动性失语
C. 感觉性失语　　D. 构音困难
E. 命名性失语

4-100 社会评估的内容不包括下列哪项
A. 文化评估　　B. 身体评估
C. 家庭评估　　D. 环境评估
E. 角色适应评估

4-101 下列哪项不是社会评估的目的
A. 评估个体的角色适应
B. 评估个体的文化背景
C. 评估个体的环境状况
D. 评估个体的家庭功能
E. 评估个体的心理特征

4-102 社会评估的注意事项,下列哪项是错误的
A. 评估对象是直系亲属
B. 选择合适的评估方法
C. 提供适宜的评估环境
D. 运用人际沟通的技巧
E. 安排充分的评估时间

4-103 角色或社会角色又称为
A. 性别　　B. 身份
C. 年龄　　D. 个性
E. 姓名

4-104 对个体的期望过高或难以达到时出现的角色适应不良称为
A. 角色冲突
B. 角色模糊
C. 角色匹配不当
D. 角色负荷不足
E. 角色负荷过重

4-105 角色期望与角色表现间存在差距而产生的角色适应不良称为
A. 角色冲突
B. 角色负荷不足

C. 角色模糊
D. 角色负荷过重
E. 角色匹配不当

4-106 角色模糊是指
A. 个体对同一角色的期望标准不一致
B. 个体对角色期望不明确
C. 对个体的角色期望过高
D. 对个体的角色期望过低
E. 自我价值和能力与角色不配

4-107 已适应病人角色的个体迅速转入常态角色的行为属于
A. 角色冲突　　B. 角色强化
C. 角色缺如　　D. 角色消退
E. 角色厌倦

4-108 疾病确诊后病人不能正视和承认的行为称为
A. 病人角色冲突
B. 病人角色强化
C. 病人角色缺如
D. 病人角色消退
E. 病人角色转移

4-109 下列哪项不是角色适应不良的类型
A. 角色冲突
B. 角色模糊
C. 角色负荷过重
D. 角色匹配得当
E. 角色负荷不足

4-110 角色适应不良的身心行为反应不包括
A. 头痛、头晕、乏力
B. 焦虑、抑郁、易激惹
C. 体温升高或过高
D. 血脂升高、心电图异常
E. 心率和心律异常

4-111 角色功能评估的意义应除外
A. 明确个体对角色的感知
B. 了解病人角色的适应状况
C. 对承担的角色的满意度
D. 深入评估病人的身心状况

E. 知晓病人角色适应不良类型

4-112 角色适应评估的相关护理诊断中,最突出的是
A. 角色紊乱
B. 照顾者角色障碍
C. 无能为力
D. 焦虑、恐惧
E. 父母角色冲突

4-113 文化的特征不包括
A. 民族性　　B. 继承性
C. 特异性　　D. 获得性
E. 共享性

4-114* 人类学家将文化比喻为金字塔,位于塔顶的是
A. 习俗　　B. 信念
C. 信仰　　D. 沟通
E. 价值观

4-115 有关信念和价值观关系,下列哪项不妥
A. 帮助个体认识自己的健康问题
B. 影响个体对健康问题的决策
C. 价值观是信念、态度和行为的基础
D. 它们是一种稳固的生活理想
E. 确立个体患病时选择不同的治疗方法

4-116 关于文化休克的描述,下列哪项不妥
A. 由美国人类学家奥博格提出
B. 能产生生理、心理适应不良
C. 可表现为各种情感反应
D. 主要指人体重要脏器功能衰竭
E. 个体生活在陌生环境中所产生的迷惑与排斥感

4-117 一位性格内向、长相一般、缺乏魅力的男青年恋爱受挫后,想象自己是一位英俊的小伙子,成为许多少女心中的偶像,陶醉在幻想的世界中获得心理满足,这种心理防御方式称为
A. 补偿　　B. 投射
C. 压抑　　D. 反向

E. 幻想

4-118 价值观的评估方法是
A. 观察法　　B. 提问法
C. 实验法　　D. 测试法
E. 量表法

4-119* 不属于习俗评估内容的是
A. 您每天进食几餐
B. 您属于哪个民族
C. 您的主食有哪些
D. 您喜欢的称谓是什么
E. 您讲何种语言

4-120 最小的社会活动组织形式是
A. 家庭　　B. 学校
C. 社团　　D. 公司
E. 单位

4-121* 家庭特征不包括
A. 家庭是一个群体,不共同生活不能算作一个家庭
B. 婚姻是家庭的基础,是建立家庭的依据
C. 组成家庭的成员应以较密切的经济情感交往为条件
D. 有血缘关系,虽然不共同生活也算作一个家庭
E. 家庭至少应包括2个或以上成员

4-122* 下列哪项是我国主要的家庭类型
A. 核心家庭　　B. 单亲家庭
C. 空巢家庭　　D. 同居家庭
E. 重组家庭

4-123 容易引起家庭矛盾,影响彼此感情的家庭是
A. 主干家庭　　B. 重组家庭
C. 核心家庭　　D. 隔代家庭
E. 单亲家庭

4-124 单亲家庭属于
A. 扩展家庭　　B. 复合家庭
C. 丁克家庭　　D. 特殊家庭
E. 不完全家庭

4-125 由养家能力、经济权利决定的成员权

威归于家庭权利结构的何种类型
A. 传统权威型　　B. 民主型家庭
C. 工具权威型　　D. 感情权威型
E. 分享权威型

4-126 个体对其所扮演的社会角色的行为模式的理解属于
A. 规定性角色　　B. 领悟角色
C. 实践角色　　　D. 病人角色
E. 理想角色

4-127 以下哪项是家庭内部资源
A. 环境资源　　　B. 社会资源
C. 文化资源　　　D. 教育资源
E. 精神支持

4-128 家庭成员关系的改变与终结的主要压力源是
A. 破产　　　　　B. 离婚
C. 残障　　　　　D. 退休
E. 乱伦

4-129 家庭关怀度指数测评中主要评价家庭适应度的评估项目是
A. 反映家庭遭遇危机时,利用家庭内、外部资源解决问题的能力
B. 反映家庭成员分担责任和共同做出决定的程度
C. 反映家庭成员通过相互支持所达到的身心成熟程度和自我实现的程度
D. 反映家庭成员间共享相聚时光、金钱和空间的程度
E. 反映家庭成员间相爱的程度

4-130 有关环境的定义下列不正确的是
A. 自然环境又称物理环境
B. 人的环境分为外环境与内环境
C. 人的外环境是指生理心理环境
D. 个性和压力应对属于人的内环境
E. 优良的社会环境是人类健康保障的决定因素

4-131 保障个体衣、食、住、行等基本需求的是
A. 文化教育　　　B. 生活方式

C. 心理环境　　　D. 经济条件
E. 社会关系

4-132 下列除外哪项,均是临床心理评估、心理治疗和心理咨询的范围
A. 前提　　　　　B. 依据
C. 效果判定　　　D. 效果评价
E. 角色分类

4-133* 军人、医生、护士的角色属于
A. 先赋角色　　　B. 基本角色
C. 正式角色　　　D. 理想角色
E. 非正式角色

4-134 父母独处至退休的阶段为家庭生活周期的
A. 空巢期　　　　B. 中年期
C. 创业期　　　　D. 老年期
E. 衰老期

4-135 角色形成必须经历的两个阶段是
A. 角色认知、角色匹配
B. 角色认知、角色模糊
C. 角色认知、角色负荷
D. 角色认知、角色转换
E. 角色认知、角色表现

A2型单项选择题(4-136~4-165)

4-136* 病人,男性,19岁。因打篮球手部受伤入院治疗,但依旧认为自己没什么问题,常跟护士表达自己想出院。导致该病人出现角色适应不良的原因是
A. 年龄
B. 性别
C. 经济状况
D. 家庭、社会支持不足
E. 病室氛围不好

4-137 病人,男性,49岁。有慢性肾小球肾炎病史8年余,反复发作不愈,影响了生活和工作,病人非常焦虑。针对该病人,护士采取的心理护理中,以下哪项不是必要的措施
A. 注意观察病人心理活动

B. 及时发现病人不良情绪
C. 主动与病人沟通,增加信任感
D. 与家属共同做好病人的心理疏导工作
E. 向病人讲解慢性肾小球肾炎的病因

4-138 病人,女性,30岁。因系统性红斑狼疮入院5天,无家属探视。入院后病人病情逐渐加重,导致情绪激动,入睡困难,坐立不安,对待医护人员态度不耐烦,不愿意配合治疗,分析病人目前最主要的心理问题是
A. 担心　　　　B. 焦虑
C. 抑郁　　　　D. 强迫
E. 淡漠

4-139 病人,男性,35岁。因工作压力大,出现失眠、焦虑而来就诊。以下哪句病人的描述可提示护士需进行进一步的健康指导
A. "无论多忙,我都要争取在晚上10点前睡觉。"
B. "每天吃完晚饭出去走走,散散心。"
C. "在家尽可能不去想工作,放松自己。"
D. "睡觉前洗澡。"
E. "睡觉吃安眠药有助于睡眠。"

4-140 患儿,女性,5岁。因化脓性脑膜炎入住重症监护室。患儿母亲在病房门口来回走动,见到医护人员就拉住问个不停。此时,该患儿母亲的心理状态是
A. 绝望　　　　B. 狂躁
C. 焦虑　　　　D. 恐惧
E. 抑郁

4-141 患儿,男性,8岁。突发剑突下剧烈腹痛,为阵发性"钻顶样",持续约3小时,呕吐出一条蛔虫。患儿立即全身发抖,面色苍白,双目紧闭,查体不配合。该患儿的主要心理反应为
A. 孤独　　　　B. 绝望
C. 自卑　　　　D. 恐惧
E. 自卑

4-142 病人,女性,45岁。患急性心肌梗死,进行冠状动脉支架植入术后半年,在家里休息期间,情绪低落,不愿说话,对周围事物不感兴趣,最可能的心理问题是
A. 谵妄　　　　B. 抑郁
C. 恐惧　　　　D. 焦虑
E. 愤怒

4-143 病人,女性,22岁。因失眠、乏力、少动、沉默少语4个月,加重2周就诊。体格检查:意识清,精神疲倦,消瘦,声音低,情绪低落,主诉"不想活了"。诊断为抑郁症收治入院。评估该病人时首要注意的问题是
A. 躯体的营养状况
B. 注意安慰开导
C. 有无自伤、自杀行为
D. 睡眠与休息情况
E. 认知与感知状况

4-144 病人,男性,65岁。因患支气管扩张症经常咳嗽、咳痰,昨晚突然咳出鲜红色血液300ml,当时十分紧张和害怕,有心悸、出汗、四肢发抖。下列哪项异常情绪最突出
A. 恐惧　　　　B. 喜悦
C. 紧张　　　　D. 易怒
E. 抑郁

4-145* 病人,男性,20岁,大学生。因失恋整天闷闷不乐,对学习毫无兴趣,常常哭泣,晚上仅睡3小时左右,抑郁状态自评量表总评为69分。属于下列哪种程度的抑郁
A. 轻度抑郁　　B. 情绪正常
C. 中度抑郁　　D. 情绪高涨
E. 重度抑郁

4-146 病人,女性,68岁。经常和儿媳妇发生争吵,最近情绪低落、食欲减退、体重下降、心悸、十分疲劳,属于情绪障碍的哪种
A. 焦虑　　　B. 抑郁
C. 恐惧　　　D. 易激惹
E. 高涨

4-147* 某年轻人刚进入公司工作时,感到有一些压力,但情绪高涨,对周围事物很敏感,工作勤快,组织能力和洞察力强,工作很顺利。5年后升了职,工作压力很大,加上和同事关系不太和睦,判断失误越来越多。应归为下列哪种压力反应
A. 生理反应　　B. 行为反应
C. 情绪反应　　D. 正常反应
E. 认知反应

4-148 某中年人一出生即被父母遗弃,自幼在福利院长大,5岁时由他人抚养,7岁时抚养他的人自己生了一个儿子,从此他被虐待,处于孤立生活状态。成年后也常被别人欺负,社交活动很少。请列出该中年人最主要的心理护理诊断
A. 自我形象紊乱
B. 自我认同紊乱
C. 功能障碍性悲哀
D. 长期自尊低下
E. 绝望

4-149 病人,女性,40岁。意外摔伤导致脑外伤后出现自言自语,但内容异常,并且不能理解他人的语言,也理解不了自己所说的话,发音和用词错误,有时别人听不懂。该病人的情况是
A. 运动性失语
B. 损伤性失语
C. 理解性失语
D. 感受性失语
E. 命名性失语

4-150 病人,男性,38岁。因急性阑尾炎住院,平时办事果断,行为活动有较强的目的性、主动性、持久性和坚持性。该病人的性格类型可能是
A. 情绪型　　　B. 外向型
C. 意志型　　　D. 内向型
E. 理智型

4-151 病人,男性,82岁。处于胆结石术后恢复期。该病人此阶段最易发生的是
A. 角色强化　　B. 角色缺如
C. 角色冲突　　D. 角色消退
E. 角色模糊

4-152 病人,女性,38岁。因乳腺炎入院治疗。护士为其安排好床位后,说"我是您的责任护士,我姓李,叫我小李就行。有事情的话请按床头呼叫铃。"此时护士承担的角色是
A. 热情的接待员
B. 细心的照顾者
C. 病房的管理者
D. 主动的介绍者
E. 护理的协调者

4-153 病人,女性,32岁。因尿路感染住院治疗,治疗期间得知自己的儿子因患急性阑尾炎住院需照顾,就立即放弃自己的治疗去照顾儿子。这种行为属于
A. 病人角色行为强化
B. 病人角色行为冲突
C. 病人角色行为缺如
D. 病人角色行为适应
E. 病人角色行为消退

4-154 病人,男性,38岁,某上市公司总经理。因肺炎收治入院,但是依然在住院期间每天忙于公司的工作,电话不停。这种行为属于
A. 病人角色行为强化
B. 病人角色行为冲突
C. 病人角色行为缺如
D. 病人角色行为适应

E. 病人角色行为消退

4-155 病人,女性,42岁。因外阴瘙痒2个月就诊。体格检查:外阴充血、肿胀,阴道分泌物无异常。护士在评估诱因时应重点询问病人的是
A. 饮食习惯　　B. 卫生习惯
C. 生活作息　　D. 职业情况
E. 家庭情况

4-156 患儿,女性,3岁。因腹泻3天收治入院。护士在护理患儿的过程中,体现出护士照顾角色的行为是
A. 对患儿和其陪护的家人进行健康教育
B. 做好病区内物品的管理
C. 帮助照顾患儿的饮食起居
D. 做好入院介绍
E. 与患儿母亲共同制订护理计划

4-157* 患儿,男性,5个月。因肺炎、高热惊厥收治入院。护士在为其进行静脉穿刺输液时,3次均失败。患儿母亲非常气愤,甚至谩骂护士。导致此次事件发生的主要因素是
A. 角色责任模糊
B. 角色期望冲突
C. 角色权利争议
D. 角色心理差位
E. 经济压力过重

4-158 护士因为孩子患病最近经常请假。护士长认为其影响了工作而不满。护士则认为护士长对她不体谅,缺乏人情味,两人关系比较紧张。影响他们关系的主要原因是
A. 经济压力过重
B. 角色压力过重
C. 期望值差异
D. 角色权利争议
E. 角色责任模糊

4-159 患儿,男性,14岁。因右侧尺桡骨骨折入院行手术治疗,术后恢复良好,3个月拆除石膏,医生告知可正常活动,但该患儿依旧觉得手部活动不自如,每天要妈妈帮忙穿衣服。这种行为属于
A. 病人角色行为强化
B. 病人角色行为冲突
C. 病人角色行为缺如
D. 病人角色行为适应
E. 病人角色行为消退

4-160 病人,女性,30岁。因肾炎入院治疗,在治疗过程中,其母因摔跤导致手部骨折收治入院。该病人是独生女,父亲在其小时候就过世了,她一直由母亲独自抚养,感情亲密,此时她迫切想照顾母亲,但自身要接受治疗,无法照顾母亲,甚是苦恼。导致该病人出现角色适应不良的原因是
A. 角色模糊
B. 角色冲突
C. 角色匹配不当
D. 角色负荷过重
E. 经济负荷不足

4-161 有些管理不当的医院让护士承担护工的工作。此种现象属于角色不良的哪种
A. 角色负荷不足
B. 角色冲突
C. 角色负荷过重
D. 角色模糊
E. 角色匹配不当

4-162 有一对夫妻生了龙凤胎,特别高兴,从孩子2岁开始便给他们请家教,不仅教他们识字、做算术,还教他们读英语。上小学前要求两个孩子必须考出钢琴等级证书。由于期望太高,造成孩子不想上学,此种现象属于下列哪种
A. 角色负荷不足
B. 角色模糊
C. 角色负荷过重

D. 角色冲突
E. 角色匹配不当

4-163 病人,男性,48岁,建材公司总经理。由于工作繁忙、压力大,多年来胃部不适,未引起重视,每年体格检查大多数不去。今年体格检查发现上腹部有一肿块,通过胃镜检查证实胃癌。但他否认自己患胃癌,不承认这一事实,估计该病人属于病人角色适应不良类型的哪种
A. 正常角色
B. 病人角色缺如
C. 病人角色冲突
D. 病人角色消退
E. 病人角色强化

4-164* 某中年男性,家庭经济条件较差,中学期间和一位女同学感情很好,毕业后谈恋爱,工作数年后打算结婚,但遭到女方父母的强烈反对,无法登记结婚,也无法办婚事,故一直同居到现在约10余年。此类家庭属于
A. 丁克家庭 B. 扩展家庭
C. 空巢家庭 D. 单亲家庭
E. 同居家庭

4-165* 病人,男性,15岁。年初去国外求学后一直无法适应当地生活和学习,暑假回国,父母看出他的抵触情绪,遂带来就诊。该病人的问题可能是
A. 文化休克 B. 文化适应
C. 环境陌生 D. 分离焦虑
E. 孤独

A3型单项选择题(4-166~4-190)
(4-166~4-167共用题干)
病人,男性,42岁。因胃癌住院治疗,治疗期间得知自己的母亲因骨折住院治疗需照顾,就立即放弃自己的治疗去照顾母亲。

4-166 评估该病人的这种行为属于
A. 病人角色行为强化

B. 病人角色行为冲突
C. 病人角色行为缺如
D. 病人角色行为适应
E. 病人角色行为消退

4-167 导致该病人出现角色适应不良的主要原因是
A. 经济状况
B. 家庭、社会支持不足
C. 年龄
D. 性别
E. 病室氛围不好

(4-168~4-169共用题干)
病人,女性,20岁。自14岁月经来潮后一直不正常,表现为月经周期缩短或延长,经量或多或少,甚至闭经,情绪始终处于抑郁状态。近来行为突然改变,不愿与他人相处。消瘦明显。

4-168 此时应注意观察病人有无
A. 独自欢乐
B. 多话
C. 自杀、自伤行为
D. 兴奋
E. 食欲增强

4-169 通常认为这位病人的致病行为模式是
A. E型行为模式(过度追求完美)
B. D型行为模式(忧伤型)
C. C型行为模式(肿瘤易发性)
D. B型行为模式(情绪稳定型)
E. A型行为模式(易发冠心病)

(4-170~4-171共用题干)
病人,男性,55岁。有高血压病病史10年,最近由于工作压力较大,有一天突然昏倒,送往医院被诊断为"脑出血"。在康复阶段该病人说话时发声困难、发音不全。

4-170 该病人的语言障碍属于以下哪种
A. 命名性失语 B. 失读
C. 复述困难 D. 构音困难
E. 智能障碍

4-171 列出该病人目前存在的护理诊断
A. 记忆功能障碍

B. 语言沟通障碍

C. 急性意识障碍

D. 慢性意识障碍

E. 有沟通增进的趋势

(4-172~4-173 共用题干)

病人,男性,32岁,公司职员,由于学历高、能力强、年薪高,工作十分称心。但结婚后因家庭琐事与妻子天天吵闹,导致他常下班后去酒吧喝酒,甚至醉到无法上班。

4-172 该病人目前存在的应激源属于

A. 生理性应激源

B. 心理性应激源

C. 社会文化性应激源

D. 环境性应激源

E. 知识性应激源

4-173 该病人的行为反应最有可能是

A. 敌对与攻击

B. 物质滥用

C. 无助与自怜

D. 退化与依赖

E. 逃避与回避

(4-174~4-175 共用题干)

病人,男性,22岁。因肥胖,不愿出门,平时独自居住,三餐通常都是靠外卖解决,尤其喜欢汉堡、可乐、油炸食品。

4-174 该病人的健康损害行为是以下哪种

A. 不良生活方式与习惯

B. 日常健康危害行为

C. 不良病感行为

D. 致病行为模式

E. 放纵不羁的想法

4-175 相对应的健康行为是

A. 晚睡晚起

B. 根据心情饮酒

C. 按兴趣偶尔锻炼

D. 三餐规律正常,避免零食

E. 适当吸烟

(4-176~4-178 共用题干)

病人,男性,24岁。因意外导致右上肢截肢,截肢后他一直沉默寡言,回家后常常说右手痛,也觉得自己的未来一片灰暗,沉默寡言,喜欢喝酒,生活作息毫无规律。

4-176 该病人的感知觉障碍属于以下哪种

A. 感知觉过敏

B. 感知觉减退

C. 感知觉综合障碍

D. 错觉

E. 幻觉

4-177 目前该病人的情绪属于以下哪类

A. 快乐　　　　B. 愤怒

C. 悲哀　　　　D. 恐惧

E. 淡漠

4-178 该病人的健康损害行为属于哪类

A. 不良病感行为

B. 日常健康危害行为

C. 致病行为模式

D. 消极不安情绪

E. 饮食不节制

(4-179~4-180 共用题干)

病人,女性,30岁,模特。因肠穿孔收治入院,进行手术后,根据治疗需要留置胃管,为此她不愿意见来看望她的亲人及朋友。

4-179 该病人自我概念紊乱主要是由于

A. 疾病或外伤致身体某部分丧失

B. 疾病或创伤导致容颜变化

C. 特殊治疗

D. 生理功能障碍

E. 机体运动障碍

4-180 该病人的自我概念紊乱的异常表现为哪方面

A. 情绪　　　　B. 行为

C. 生理　　　　D. 体像

E. 外表

(4-181~4-183 共用题干)

病人,男性,51岁。下岗后情绪低落,经常赌博,把家中的积蓄全部赌光,最后不得不把住房也抵押。

4-181 下列哪项属于该家庭功能失衡的主要

刺激源

A. 酗酒　　　B. 离婚
C. 赌博　　　D. 患病
E. 残疾

4-182 该病人可能存在的护理诊断是
A. 语言沟通障碍
B. 家庭运作过程改变
C. 父母角色冲突
D. 照顾者角色紧张
E. 有依附关系受损的危险

4-183* 该病人的角色适应不良属于
A. 角色冲突
B. 角色模糊
C. 角色匹配不当
D. 角色负荷过重
E. 角色负荷不足

(4-184～4-185共用题干)

某年轻女性,大学毕业后进入一家公司任文职,2年后上司让她去做推销员,规定每个月要推销10辆跑步机,几个月下来,不能胜任,无法适应此角色。

4-184 该年轻人不会出现下列哪种角色适应不良类型
A. 角色冲突
B. 角色模糊
C. 角色负荷过重
D. 角色负荷不足
E. 角色匹配不当

4-185 该年轻人的角色获得方式是
A. 个人角色　　B. 成就角色
C. 规定性角色　D. 先赋角色
E. 开放性角色

(4-186～4-187共用题干)

病人,女性,33岁,教师。在一次体格检查中被检查出乳房肿块,经B超检查提示乳腺癌,需要住院进行手术,术后化疗和中医药治疗。该病人十分反感这样的治疗,常不配合。

4-186 该病人的角色适应不良属于
A. 病人角色行为异常
B. 病人角色冲突
C. 病人角色强化
D. 病人角色消退
E. 病人角色缺如

4-187* 该病人角色适应不良的影响因素不包括
A. 年龄　　　B. 性别
C. 经济状况　D. 文化程度
E. 人际关系

(4-188～4-190共用题干)

某家研究所的一位高级研究员近40岁才和一位医生结婚,养了一个儿子,从小就很宠爱。儿子在幼儿园常欺负其他小孩,小学时常和人打架,中学时谈恋爱、吸烟、酗酒,工作后赌博、吸毒。

4-188 影响这个儿子成长的环境因素中主要是
A. 自然环境　B. 社会环境
C. 物理环境　D. 生物因素
E. 化学因素

4-189 对这个儿子进行社会环境评估的重点不包括
A. 经济状况　B. 社会关系
C. 文化教育　D. 社会支持
E. 生活方式

4-190 以下哪个消极的因素会对这个儿子不良习惯的养成产生影响
A. 社会政治制度
B. 社会文化系统
C. 医疗卫生服务体系
D. 社会支持
E. 生活方式

✎ A4型单项选择题(4-191～4-210)

(4-191～4-195共用题干)

病人,女性,18岁,学生,父母都是农民。因急性白血病入院。因无法承担高额的治疗费用欲放弃治疗。护士长发动全体护士为其捐款。

4-191 此时护士承担的主要角色是
　　A. 决策者　　　B. 协调者
　　C. 照顾者　　　D. 帮助者
　　E. 管理者

4-192 由于治疗费用昂贵,该病人提出要出院,她觉得自己目前生活都能自理,并没有太大问题。该病人属于以下哪种病人角色适应不良
　　A. 病人角色冲突
　　B. 病人角色缺如
　　C. 病人角色强化
　　D. 病人角色消退
　　E. 经济压力过重

4-193 导致该病人出现病人角色适应不良的主要影响因素是
　　A. 年龄
　　B. 性别
　　C. 经济状况
　　D. 家庭、社会支持不足
　　E. 病室氛围不好

4-194 护士长了解她的想法后,和她交谈,问她:"我知道你有顾虑,但你知道你现在不接受治疗,可能会出现更严重的后果吗?"护士长进行交谈的内容属于
　　A. 角色数量　　B. 角色满意度
　　C. 角色紧张　　D. 角色感知
　　E. 角色舒适

4-195 该病人目前的护理诊断是
　　A. 父母角色冲突
　　B. 无效角色行为
　　C. 焦虑
　　D. 角色紊乱
　　E. 迁移应激综合征

(4-196~4-198 共用题干)
　　病人,男性,65岁。高血压病4年,最近小区前面的广场重新修缮后,每天晚上都有老年秧歌队在楼前排练,音响声音非常大。他感到眩晕、恶心、失眠、脉搏加快,血压波动大。

4-196* 该病人出现以上症状的主要原因是
　　A. 长期噪声的影响
　　B. 心情激动、兴奋
　　C. 室内通风不佳
　　D. 对环境改变后不适应
　　E. 室内采光不佳

4-197* 由于出现不适,他经常无故对老伴发脾气。这属于以下哪种行为反应
　　A. 逃避与回避　　B. 退化与依赖
　　C. 敌对与攻击　　D. 无助与自怜
　　E. 物质滥用

4-198* 为了应对这种状态,他的老伴和家里的子女安慰他,先带他去就医,就医之后他的儿子把他接回自己家休养。这属于哪种家庭内部资源
　　A. 经济支持
　　B. 精神与情感支持
　　C. 信息支持
　　D. 结构支持
　　E. 宗教支持

(4-199~4-202 共用题干)
　　病人,男性,43岁。有胃溃疡病史。近2年来疼痛规律有所改变,偶尔有呕血或黑便,未引起重视。最近疼痛发作频繁,去医院检查,胃镜证实胃癌晚期。

4-199 病人意志很坚强,主要是什么心理防御机制在发挥作用
　　A. 抑制机制　　B. 重视机制
　　C. 强调机制　　D. 异常化机制
　　E. 悲观机智

4-200 随着治疗的进展,该病人精神状态不佳,常不想进食,也因为治疗过程中的一些不良反应而出现不适,不想说话,闷闷不乐。该病人可能出现了哪种应激反应
　　A. 生理反应　　B. 情绪反应
　　C. 认知反应　　D. 意识反应
　　E. 疾病反应

4-201 由于化疗的影响,进食减少,该病人日

渐消瘦,没有了往日意气风发的状态,也越来越不爱与人交流。该病人目前自我概念中的哪一方面存在问题
A. 体像　　　　B. 社会认同
C. 自我认同　　D. 自尊
E. 自我实现

4-202 该病人原本喜欢打篮球,现在发现自己稍微运动一下就劳累,因而沮丧不已。该病人此时存在的主要护理诊断是
A. 体像紊乱
B. 自我认同紊乱
C. 情境性低自尊
D. 长期低自尊
E. 焦虑

(4-203~4-206 共用题干)
病人,女性,65岁。阿尔茨海默病早期,但渐渐出现记忆方面的问题。

4-203 病人对于原来熟悉的人名、物品名的表述能力丧失,这属于
A. 失读或失写　　B. 运动性失语
C. 感觉性失语　　D. 构音困难
E. 命名性失语

4-204 病人因此而表现出痛苦,这属于
A. 接近事物倾向的情绪体验
B. 正情绪情感
C. 远离事物倾向的情绪体验
D. 负情绪情感
E. 与自我评价有关的情绪情感

4-205 该病人知道自己患病,虽积极配合治疗,但效果依然不明显,认为自己会拖累儿女,萌生出轻生的念头,这属于哪种角色适应不良
A. 病人角色强化
B. 病人角色缺如
C. 病人角色行为异常
D. 病人角色冲突
E. 病人角色消退

4-206 该病人平时和老伴两个人生活,子女都不在本市,这种家庭类型属于
A. 核心家庭　　B. 主干家庭
C. 扩大型家庭　D. 不完全型家庭
E. 老年家庭

(4-207~4-210 共用题干)
病人,女性,22岁,舞蹈学院学生。因皮疹和发热收治入院,入院前她还在学校排练舞蹈。

4-207 该病人平时在校表现优异,很多人都认为她会是一位非常出色的舞者,她自己也对此也深信不疑。这些属于自我概念中的哪一部分
A. 体像　　　　B. 社会认同
C. 自我认同　　D. 自尊
E. 自我实现

4-208 经过检查,确诊该病人患系统性红斑狼疮,这使得她的自我概念受到影响,影响的原因主要是
A. 早期生活经历
B. 生长发育过程中的正常生理变化
C. 健康状况
D. 人格特征
E. 人际关系

4-209 在疾病的进展和治疗过程中,该病人的容貌和外形发生了变化,使其更容易成为哪种高危人群
A. 自我概念紊乱
B. 自我概念强化
C. 认知改变
D. 抉择冲突
E. 生理功能障碍

4-210 由于容貌和外形的改变,病人表现得非常沮丧,常常说:"这还有什么意义?"这种情况表明病人出现了下列哪种主要表现形式的精神困扰
A. 非语言行为　B. 语言行为
C. 心理行为　　D. 意识状态改变
E. 不配合

名词解释题(4-211～4-255)

4-211 心理评估
4-212 结构式会谈
4-213 认知过程
4-214 思维
4-215 注意障碍
4-216 遗忘症
4-217 顺行性遗忘
4-218 逆行性遗忘
4-219 错构
4-220 思维奔逸
4-221 运动性失语
4-222 感觉性失语
4-223 定向障碍
4-224 痴呆
4-225 情绪
4-226 情感
4-227 恐惧
4-228 易激惹
4-229 应激
4-230 应激反应
4-231 自我概念
4-232 真实自我
4-233 期望自我
4-234 表现自我
4-235 精神困扰
4-236 角色
4-237 角色冲突
4-238 角色匹配不当
4-239 病人角色冲突
4-240 病人角色缺如
4-241 病人角色强化
4-242 病人角色消退
4-243 病人角色行为异常
4-244 家庭
4-245 家庭结构
4-246 家庭价值观
4-247 家庭危机
4-248 文化
4-249 文化休克
4-250 习俗
4-251 信念
4-252 信仰
4-253 健康行为
4-254 环境
4-255 社会环境

简述问答题(4-256～4-275)

4-256 简述心理评估的目的和常用方法。
4-257 简述观察法与会谈法的优点与不足。
4-258 影响自我概念形成的因素有哪些？
4-259 简述自我概念评估的内容和方法。
4-260 定向障碍病人的临床表现特征是什么？如何进行评估？
4-261 简述问题式应对和情感式应对的异同。
4-262 简述角色的形成。
4-263 简述家庭危机中家庭压力的来源。
4-264 简述家庭内部沟通过程障碍的特征。
4-265 简述评估角色与角色适应不良的交谈与观察内容。
4-266 简述精神困扰的表现。
4-267 根据角色存在的形态将角色分类。
4-268 简述情绪和情感的区别与联系。
4-269 恶性肿瘤病人常见的心理护理诊断有哪些？
4-270 护理工作中会产生哪些压力？如何应对？
4-271 简述病人角色的特征。
4-272 简述病人角色适应不良的类型及影响因素。
4-273 简述家庭资源及其评估要点。
4-274 家庭评估常用的评定量表有哪些？
4-275 简述影响个体健康的环境因素。

综合应用题(4-276～4-280)

4-276 病人,女性,36岁。因不小心碰撞肢体出现瘀斑和没有外伤原因的鼻出血,连续几天发热,遂赴医院检查,经血象和骨髓象检查,诊断为急性早幼粒细胞性白血病。医生给予化疗,1个疗程后病人脱发、恶心、呕吐明显,拒绝治疗,情绪十分低落。

请解答:

(1) 列出该病人目前存在的心理护理诊断。

(2) 应如何对其心理情绪进行评估?

(3) 除了以上评估,还需要从哪些方面进行评估?为什么?

4-277 病人,女性,55岁,退休英语教师。1年来常常出现忘记刚做过的事,买过的东西不记得了而重复购买,慢慢地对于很多事情都记不起来。

请解答:

(1) 根据上述表现,该病人存在的主要问题是什么?

(2) 列出该病人目前存在的主要护理诊断。

(3) 针对该病人的主要问题,可进行哪方面的评估?

4-278 病人,男性,42岁。时有头痛,体格检查发现血压过高,就诊后,确诊为高血压病,医生给予降压药物治疗。由于工作较忙,病人常忘记按时服药,近日头晕、头胀、头痛明显,因管教儿子,发怒后突然昏迷,急送医院急诊。经抢救后,病情基本稳定。转入神经内科病房进一步治疗和护理。

请解答:

(1) 对于该病人病室环境的评估要求应包括哪些内容?

(2) 简述该病人相关的护理诊断。

(3) 该病人的突然住院,对于家庭来说是否是家庭危机?该如何更好地渡过?

4-279 病人,男性,42岁。有胃炎病史,3年前突然出现黑便,就诊后诊断为胃出血,住院治疗好转后出院。近半年来出现食欲差、贫血、乏力。1周前胃镜检查证实胃癌晚期而住院治疗。医生建议手术治疗后再化疗。病人表现出沮丧、恐惧,甚至一度有轻生的想法。

请解答:

(1) 该病人目前存在的主要护理诊断。

(2) 该病人属于文化休克的哪一期?

(3) 怎样采用Kleinman提出的"健康信念注解模式"对该病人进行健康信念的评估?

4-280 病人,女性,35岁,某公司财务总监。单位体检时发现乳腺肿块,去医院进一步就诊后,明确为乳腺癌,拟于1周后行乳房切除术。病人自确诊和知道手术安排后极度焦虑,夜间经常失眠。而为了完成工作,她白天还在病房完成公司财务方面的工作。

请解答:

(1) 该病人的角色适应不良属于什么?

(2) 对该病人的角色适应评估需要了解哪些方面?

(3) 该病人出现自我概念紊乱的情绪异常主要因为什么?

答案与解析

选择题

A1型单项选择题

4-1	A	4-2	B	4-3	A	4-4	D
4-5	B	4-6	A	4-7	C	4-8	B
4-9	D	4-10	C	4-11	D	4-12	C
4-13	D	4-14	B	4-15	A	4-16	D
4-17	A	4-18	B	4-19	D	4-20	B
4-21	A	4-22	A	4-23	A	4-24	B
4-25	A	4-26	A	4-27	C	4-28	C
4-29	A	4-30	E	4-31	A	4-32	E
4-33	C	4-34	E	4-35	C	4-36	A

4-37	C	4-38	B	4-39	B	4-40	A
4-41	B	4-42	D	4-43	E	4-44	D
4-45	C	4-46	E	4-47	D	4-48	A
4-49	C	4-50	E	4-51	B	4-52	A
4-53	D	4-54	D	4-55	E	4-56	E
4-57	C	4-58	B	4-59	A	4-60	A
4-61	C	4-62	E	4-63	A	4-64	C
4-65	B	4-66	C	4-67	A	4-68	C
4-69	D	4-70	A	4-71	D	4-72	D
4-73	E	4-74	C	4-75	E	4-76	E
4-77	A	4-78	D	4-79	C	4-80	B
4-81	C	4-82	C	4-83	B	4-84	D
4-85	E	4-86	B	4-87	E	4-88	D
4-89	C	4-90	A	4-91	A	4-92	C
4-93	B	4-94	B	4-95	D	4-96	E
4-97	C	4-98	C	4-99	B	4-100	B
4-101	E	4-102	A	4-103	B	4-104	E
4-105	A	4-106	B	4-107	D	4-108	C
4-109	D	4-110	C	4-111	D	4-112	A
4-113	C	4-114	A	4-115	E	4-116	D
4-117	E	4-118	B	4-119	B	4-120	A
4-121	A	4-122	C	4-123	B	4-124	E
4-125	C	4-126	B	4-127	A	4-128	B
4-129	A	4-130	C	4-131	D	4-132	E
4-133	C	4-134	A	4-135	E		

A2型单项选择题

4-136	A	4-137	E	4-138	B	4-139	E
4-140	C	4-141	D	4-142	B	4-143	C
4-144	A	4-145	C	4-146	B	4-147	E
4-148	D	4-149	D	4-150	B	4-151	A
4-152	B	4-153	E	4-154	C	4-155	B
4-156	C	4-157	B	4-158	C	4-159	A
4-160	B	4-161	E	4-162	C	4-163	B
4-164	E	4-165	A				

A3型单项选择题

4-166	E	4-167	B	4-168	C	4-169	C
4-170	D	4-171	B	4-172	C	4-173	B
4-174	A	4-175	D	4-176	E	4-177	C
4-178	B	4-179	D	4-180	E	4-181	C
4-182	B	4-183	D	4-184	D	4-185	B
4-186	E	4-187	B	4-188	B	4-189	A
4-190	E						

A4型单项选择题

4-191	D	4-192	B	4-193	C	4-194	D
4-195	B	4-196	A	4-197	C	4-198	B
4-199	A	4-200	C	4-201	A	4-202	C
4-203	E	4-204	C	4-205	C	4-206	E
4-207	C	4-208	C	4-209	A	4-210	B

部分选择题解析

4-4 解析：心理评估的结果对于制订个性化的护理方案是十分重要的，如：评估病人的认知水平有利于指导护士选择合适的健康教育方式；评估病人的情绪情感可以明确病人是否处于接受护理的良好心理状态等；另外，还有助于消除不良的心理刺激，协调各种人际关系，调动病人的主观能动性，协调社会交往等。但D选项范围较大，故应除外。

4-37 解析：个性是指个体的整个精神面貌，即具有一定倾向性、稳定的各种心理特征的综合，具有整体性、独特性、稳定性、社会性。个性可影响个体对应激源的感知，影响个体的认知评价，影响个体的应对方式，与个体的社会支持有联系，与个体应激反应的形成和程度有关。

4-48 解析：情绪与情感是个体对客观事物是否满足自身需要的内心体验与反映。当需要获得满足，就会引起高兴、满意、爱慕等积极肯定的情绪和情感，反之则会引起生气、不满、憎恨等消极否定的情绪和情感。情绪是人和动物共有的心理现象，与生理需要满足与否的体验相关，具有较强的情境性、激动性和暂时性；情感应是人类特有的高级心理现象，具有较强的稳定性、深刻性和特久性，为人格构成的重要成分。情绪与情感既有区别又相互联系。情绪依赖于情感，各种情绪受已经形成的情感特点的制约；情感也依赖于情绪,人的情感总是在各种不断变化着的情绪中得到体现。从某种意义上说,情绪是情感的外在表现,情感是情绪的内在本质。

4-61 解析: 应对又称应付,是个体对生活事件以及因生活事件而出现的自身不稳定状态所采取的认知和行为措施。不同的应对方式对应激反应的产生和发展起着促进或限制的作用,从而影响着个体的心身健康。根据应对的指向性,可将其分为:①情感式应对,为解决自身情境反应的应对活动,指向的是应激反应,倾向于采用过度进食、用药、饮酒、远离应激源等行为回避或忽视应激源,以处理由应激所致的情感问题。②问题式应对,为直接解决事件或改变情境的应对活动,指向的是应激源,倾向于通过有计划地采取行动、寻求排除或改变应激源所致影响的方法,以处理导致应激的情境本身。

4-67 解析: 社会政治制度包括立法与社会支持系统、全社会资源分配、就业与劳动制度及劳动强度等。

4-79 解析: 健康的行为方式能对人的身心健康发挥积极的作用,世界卫生组织提出健康的行为是适量运动、合理膳食、戒烟限酒、心理平衡。美国加利福尼亚州公共卫生局人口研究室的科研人员经过15年研究总结出7项健康保护行为:①从不吸烟;②有规律地锻炼身体;③适当睡眠;④保持正常体重;⑤适度饮酒或不饮酒;⑥每天吃早餐;⑦两餐之间少吃零食。

4-114 解析: 文化的要素有知识、艺术、价值观、信念与信仰、习俗、道德、法律与规范等。不同文化背景的个体,其价值观、信念和信仰、习俗、语言等可直接影响健康和健康保健。人类学家将文化比喻为金字塔,其中塔顶为社会群体文化中的"习俗",可视性强,易通过外显行为观察,最具体且易于表达;中层为"信念与信仰";塔底为社会群体文化中的"价值观",它既深沉又抽象,可视性差,因而最难评估。价值观、信念和信仰、习俗是构成文化的核心要素,与个体的健康密切相关。

4-119 解析: 习俗又称风俗,是指一个群体或民族在生产、居住、饮食、沟通、婚姻与家庭、医药、丧葬、节日、庆典、礼仪等物质文化生活上的共同喜好、习尚和禁忌。在一定程度上体现各民族的生活方式、历史传统和心理感情,是民族特点的一个重要方面。

4-121 解析: 家庭的主要特征:①家庭是群体,不是个体,至少应包括2个或以上的成员;②婚姻是建立家庭的基础和依据,是约束夫妻关系及保证家庭相对稳定的基础和依据;③组成家庭的成员应以共同生活,有较密切的经济和情感交往为条件。

4-122 解析: 从家庭的定义上看,主要有两种家庭类型:传统家庭和非传统家庭。传统家庭是指夫妇因婚姻关系而居住在一起,且家庭成员因孩子的出生而增加(如核心家庭、主干家庭等);而现今社会的家庭结构已发生了很大的变化,那些不能满足传统家庭特点的家庭则归属于非传统家庭(如单亲家庭、重组家庭、同居家庭等),而我国是以核心家庭为主。

4-133 解析: 根据角色扮演者受角色规范制约的程度,可分为:①规定性角色,也称为正式角色,是指角色规范比较严格或有明确规定的角色,如政府官员、医生、护士、学生、士兵等。②开放性角色,也称为非正式角色,是指没有严格的角色规范,个人可以根据自己的理解比较自由地履行角色行为的角色,如父/母亲、朋友等。

4-136 解析: 病人角色适应不良的影响因素:①年龄,为影响病人角色适应的重要因素。年轻人对病人角色相对淡漠,而老年人则容易发生病人角色强化。②性别,女性病人比男性病人更容易发生病人角色冲突、病人角色消退等角色适应不良。③经济状况,经济状况差的病人容易出现病人角色缺如或病人角色消退。④家庭、社会支持系统,家庭、社会支持系统强的病人多能较快地适应病人角色。⑤其他,包括环境、人际关系、病室气氛等。良好、融洽的护患关系是病人角色适应的有利因素。该病人出现角色适应不良,不愿承认自己患病,主要是因为年轻人对病人角色相对淡漠。

4-145 解析：抑郁状态自评量表的使用方法同焦虑状态自评量表。每个项目评分方法按1、2、3、4（负性陈述），或4、3、2、1四级评分。正常的标准总分值为50分以下；50~59分为轻度抑郁；60~69分为中度抑郁；70~79分为重度抑郁。该大学生因失恋整天闷闷不乐，对学习毫无兴趣，常常哭泣，晚上仅睡3小时左右，抑郁状态自评量表总评为69分，故应属于中度抑郁。

4-147 解析：应激源导致机体生理、情绪、认知和行为等方面的非特异性反应，应激通过各种心理和生理反应影响个体的健康水平。认知反应应激引起的认知反应包括积极和消极两方面。适度的应激水平可以引起积极的认知反应，如警觉水平提高，注意力集中，思维活跃，记忆力、判断力、洞察力和解决问题的能力均有所增强。但如果应激水平较高或长时间处于高应激状态则会引起消极的认知反应，包括注意范围缩小、注意力涣散、记忆力下降、思维迟钝、感知混乱、判断失误、定向障碍等，以及发现、分析和解决问题的能力下降。同时，还可能影响人的社会认知，导致自我评价下降。该病人因升职，工作压力增加，出现判断失误，这属于由应激引起的应激反应中的认知反应。

4-157 解析：角色冲突是指角色期望与角色表现间差距太大，使个体难以适应而发生的心理冲突与行为矛盾。母亲认为护士可以一针就完成静脉穿刺，但现实是护士多次未能成功，这与母亲对护士角色的预期产生差距，这就形成了角色期望冲突。

4-164 解析：一般按家庭规模和人口特征分为核心家庭、主干家庭、单亲家庭、重组家庭、无子女家庭、同居家庭和老年家庭7类。

4-165 解析：引起文化休克的主要原因：①沟通障碍。在不同的文化背景下，同样的内容可能会有不同的含义，脱离了文化背景来理解沟通的内容会产生误解。②日常生活习惯的改变。当一个人的文化环境改变时，其日常生活活动、生活习惯等随之发生变化，需要花时间和精力去适应新环境的文化模式，在适应的过程中，人们往往会产生受挫感，从而引起的文化休克。③异域文化所致孤独与无助。在异域文化中，一个人丧失了自己在原文化环境中原有的社会角色，同时对新环境感到生疏，又与亲人或朋友分离或语言不通，孤独和无助感便会油然而生，可造成情绪不稳定，产生焦虑和对新环境的恐惧等，出现文化休克。④适应新习俗的困惑。不同文化背景的人都有不同的风俗习惯，一旦改变了文化环境，必须去适应新环境中的风俗习惯、风土人情，使得身处异处的人既感困惑又难以适应，但必须去了解和接受。⑤不同价值观的冲突。当一个人的文化环境突然改变时，其长期形成的文化价值观与异域文化中的一些价值观会产生矛盾和冲突，导致其行为的无所适从。该病人去国外求学，跟他以往在国内的生活环境有很大的不同，对于他来说需要去适应新的习俗，不同价值观冲突也需要去适应；另外，由于独自求学，无助与异域文化带来的孤独感也加重了他的病情。

4-183 解析：角色模糊是指个体对角色期望不明确，不知道承担这个角色应该如何行动而造成的不适应反应。该病人因为下岗，失去了工作，不知道如何重新定位自己的角色，不知道接下来该怎么办，所以存在角色模糊。

4-187 解析：病人角色适应不良的影响因素包括：①年龄；②性别；③经济状况；④家庭、社会支持系统；⑤环境、人际关系及病室气氛等。

4-196 解析：物理环境对健康会产生影响，置身于物理环境中的人，通过摄取其中有益于身体健康的物质来维持生命活动；同时，环境中也随时存在着、产生着和传播着危害人体健康的物质。物理环境中的危险因素包括：①生物因素，如细菌、病毒、寄生虫等病原微生物。含有病原微生物的粪便、垃圾或污水污染的土壤，可成为有关疾病的传播媒介，成为人们感染这些疾病的重要来源。②物理因素，如噪声、振动、电离辐射、电磁辐射等均会危害人体的健康。长期暴露于噪声环境中会使人听觉迟钝,并会产生暂时性听阈位移,对机体的有害反应包括紧张性头痛、注意力下降、焦虑、高血压和失眠等。③化学因素,在污染严重的环境中,机体的任何系统都可能遭受环境有害物质的侵害,出现生理方面的各种反应。④气候与地理因素,该病人是因为长期受到广场舞噪声的影响,而出现了病情加重的情况,主要的影响因素就是噪声环境。

4-197 解析: 行为是人们心理活动的外在表现,个体在应激状态下的行为可随心理活动的变化而出现相应的改变。常见的行为反应有:①逃避与回避,如拖延、闭门不出、离家出走或辞职;②退化与依赖,如哭闹、退化到儿童的反应方式;③敌对与攻击,如毁物、争吵、冲动、伤人或自杀;④无助与自怜,如不采取能够采取的行动积极应对;⑤物质滥用,如吸烟、酗酒或吸毒。这些行为改变可影响个体的社会适应性。该病人因为身体的不适导致情绪不佳而跟老伴争吵,这种行为符合敌对与攻击的描述。

4-198 解析: 在家庭成员出现疾病时,很容易成为家庭压力的主要来源,属于家庭成员角色改变的范畴。当家庭压力超过家庭资源,会导致家庭功能失衡,出现家庭危机。而家庭成员都在努力维持着这种平衡,家庭资源分为内部资源和外部资源,子女将病人接回家休养,避免再次受到环境影响,同时予以关心和爱护,这些都属于家庭内部资源中的精神与情感支持。

名词解释题

4-211 心理评估作为一种技术性术语是指描述、记录和解释一个人的行为而开发出来的方法,即应用多种方法所获得的信息,对个体某一心理现象作全面、系统、深入的客观描述的过程。

4-212 结构式会谈是指按照事先设计好的会谈提纲或主题有目的、有计划、有步骤地进行会谈。

4-213 认知过程是指人们获得知识或应用知识的过程,即信息加工的过程;是人最基本的心理过程,包括感觉、知觉、记忆、想象、思维、语言、定向力及智能,其中思维是认知过程的核心。

4-214 思维是人脑对客观现实、间接、概括的反映,是认识的高级形式。它反映的是客观事物的本质属性和规律性联系。

4-215 注意障碍是指注意的强度、范围及稳定性等发生改变,其中以注意减弱和注意狭窄最为常见。

4-216 遗忘症是一种回忆的丧失,表现为局限于某一事情或某一时期内的经历的遗忘而不是记忆的普遍性减退。

4-217 顺行性遗忘是指对紧接着疾病发生以后一段时间的经历不能回忆,多见于各种原因引起的意识障碍。

4-218 逆行性遗忘是指对紧接着疾病发生以前一段时间的经历不能回忆,多见于脑外伤。

4-219 错构是指在回忆曾经历的事件时,在发生地点、时间或情节上出现错误或混淆,多见于脑器质性疾病。

4-220 思维奔逸是一种兴奋性联想障碍,表现为思维联想速度加快、数量增多及内容丰富生动,但逻辑联系非常肤浅,常缺乏深思而信口开河,多见于躁狂症。

4-221 运动性失语是指部分或全部丧失说话能力,但能理解他人的语言和书面文字。

4-222 感觉性失语是指发音清晰,语言流畅,但内容不正常,不能理解他人和自己的语言。

4-223 定向障碍是指对环境或自身状况的认识能力丧失或认识错误,多见于症状性精神病及脑器质性精神病伴有意识障碍的病人,包括时间定向障碍、地点定向障碍、人物定向障碍和自身定向障碍等。

4-224 痴呆是指大脑发育成熟后,由于各种有害因素作用引起大脑器质性损害,使已获得的智能全面减退。

4-225 情绪是指个体对客观事物是否满足自身需要的内心体验与反映,是人和动物共有的心理现象,与生理需要满足与否的体验相关,具有较强的情境性、激动性和暂时性。

4-226 情感是个体对客观事物是否满足自身需要的内心体验与反映,是人类特有的高级心理现象,具有较强的稳定性、深刻性和持久性,为人格构成的重要成分。

4-227 恐惧是指面临不利或危险处境时出现的情感反应,常伴有避开不利或危险处境的行为,表现为紧张、害怕,伴有心悸、出汗、四肢发抖,甚至出现排便、排尿失禁等自主神经功能紊乱症状。

4-228 易激惹是指个体存在的各种程度不等的易怒倾向,一般或轻微的刺激即可使其产生强烈的情绪反应。

4-229 应激是指当个体面临或察觉到环境变化对机体有威胁或挑战时,做出的适应性和应对性反应的过程。

4-230 应激反应是指应激源所致机体生理、情绪、认知和行为等方面的非特异性反应,通常称为应激的心身反应。

4-231 自我概念又称自我意识,是一个人关于自我及其与周围环境关系的多方面、多层次的认知和评价,是个体对自我的所有思想、情感和态度的综合,包括自我认识、自我体验和自我调控等。

4-232 真实自我为自我概念的核心,是人们对其身体内外在特征及社会状况的如实感知与评价,包括社会自我、精神自我、外表等方面。

4-233 期望自我又称理想自我,为人们对"我希望我成为一个什么样的人"的感知,既包括个体期望得到的外表和生理方面的特征,又包括个体希望具备的个性特征、心理素质以及人际交往与社会方面的属性,是人们获取成就、达到个人目标的内在动力。期望自我含有真实与不真实的成分。真实成分越高,与真实自我越接近,个体的自我概念越好,否则可产生自我概念紊乱和自尊低下。

4-234 表现自我为自我概念中最富于变化的部分,指个体对真实自我的展示与暴露。由于不同的人、不同的社会团体对他人自我形象的认可标准不一样,因此,人们在不同场合,如初次见面和求职面试时,暴露自我的方式和程度也不一致。表现自我的评估较困难,其结果取决于暴露自我与真实自我的相关程度。

4-235 精神困扰是指个体感到其信仰系统或自身在其中的位置受到威胁时的一种内心体验。

4-236 角色是指个人在特定的社会环境中有着相应的社会身份和社会地位,并按照一定的社会期望,运用一定权力来履行相应社会职责的行为。

4-237 角色冲突是指角色期望与角色表现之间存在差距,或个体多种角色之间存在着冲突,使之难以适应而发生的心理冲突与行为矛盾。

4-238 角色匹配不当是指个体的自我概念、自我价值观或自我能力与其角色期望不匹配。如让一名护工承担医生的角色,或让医生承担护工的角色,均可能发生角色匹配不当。

4-239 病人角色冲突是指个体在适应病人角色过程中与其常态下的各种角色发生心理冲突和行为矛盾。

4-240 病人角色缺如是指个体在疾病被确诊后尚未进入病人角色,不能正视、承认有病的现实,或对病人角色感到厌倦;属于一种心理防御,通过否认来缓冲患病事实对个体的压力刺激;多见于初次生病、初次住院,以及初诊为癌症、预后不良疾病病人。

4-241 病人角色强化是指因依赖性加强、自信心减弱,个体对自我能力产生怀疑、失望,对原角色产生恐惧,因而沉溺于病人角色。

4-242 病人角色消退是指已适应病人角色的个体因某些原因重新或迅速转回常态角色,去承担本应免除的责任与义务,使其已有的病人角色行为退化,甚至消失。可见于疾病未愈或在疾病中期的病人,因个体家庭(如孩子患病)、工作等原因,使他(她)的社会角色上升到第一位而重新承担相应的职责(如父/母亲职责)。

4-243 病人角色行为异常是指病人因对其所

患疾病认识不足,或因病痛的折磨感到悲观失望而出现的抑郁、恐惧,以及轻生的念头或自杀行为。

4-244 家庭是基于一定的婚姻关系、血缘或收养关系组合起来的社会生活基本单位,为一种特殊的心理认可群体。

4-245 家庭结构是指家庭内部的构成和运作机制,反映了家庭成员之间的相互作用和相互关系。

4-246 家庭价值观是指家庭成员判断是非的标准以及对特定事物的价值所持的信念与态度,为家庭成员对家庭活动的行为准则和生活目标的共同态度和信念,通常不被人们意识到,却深深地影响着每个家庭成员的思维和行为方式。

4-247 家庭危机是指当家庭压力超过家庭资源而导致家庭功能失衡的状态。

4-248 文化的定义分为广义、狭义两种。广义的文化是指人类在社会历史发展过程中所创造的物质财富和精神财富的总和,它既包括世界观、人生观、价值观等具有意识形态性质的部分,也包括自然科学和技术、语言和文字等非意识形态的部分。狭义的文化是指人们普遍的社会习惯,如衣食住行、风俗习惯、生活方式、行为规范等。

4-249 文化休克是指生活在某一种文化环境中的人初次进入到另一种不熟悉的文化环境,因失去自己熟悉的所有社会交流的符号与手段所产生的思想混乱与心理上的精神紧张综合征。

4-250 习俗又称风俗,是指一个群体或民族在生产、居住、饮食、沟通、婚姻与家庭、医药、丧葬、节日、庆典、礼仪等物质文化生活上的共同喜好、习尚和禁忌。

4-251 信念是指个体认为可以确信的看法,是个体在自身经历中积累起来的认识原则,与个性和价值观相联系的一种稳固的生活理想。

4-252 信仰是指人们对某种事物或思想、主义的极度尊崇和信服,并把它作为自己的精神寄托和行为准则;是一个长期的形成过程,是人们在接收外界信息的基础上沿着认知、情感、意志、信念和行为的轨道持续发展,最终融合而成的。

4-253 健康行为也称行为免疫,是指人们为了增强体质、维持与促进身心健康而进行的各种活动,如充足睡眠、平衡膳食和适量运动等。

4-254 环境是指人类生存或生活的空间。狭义的环境指环绕个体的区域,如病房、居室;广义的环境则指人类赖以生存、发展的社会与物质条件的总和。

4-255 社会环境是指人类生存及活动范围内的社会物质与精神条件的总和。

简述问答题

4-256 心理评估的目的:评估病人在疾病发生、发展过程中的心理过程,包括认知功能、情绪与情感、应激与应对、健康行为以及自我概念和精神信仰等,从而发现病人现存或潜在的心理健康问题,为制订心理干预措施提供依据。心理评估的常用方法有:会谈法、观察法、心理测量学法和医学检测法。

4-257 观察法的优点是得到的材料比较真实和客观。对儿童、不合作者、言语交流困难者以及精神障碍者,使用观察法显得尤为实用。通过观察,可以获得病人不愿意或没有能力报告出来的心理行为。观察法的不足之处在于观察得到的只是外显行为,难以获得病人的认知方式和内心想法等。此外,观察结果的有效性还取决于观察者的观察能力和分析综合能力,并且观察活动本身也可能会影响病人的行为表现,从而使观察结果失真。

会谈法是会谈双方互动的过程。会谈过程中,护士应灵活运用相应的沟通技巧,取得病人的信任,以真实、全面而准确地了解病人的心理和社会状况。会谈具有较好的灵活性。护士可依据具体情况,适当调整会谈问题的多少,决定会谈时间的长短等。会谈法获得的信息较多,但会谈结果的信度和效度较差,聚焦困难,并且费时。

4-258 影响自我概念形成的因素包括：人格特征、早期生活经历、生长发育过程中的正常生理变化、健康状况等。

4-259 自我概念评估的内容和方法：一般采用会谈法、观察法、画人测验、评定量表测评等方法对个体的体像、社会认同、自我认同以及自尊等进行综合评估，以了解个体对自我概念的感受和评价、影响自我概念的相关因素及自我概念方面现存或潜在的威胁。主要方法：①会谈法：通过体像、社会认同、自我认同与自尊及自我概念现存与潜在的威胁等予以评估；②观察法：用于收集个体的外表、非语言行为以及与他人互动过程等与自我概念相关的客观资料。具体内容包括外表、非语言行为、语言行为及情绪状态；③投射法：适用于儿童等不能很好地理解和回答问题的病人，其具体方法是让病人画自画像并对其进行解释，以此了解病人对其体像改变的认识与体验；④评定量表测评：可用Rosenberg自尊量表等。

4-260 定向障碍病人的临床表现特征：定向障碍是指对环境或自身状况的认识能力丧失或认识错误，多见于症状性精神病及脑器质性精神病有意识障碍的病人，包括时间定向障碍、地点定向障碍、人物定向障碍和自身定向障碍等。定向障碍是意识障碍的重要标志，但有定向障碍不一定有意识障碍。定向能力评估可通过询问"今天是星期几？"或"今年是哪一年？"评估病人的时间定向能力；"现在在什么地方？"判断病人的地点定向能力；"我站在你的左边还是右边？""呼叫器在什么方向？"评估病人的空间定向能力；"你叫什么名字？"或"你知道我是谁吗？"判断病人的人物定向能力。

4-261 根据应对的指向性，可将应对方式分为：①情感式应对，为解决自身情境反应的应对活动，指向的是应激反应，倾向于采用过度进食、用药、饮酒、远离应激源等行为回避或忽视应激源，以处理由应激所致的情感问题。②问题式应对，为直接解决事件或改变情境的应对活动，指向的是应激源，倾向于通过有计划地采取行动、寻求排除或改变应激源所致影响的方法，以处理导致应激的情境本身。

实际生活中，人们在面对应激时，多同时使用上述两种应对方式。一般认为，在应激可以由行动直接处理时，问题式应对方式更积极有效；反之则情感式应对更为有效，可暂时缓解紧张情绪。但过度持续地使用情感式应对可导致高度焦虑或抑郁，甚至出现自毁行为。

4-262 角色的形成经历了角色认知和角色表现两个阶段。角色认知是个体通过自己有意识地观察或者通过学校、家庭和社会教育等途径，逐渐认识某一角色行为模式的过程。即个体认识自己和他人的身份、地位以及各种社会角色的区别与联系的过程。模仿是角色认知的基础，先对角色产生总体印象，然后深入角色的各个部分认识角色的权利和义务。角色表现是个体为达到自己所认识的角色要求而采取行动的过程，也是角色的成熟过程。

4-263 家庭危机中家庭压力的来源：①家庭经济收入低下或减少，如失业、破产；②家庭成员关系的改变与终结，如离婚、分居、丧偶；③家庭成员角色改变，如初为人父（母）、退休、患病等；④家庭成员的行为违背家庭期望或损害家庭荣誉，如酗酒、赌博、犯罪等；⑤家庭成员生病、残障、无能等。

4-264 家庭内部沟通过程障碍的特征：①家庭成员自卑；②家庭成员以自我为中心，不能理解他人的需求；③家庭成员在交流时采用间接或掩饰的方式；④家庭内信息的传递是不直接的、含糊的、有矛盾或防御性的。

4-265 评估角色与角色适应不良的交谈与观察内容：①会谈。重点是确认个体在家庭、工作和社会生活中所承担的角色、对角色的感知与满意情况，以及有无角色适应不良。角色数量与任务：可询问个体目前在家庭、工作和社会生活中所承担的角色与任务，如"你从事什么职业及担任什么职务？""目前在家庭、单位或社会中所承担的角色与任务有哪些？"等。角色感知：

通过询问个体对自己承担的角色数量与责任是否适当的评价了解其角色感知,如"你是否清楚自己的角色权利和义务?""你觉得自己所承担的角色数量和责任是否合适?"角色满意度:通过询问个体对自己角色的满意情况、与自己的角色期望是否相符等,了解其有无角色适应不良。角色紧张:通过询问了解个体有无角色紧张的心理和生理表现,如个体是否感到压力很大、角色不能胜任,有无疲乏无力、头痛、心悸、焦虑、抑郁等角色适应不良的生理和心理反应。会谈过程中应注意个体有关角色适应不良的叙述,并判断其类型,如"我觉得我的时间不够用""我感到很疲劳"等多提示角色负荷过重;"我因为工作而没有很好地照料患病的孩子"常提示角色冲突。②观察。主要观察内容为有无角色适应不良的心理和生理反应。一般状况:观察有无角色紧张的表现,如疲乏、头痛、失眠等表现,或焦虑、愤怒和沮丧等表情。父母的角色行为:胜任父母角色者对自己所承担的父母角色感到满意和愉快,而不胜任者常表现出焦虑、沮丧或筋疲力尽,对孩子的表现感到失望、不满意甚至愤怒等。如父母不能满足住院或家中子女的身体或情感上的需要而表示忧虑,对子女的日常生活照顾陷入混乱等。

4-266　精神困扰的表现可能比较轻微,也可能比较明显,语言行为和非语言行为是其主要的表现形式。①语言行为:个体通过语言表达其关于精神信仰方面的问题,如"我真的不明白为什么这一切发生在我的身上""这种经历真的让我看透了"或"所有这一切有什么意义呢"等。或表达无望、无价值感甚至想死的念头,如"我最好死掉算了"或"我想我们在一起的时间不多了"等。此外,也会有关于上帝或上帝意愿的表达,如"我猜上帝在召唤我""当上帝说你要走时,你不管怎样都要走了""这是在赎罪"或"我想这是我应该遭受的"等。②非语言行为:表现为哭泣、叹息或退缩行为;出现注意力下降、焦虑等表现,甚至请求护士或其他人给予精神协助,如要求祈祷或宗教用品的特殊放置等。

4-267　根据角色存在的形态将角色分为:①理想角色,也称期望角色,是指社会或团体对某一特定社会角色所设定的理想的规范和公认的行为模式;②领悟角色,是指个体对其所扮演的社会角色的行为模式的理解;③实践角色,是指个体根据自己对角色的理解而在执行角色规范过程中所表现出来的实际行为。

4-268　情绪和情感的区别与联系:情绪与情感是个体对客观事物是否满足自身需要的内心体验与反映。当需要获得满足,就会引起高兴、满意、爱慕等积极肯定的情绪和情感;反之,则会引起生气、不满、憎恨等消极否定的情绪和情感。情绪是人和动物共有的心理现象,与生理需要满足与否的体验相关,具有较强的情境性、激动性和暂时性;情感应是人类特有的高级心理现象,具有较强的稳定性、深刻性和持久性,为人格构成的重要成分。情绪与情感既有区别又相互联系。情绪依赖于情感,各种情绪受已经形成的情感特点的制约;情感也依赖于情绪,人的情感总是在各种不断变化着的情绪中得到体现。从某种意义上说,情绪是情感的外在表现,情感是情绪的内在本质。

4-269　恶性肿瘤病人常见的心理护理诊断包括:紧张、焦虑、恐惧、绝望、自我形象紊乱、自尊紊乱等。

4-270　护理工作中会产生的压力:疾病影响、工作压力大、工作负担重、医疗关系和护患关系处理不恰当等。应对措施:意志坚强,勇于面对挫折,努力学会适应,正确处理压力,激发人体正常心理防御机制,激发希望和勇气,自我价值感得到维持,与他人关系改善,人际、社会以及经济处境改善,生理功能逐步恢复。

4-271　病人角色的特征:当一个人患病后,便无可选择地进入了病人角色,其原来的社会角色便会部分或全部被病人角色所替代,以病人的行为来表现自己。病人角色的特征有以下几点:①脱离或减轻日常生活中的其他角色,减轻或免除相应的责任和义务。②病人对于其陷入疾病状态没有责任,有权利接受帮助。当一个人患病时,除发生许多生理改变外尚有社会心理、精神情感等许多方面的问题,不可能以自己的意愿去恢复健康,即不要求病人单纯依靠自己的意志和决心使疾病好转,无法独自承担相应责任和义务,因此处于一种需要照顾的状态。③病人有寻求治疗和恢复健康的义务,有享受健康服务、知情同意、寻求健康保健信息和要求保密的权利。④病人有配合医疗和护理的义务。

4-272 病人角色适应不良的类型及影响因素。①角色冲突:是角色期望与角色表现之间存在差距,或个体多种角色之间存在着冲突,使之难以适应而发生的心理冲突与行为矛盾。②角色模糊:是个体对角色期望不明确,不知承担这个角色应如何行动而造成的不适应反应。导致原因有:涉及的角色期望太复杂、角色改变的速度太快、主角色与互补角色之间沟通不良等。如初次入院的新病人、刚入学的大学新生、刚生下新生儿的父母等,一下子难以适应转变的新角色。③角色匹配不当:指个体的自我概念、自我价值观或自我能力与其角色期望不匹配。如让一名护工承担医生的角色,或让医生承担护工的角色,均可能发生角色匹配不当。④角色负荷过重:指个体的角色行为在一定的期限内难以达到过高的角色期望,或对个体的角色期望过高。如对学龄前儿童要求在上小学前要认字多少个以上、考多少证书等。⑤角色负荷不足:指个体的角色期望过低而使其能力不能完全发挥。如要求新教师5年内必须听老教师上课,不得独立授课。

4-273 家庭资源是指为维持其基本功能、应对压力事件和危机状态所需的物质、精神与信息等方面的支持。家庭资源分为内部资源和外部资源。内部资源包括经济支持、精神情感支持、信息支持和结构支持等。外部资源包括社会资源、文化资源、宗教资源、经济资源、教育资源、环境资源、医疗资源等。家庭评估要点:家庭评估内容包括个体的基本资料、家庭类型、家庭生活周期、家庭结构、家庭功能、家庭资源、家庭压力等。其中,家庭功能的健全与否和个体的身心健康密切相关,为家庭评估的重点。

4-274 家庭评估常用的评定量表有:①Smilkstein家庭功能量表;②Procidano和Heller家庭支持量表。

4-275 影响个体健康的环境因素:①自然环境,亦称物理环境。能直接或间接影响人类生活的物理因素总和,包括声、电、磁、辐射、居室、采光、通风、空间、气味、室内装潢、布局、大气、水源、温湿度,以及各种与安全有关的因素,如机械性、化学性、温度性、放射性、过敏性、医源性损伤因素等。②社会环境,包括制度、法律、经济、文化、教育、人口、民族、职业、生活方式、社会关系、社会支持等诸多方面。优良的社会环境是人类健康保障的决定因素,其中,与健康直接相关的主要因素有职业、经济、民族、文化、教育、生活方式、社会关系与社会支持等,为社会环境评估的重点。

综合应用题

4-276 (1)心理护理诊断:①自我形象紊乱,与化疗后脱发有关;②悲伤,与患白血病住院有关;③绝望,与患白血病是血癌不能治愈的因素有关。

(2)可通过会谈法、观察法、医学测量和评定量表测量等多种方法对病人的情绪与情感进行综合评估。

(3)可以通过会谈法、观察法和评定量表对病人的精神信仰进行评估,以了解病人的精神信仰和宗教信仰。因为在医疗保健中,精神信仰是重要的,对有些病人甚至是至关重要的影响因素,因而,护士知晓该病人这方面的情况后有利于进行评估,并且有针对性地开展心理护理。

4-277 (1)该病人可能出现了记忆障碍。记忆的丧失随着病情的发展而发展,所以病人的记忆越来越不清晰,常常出现遗忘,且逐渐加重。

(2)该病人目前主要的护理诊断是记忆功能障碍,与老年痴呆有关。

(3) 针对该病人出现的问题,可对其进行记忆能力评估,包括回忆法、再认法和评定量表测评。

4-278 (1)对于该病人病室环境的评估要求:①环境整洁、卫生、宽敞、明亮、舒适、无异味、无臭味;光线、通风适度、温度、相对湿度适宜,环境无噪声;病房设施能满足病人的基本生理需求,如热水供应、厕所洁净、饭菜营养可口等。②安全措施包括走廊、卫生间或浴室要有扶手,地面干燥、平整、防滑,病床旁、卫生间或浴室内有呼叫系统,夜间灯光照明适宜、合理,推车、平车性能完好,病床的升降控制完好、安全,病床的移动脚轮固定完好,在紧急情况下要有安全撤离的出口标记,电源、插座妥善安置且使用安全,用氧有防火、防油、防震标记,备用氧的安置符合安全要求,空调或其他冷暖设备性能完好且使用安全。

(2)该病人相关的护理诊断:①焦虑,与担心疾病预后有关;②恐惧,与脑出血突发昏迷有关;③疲乏,与卒中后发生脑力和体力下降因素有关;④角色紊乱,与个人感到自己的角色有了很大的改变等有关。

(3)该情况是家庭危机。家庭成员的突然患病是家庭压力的来源。家庭应对压力事件包括家庭内部资源和家庭外部资源。内部资源中如精神与情感支持对于该病人目前来说非常重要;而家庭外部资源中的社会资源,如亲朋好友和社会团体的支持,以及医疗资源的保证都可以帮助家庭渡过这个家庭危机。

4-279 (1)该病人相关的护理诊断:①焦虑,与住院、环境改变、应对无效有关;②恐惧,与胃癌预后不佳有关;③情绪调控受损,与胃癌晚期病重,担心治疗效果不佳有关;④有自伤/自杀的危险,与情绪抑郁、沮丧等有关。

(2)该病人属于文化休克的意识期。

(3)用Kleinman提出的"健康信念注解模式"对该病人进行健康信念的评估,内容如下:①"对你来说,健康指什么?不健康又指什么?"②"通常你在什么情况下才认为自己有病并就医?"③"你认为导致健康问题的原因是什么?"④"你怎样及何时发现你有该健康问题?"⑤"该健康问题对你的身心产生了哪些影响?严重程度如何?发作时持续多长时间?"⑥"你认为该接受何种治疗?你希望通过治疗达到哪些效果?"⑦"你的病给你带来的主要问题有哪些?"⑧"对这种疾病你最害怕的是什么?"

4-280 (1)该病人存在角色行为冲突。一方面作为病人她对疾病和手术有担心、焦虑;而另一方面,作为公司的财务总监,尽管患病,却依旧对工作兢兢业业,产生了角色冲突心理。

(2)可以通过会谈法进行角色适应评估,了解该病人是否存在角色紧张,因为该病人因疾病和手术产生焦虑、失眠的角色适应不良的生理和心理反应,而另一方面还要心系单位工作,明显感受到工作的压力,角色负荷过重。

(3)该病人出现的自我概念紊乱的情绪表现可能是由于乳腺癌需要切除乳房而影响形体,病人容易出现体像问题。

(陈 雯)

第五章

实验室检查

选择题(5-1～5-244)

A1型单项选择题(5-1～5-156)

5-1 大部分血液生化检查要求受检者空腹多长时间后采血
  A. 4～6小时 B. 6～8小时
  C. 8～10小时 D. 8～12小时
  E. 10～12小时

5-2 成人立位时的血容量一般比卧位时少多少毫升
  A. 300～400 B. 400～500
  C. 500～600 D. 600～700
  E. 700～800

5-3* 关于静脉采血的叙述,下列哪项是错误的
  A. 应根据采血的不同目的选择不同的时间采血
  B. 最好采血针头进入静脉后立即松开止血带
  C. 建议使用真空采血器
  D. 需空腹采血时,应尽可能延长空腹的时间
  E. 在输液对侧的肢体采血

5-4 成人首选的毛细血管采血部位为
  A. 耳垂 B. 足跟
  C. 手指 D. 手背
  E. 脚趾

5-5 下列检测中,需要定时采血的是
  A. 血清转氨酶检测
  B. 血清白蛋白检测
  C. 血肌酐检测
  D. 血常规检测
  E. 血药浓度检测

5-6* 试管帽为绿色的真空采血器内的添加剂是
  A. 肝素 B. 枸橼酸钠
  C. 氟化钠 D. 草酸钙
  E. 草酸钾

5-7* 用于葡萄糖测定的真空采血管管帽颜色是
  A. 红色 B. 绿色
  C. 灰色 D. 蓝色
  E. 黑色

5-8 红细胞沉降率测定要求枸橼酸钠与血液的比例是
  A. 1:4 B. 4:1
  C. 9:1 D. 1:9
  E. 20:1

5-9 下列尿液标本采集与处理的叙述中错误的是
  A. 盛尿的容器应清洁、干燥
  B. 女病人应避免将阴道分泌物混入尿液
  C. 标本留取后应立即送检
  D. 送检中避免阳光直接照射
  E. 如不能及时检查可5℃冷藏保存

5-10 做尿细菌培养需采集下列哪种尿
  A. 随意一次尿
  B. 清晨空腹尿
  C. 餐后12小时尿

D. 餐后 24 小时尿

E. 清洁中段尿

5-11 下列粪便标本采集与送检的叙述中错误的是

A. 细菌培养的粪便标本容器应无菌

B. 留取含有异常成分的粪便

C. 不得混入尿液、消毒液及污水等

D. 粪便常规检查标本不应超过 1 小时送检

E. 检查的标本应取灌肠的粪便

5-12 相对性红细胞增多见于

A. 阻塞性肺气肿

B. 肺源性心脏病

C. 高原地区居民

D. 新生儿

E. 大面积烧伤

5-13 绝对性红细胞增多见于

A. 腹泻

B. 大面积烧伤

C. 尿崩症

D. 肺源性心脏病

E. 糖尿病酮症酸中毒

5-14 成年男性血红蛋白测定参考值为

A. 80～100 g/L

B. 100～120 g/L

C. 110～130 g/L

D. 130～175 g/L

E. 200～240 g/L

5-15 成年女性血红蛋白测定参考值为

A. 70～100 g/L

B. 80～120 g/L

C. 100～130 g/L

D. 120～150 g/L

E. 115～150 g/L

5-16 中度贫血的血红蛋白含量为

A. 90～130 g/L B. 90～120 g/L

C. 60～90 g/L   D. 30～60 g/L

E. <30 g/L

5-17 血细胞比容减少见于

A. 贫血   B. 大量出汗

C. 严重呕吐   D. 大面积烧伤

E. 阻塞性肺气肿

5-18* 大细胞性贫血见于

A. 巨幼细胞性贫血

B. 缺铁性贫血

C. 再生障碍性贫血

D. 失血性贫血

E. 溶血性贫血

5-19 正常细胞性贫血见于

A. 失血性贫血

B. 巨幼细胞性贫血

C. 再生障碍性贫血

D. 缺铁性贫血

E. 骨髓病性贫血

5-20 小细胞低色素性贫血见于

A. 溶血性贫血

B. 缺铁性贫血

C. 再生障碍性贫血

D. 巨幼细胞性贫血

E. 失血性贫血

5-21 最能反映骨髓造血功能的检查是

A. 红细胞沉降率

B. 红细胞计数

C. 网织红细胞计数

D. 血红蛋白测定

E. 血细胞比容

5-22 成人网织红细胞的正常值为

A. 3%～4%   B. 5%～10%

C. 0.5%～1.5% D. 6%～8%

E. 8%～10%

5-23 网织红细胞减少见于

A. 急性白血病   B. 溶血性贫血

C. 失血性贫血   D. 缺铁性贫血

E. 再生障碍性贫血

5-24 红细胞沉降率加快可见于

A. 先天性心脏病

B. 结核病活动期

C. 病毒感染

D. 心绞痛
E. 良性肿瘤

5-25 中性粒细胞增多最常见于
A. 过敏性疾病
B. 再生障碍性贫血
C. 急性化脓性感染
D. 流行性感冒
E. 脾功能亢进

5-26 可作为早期诊断急性内脏出血参考指标的是
A. 红细胞减少
B. 血红蛋白降低
C. 血小板减少
D. 中性粒细胞增多
E. 单核细胞减少

5-27 中性粒细胞减少见于
A. 大叶性肺炎
B. 急性大出血
C. 脾功能亢进
D. 女性分娩期
E. 糖尿病酮症酸中毒

5-28 中性粒细胞核左移常见于
A. 粒细胞性白血病
B. 急性化脓性感染
C. 自身免疫性疾病
D. 粒细胞减少症
E. 巨幼细胞性贫血

5-29* 过敏性疾病多见
A. 嗜碱性粒细胞增多
B. 嗜酸性粒细胞增多
C. 中性粒细胞增多
D. 单核细胞增多
E. 淋巴细胞增多

5-30 淋巴细胞增多见于
A. 病毒性肝炎
B. 应用肾上腺皮质激素
C. 免疫缺陷综合征
D. 结缔组织疾病
E. 放射线损害

5-31 血小板计数增多见于
A. 急性白血病　　B. 骨髓抑制
C. 脾功能亢进　　D. 急性溶血
E. 弥散性血管内凝血(DIC)

5-32* 骨髓检查的禁忌证是
A. 急性白血病
B. 血小板减少性紫癜
C. 再生障碍性贫血
D. 重症血友病
E. 伤寒

5-33* 下列不符合正常骨髓象表现的是
A. 增生活跃
B. 粒红细胞比例为3∶1
C. 粒系占有核细胞的30%
D. 红系占有核细胞的20%
E. 淋巴系占有核细胞的20%

5-34 下列各项检查项目中英文缩写错误的是
A. 红细胞沉降率(ESR)
B. 出血时间测定(BT)
C. 血块退缩试验(CRT)
D. 凝血酶时间测定(TT)
E. 凝血酶原时间测定(APTT)

5-35 出血时间正常的疾病有
A. 血小板减少性紫癜
B. 过敏性紫癜
C. 血小板无力症
D. 巨血小板综合征
E. DIC

5-36* 不会出现凝血酶原时间延长的是
A. 严重肝病
B. 维生素K缺乏
C. DIC晚期
D. 心肌梗死
E. 血友病

5-37 外源性凝血活性的综合性筛查指标是
A. 出血时间
B. 血浆凝血酶原时间
C. 活化部分凝血活酶时间

D. 纤维蛋白原
E. D-二聚体

5-38 内源性凝血活性的综合性筛查指标是
A. FIB   B. PT
C. BT   D. APTT
E. FDP

5-39 血红蛋白尿见于
A. 肝细胞性黄疸
B. 急性溶血
C. 阻塞性黄疸
D. 急性肾盂肾炎
E. 急性肾炎

5-40 乳糜尿最常见于
A. 丝虫病   B. 骨折
C. 肾盂肾炎 D. 肾病综合征
E. 膀胱炎

5-41 胆红素尿见于
A. 挤压伤   B. 阻塞性黄疸
C. 蚕豆病   D. 挤压伤
E. 肾炎

5-42* 尿液有烂苹果味见于
A. 肝硬化   B. 肝炎
C. 尿毒症   D. 膀胱炎
E. 糖尿病酮症酸中毒

5-43 新鲜尿液有氨味见于
A. 尿毒症
B. 糖尿病酮症酸中毒
C. 急性肾盂肾炎
D. 有机磷农药中毒
E. 慢性尿潴留

5-44 正常成人尿比重参考范围为
A. 1.015～1.025
B. 1.100～1.125
C. 1.001～1.025
D. 1.010～1.205
E. 1.101～1.025

5-45* 关于尿比重的叙述,错误的是
A. 正常尿比重为 1.015～1.025
B. 急性肾小球肾炎尿比重增高

C. 大量饮水时尿比重降低
D. 肾衰竭时尿比重偏低
E. 大量出汗时尿比重降低

5-46 尿液的一般性状检查不包括
A. 尿量   B. 管型
C. 外观   D. 气味
E. 比重

5-47 有关尿液酸碱反应的描述,不正确的是
A. 正常尿液呈弱酸性
B. 糖尿病者呈酸性
C. 高钾血症者呈酸性
D. 泌尿系统感染者呈碱性
E. 高尿酸血症者呈酸性

5-48 蛋白尿是指 24 小时尿蛋白定量超过
A. 100 mg   B. 150 mg
C. 200 mg   D. 250 mg
E. 300 mg

5-49 临床上最常见的病理性蛋白尿为
A. 肾小球性蛋白尿
B. 肾小管性蛋白尿
C. 溢出性蛋白尿
D. 组织性蛋白尿
E. 偶然性蛋白尿

5-50* 产生功能性蛋白尿的原因不包括
A. 发热
B. 精神紧张
C. 交感神经兴奋
D. 剧烈运动
E. 肾盂肾炎

5-51 糖尿病病人出现的糖尿,属于
A. 血糖增高性糖尿
B. 血糖正常性糖尿
C. 暂时性糖尿
D. 应激性糖尿
E. 假性糖尿

5-52 尿酮体阳性见于
A. 肝硬化
B. 长期饥饿
C. 糖尿病酮症酸中毒

D. 高热

E. 妊娠呕吐

5-53 用于筛查尿路感染的试验是
A. 尿蛋白测定
B. 尿酮体测定
C. 尿胆原试验
D. 尿亚硝酸盐测定
E. 尿比重测定

5-54 正常人清晨浓缩尿液中偶可见到的管型是
A. 透明管型　　B. 细胞管型
C. 颗粒管型　　D. 脂肪管型
E. 蜡样管型

5-55 尿中出现蜡样管型见于
A. 肾淤血　　　B. 肾动脉硬化
C. 肾盂肾炎　　D. 药物中毒
E. 慢性肾炎晚期

5-56 尿中出现颗粒管型提示
A. 急性肾盂肾炎
B. 慢性肾小球肾炎
C. 肾病综合征
D. 慢性肾盂肾炎
E. 慢性肾衰竭

5-57 肾病综合征病人尿中常见的管型是
A. 透明管型　　B. 细菌管型
C. 脂肪管型　　D. 蜡样管型
E. 颗粒管型

5-58 急性肾盂肾炎病人尿中常见的管型是
A. 透明管型
B. 红细胞管型
C. 白细胞管型
D. 肾上皮细胞管型
E. 蜡样管型

5-59* 下列属于病理性结晶的是
A. 磺胺结晶　　B. 尿酸结晶
C. 尿酸盐结晶　D. 磷酸盐结晶
E. 草酸钙结晶

5-60 急性细菌性痢疾的粪便为
A. 稀水样便　　B. 黏液脓血便

C. 果酱样便　　D. 白陶土样便
E. 鲜血便

5-61 果酱样便见于
A. 结肠癌　　　B. 直肠息肉
C. 细菌性痢疾　D. 肛裂
E. 阿米巴痢疾

5-62 阻塞性黄疸病人的粪便为
A. 脓血便　　　B. 黑便
C. 白陶土样便　D. 米泔水样便
E. 水样便

5-63 柏油样便见于
A. 上消化道出血
B. 直肠息肉
C. 细菌性痢疾
D. 溃疡性结肠炎
E. 肛裂

5-64 霍乱病人的粪便为
A. 米泔水样便　B. 鲜血便
C. 黏液便　　　D. 脓血便
E. 白陶土样便

5-65 影响粪便隐血试验测定结果的因素，除外
A. 进食瘦肉
B. 食用动物血
C. 低蛋白素食
D. 大量进食动物肝脏
E. 大量进食绿叶蔬菜

5-66 粪便隐血试验持续阳性常见于
A. 胃溃疡　　　B. 胃癌
C. 食肉动物血　D. 肠结核
E. 溃疡性结肠息肉

5-67 脑脊液标本采集后需立即送检，一般不能超过多少时间
A. 30 分钟　　　B. 1 小时
C. 2 小时　　　 D. 3 小时
E. 4 小时

5-68 有关正常脑脊液的叙述,错误的是
A. 无色水样
B. 略为混浊

C. 不会凝固

D. 蛋白含量极微

E. 主要为淋巴细胞

5-69 脑脊液呈均匀血性,见于

A. 蛛网膜下腔出血

B. 蛛网膜下腔梗阻

C. 化脓性脑膜炎

D. 结核性脑膜炎

E. 穿刺损伤

5-70 脑脊液氯化物降低明显,见于

A. 结核性脑膜炎

B. 病毒性脑膜炎

C. 脑脓肿

D. 化脓性脑膜炎

E. 蛛网膜下腔出血

5-71 浆膜腔不包括

A. 口腔　　　B. 心包腔

C. 腹腔　　　D. 胸腔

E. 关节腔

5-72 产生渗出液的主要原因是

A. 细菌感染

B. 晚期肝硬化

C. 充血性心力衰竭

D. 肾病综合征

E. 重度营养不良

5-73 漏出液常见于

A. 细菌感染　　B. 腹部外伤

C. 胆汁刺激　　D. 肿瘤

E. 肝硬化

5-74 不符合漏出液特点的是

A. 外观浆液性

B. 易自凝

C. 相对密度<1.018

D. 细胞总数<100×10⁶/L

E. 黏蛋白试验阴性

5-75* 血清胆固醇升高见于

A. 冠心病

B. 急性重症肝炎

C. 肝硬化

D. 甲状腺功能亢进症

E. 严重营养不良

5-76 具有抗动脉粥样硬化作用的血脂检查项目是

A. 三酰甘油(甘油三酯)

B. 总胆固醇

C. 胆固醇酯

D. 高密度脂蛋白胆固醇

E. 低密度脂蛋白胆固醇

5-77 早期诊断急性心肌梗死的标志物是

A. 肌酸激酶(CK)

B. 乳酸脱氢酶(LDH)

C. 肌红蛋白

D. 天冬氨酸氨基转移酶(AST)

E. 肌钙蛋白

5-78 肌红蛋白在急性心肌梗死后多长时间达峰值

A. 1～3 小时　　B. 4～8 小时

C. 4～12 小时　D. 8～12 小时

E. 3～8 小时

5-79 下列哪项不是常用的急性心肌损伤的生物标志物

A. 肌酸激酶　　B. 肌红蛋白

C. 乳酸脱氢酶　D. B 型钠尿肽

E. 缺血修饰型白蛋白

5-80 心力衰竭早期诊断的筛选指标是

A. B 型钠尿肽　B. 肌红蛋白

C. 肌钙蛋白　　D. 血清转氨酶

E. 载脂蛋白

5-81 下列组织中血清丙氨酸转氨酶(ALT)含量最高的是

A. 心脏　　　B. 肝脏

C. 肾脏　　　D. 脑

E. 骨骼肌

5-82 反映肝细胞损害最敏感的检查是

A. 血清总蛋白

B. 血白蛋白电泳

C. 血清 ALT

D. 血清胆红素

E. 血清碱性磷酸酶

5-83 "胆酶分离"现象提示为
A. 肝硬化
B. 慢性肝炎
C. 急性重型肝炎
D. 肝癌
E. 急性肾盂肾炎

5-84 血中碱性磷酸酶浓度明显增高见于
A. 阻塞性黄疸 B. 肝硬化
C. 肝炎 D. 佝偻病
E. 骨折恢复期

5-85 γ-谷氨酰转移酶(GGT)增高最常见于
A. 胆管阻塞性疾病
B. 酒精性肝炎
C. 肝硬化
D. 病毒性肝炎
E. 胰腺炎

5-86 白球比(A/G)下降或倒置最常见于
A. 肝癌
B. 甲状腺功能亢进症
C. 急性肝炎
D. 肾病综合征
E. 肝功能严重损害

5-87 急性肝炎时血清中最早增高的酶是
A. ALT
B. GGT
C. 碱性磷酸酶(ALP)
D. 乳酸脱氢酶(LDH)
E. 天冬氨酸转氨酶(AST)

5-88 肝硬化时血白蛋白电泳的特征是
A. γ球蛋白明显减少
B. 白蛋白中度或重度减少
C. $α_1$球蛋白增多
D. $α_2$球蛋白增多
E. β球蛋白增多

5-89 隐性黄疸是指血清总胆红素在
A. 1.7～17.1 μmol/L
B. 17.1～34.2 μmol/L
C. 34.2～171 μmol/L
D. 171～342 μmol/L
E. ＞342 μmol/L

5-90 溶血性黄疸主要因何种物质增高所致
A. 粪胆原 B. 尿胆原
C. 结合胆红素 D. 非结合胆红素
E. 尿胆红素

5-91 关于肝细胞性黄疸胆红素代谢试验的结果,错误的是
A. 尿胆原阳性
B. 尿胆红素阳性
C. 结合胆红素
D. 非结合胆红素升高
E. 结合胆红素/总胆红素＜0.2

5-92 关于胆汁淤积性黄疸实验室检查的结果,错误的是
A. 以直接胆红素增高为主
B. 尿胆红素强阳性
C. 尿胆原阳性
D. 粪便为灰白色
E. 血清碱性磷酸酶增高

5-93 能反映肝脏纤维化程度的指标是
A. 单胺氧化酶
B. 血清总胆汁酸
C. 血清胆红素
D. 血清总蛋白
E. 血白蛋白电泳

5-94 血氨增高不见于
A. 剧烈运动 B. 肝性脑病
C. 尿毒症 D. 重症肝病
E. 低蛋白饮食

5-95 需要测量身高、体重及体表面积的肾功能检查是
A. 酚红排泄试验
B. 内生肌酐清除率测定
C. 血清肌酐测定
D. 血清尿素氮测定
E. 血清尿酸测定

5-96 关于内生肌酐清除率的标本采集,错误的是

A. 试验前连续低蛋白饮食 3 天
B. 收集 24 小时尿液
C. 抽动脉血 2～3 ml
D. 所取血液需注入抗凝管中
E. 血、尿标本同时送检

5-97 内生肌酐清除率的正常值为
A. 60～100 ml/min
B. 70～110 ml/min
C. 80～120 ml/min
D. 90～130 ml/min
E. 100～140 ml/min

5-98 判断肾小球滤过功能损害最敏感的指标是
A. 内生肌酐清除率
B. 血肌酐
C. 血尿素氮
D. 血尿酸
E. 尿肌酐

5-99* 若内生肌酐清除率为 42 ml/min，估计肾功能损害为
A. 轻度　　B. 中度
C. 重度　　D. 极重度
E. 极轻度

5-100 当内生肌酐清除率小于多少时应限制病人蛋白质的摄入
A. 70 ml/min　　B. 60 ml/min
C. 50 ml/min　　D. 40 ml/min
E. 30 ml/min

5-101 血肌酐明显上升提示肾小球滤过功能已下降至正常的
A. 1/2　　B. 1/3
C. 1/4　　D. 1/5
E. 1/6

5-102 血清尿素氮测定主要是检查
A. 肾小管分泌功能
B. 肾小管重吸收功能
C. 肾脏调节血压功能
D. 肾小球滤过功能
E. 肾近曲小管排泌功能

5-103 检测尿中低分子量蛋白质的首选指标是
A. 尿微量白蛋白
B. 尿转铁蛋白
C. α_1 微球蛋白
D. β_2 微球蛋白
E. 视黄醇结合蛋白

5-104 尿比重固定在 1.010，最常见于
A. 慢性肾衰竭
B. 急性肾小球肾炎
C. 急性肾盂肾炎
D. 尿崩症
E. 痛风性肾病

5-105 尿浓缩稀释试验主要是检查
A. 肾脏调节血压功能
B. 肾脏调节酸碱平衡功能
C. 肾小管重吸收功能
D. 肾小球滤过功能
E. 肾近曲小管排泌功能

5-106 正常人尿浓缩与稀释试验夜尿量低于
A. 500 ml　　B. 750 ml
C. 900 ml　　D. 1200 ml
E. 1 500 ml

5-107 诊断泌尿系统疾病首选的检查项目是
A. 尿常规
B. 内生肌酐清除率
C. 血肌酐
D. 血尿素氮
E. 尿浓缩与稀释试验

5-108 空腹血糖升高主要见于
A. 胰岛 β 细胞瘤
B. 糖尿病
C. 肾上腺皮质功能亢进
D. 颅内压升高
E. 运动后

5-109 葡萄糖耐量试验主要用于诊断
A. 疑似糖尿病者
B. 慢性肾脏疾病
C. 2 型糖尿病

D. 1型糖尿病

E. 特发性餐后低血糖症

5-110 糖尿病诊断标准为
A. 空腹血糖≥7.0 mmol/L
B. 空腹血糖≥11.1 mmol/L
C. 餐后血糖≥7.0 mmol/L
D. 餐后血糖≥9.4 mmol/L
E. 空腹血糖≥6.0 mmol/L

5-111 糖化血红蛋白测定可反映检测前多长时间血糖的平均水平
A. 1~4周   B. 8~12周
C. 4~6周   D. 4个月
E. 6个月

5-112 糖化白蛋白测定可反映糖尿病病人多长时间内血糖的总体水平
A. 1~2周   B. 2~3周
C. 3~4周   D. 4~5周
E. 5~6周

5-113 调节胰岛素分泌最重要的因素是
A. 血糖浓度
B. 胰高血糖素浓度
C. 脂肪酸浓度
D. 乙酰胆碱浓度
E. 氨基酸浓度

5-114 常用于糖尿病分型诊断并指导胰岛素用量调整的测量指标是
A. 血糖   B. 血清胰岛素
C. 血清C肽   D. 糖化血红蛋白
E. 尿糖

5-115 急性胰腺炎早期下列哪项实验室检测最具诊断价值
A. 尿淀粉酶
B. 中性粒细胞计数
C. 血清脂肪酶
D. 血清淀粉酶
E. 血清铁蛋白

5-116 血清淀粉酶增高最常见于
A. 急性胰腺炎   B. 胰腺癌
C. 腮腺炎   D. 胰腺囊肿

E. 机械性肠梗阻

5-117 高钾血症是指血钾浓度超过
A. 3.5 mmol/L   B. 4.0 mmol/L
C. 5.0 mmol/L   D. 5.5 mmol/L
E. 6.0 mmol/L

5-118 血钾增高见于
A. 输入库存血   B. 严重呕吐
C. 大量腹泻   D. 代谢性碱中毒
E. 维生素D缺乏

5-119 低钾血症是指血钾浓度低于
A. 2.5 mmol/L
B. 3.5 mmol/L
C. 4.0 mmol/L
D. 5.5 mmol/L
E. 6.5 mmol/L

5-120* 血钾降低见于
A. 摄入不足   B. 大面积烧伤
C. 挤压综合征   D. 休克
E. 肾衰竭

5-121 高钠血症见于
A. 营养不良
B. 胃肠减压
C. 胃肠造瘘
D. 库欣(Cushing)病
E. 糖尿病酮症酸中毒

5-122 血钙增高见于
A. 急性白血病   B. 尿毒症
C. 佝偻病   D. 软骨病
E. 甲状旁腺功能减退

5-123 低钙血症见于
A. 多发性骨髓瘤
B. 急性白血病
C. 佝偻病
D. 甲状腺功能亢进症
E. 淋巴瘤

5-124* 血气分析标本的采集方法,下列正确的是
A. 一般取2 ml血
B. 大多取肘静脉血

C. 拔出针头后立即送验
D. 选用1ml干燥注射器
E. 注射器需用肝素湿化抗凝

5-125 血液pH参考区间是
A. 7.25～7.35　　B. 7.35～7.45
C. 7.45～7.55　　D. 7.55～7.65
E. 7.65～7.75

5-126 诊断甲状腺功能亢进症的符合率为100%的是
A. 反式三碘甲腺原氨酸(rT_3)增高
B. 血清总三碘甲腺原氨酸(TT_3)增高
C. 血清总甲状腺素(TT_4)增高
D. 血清游离三碘甲腺原氨酸(FT_3)增高
E. 血清游离甲状腺素(FT_4)增高

5-127 下列关于血中rT_3来源的叙述,正确的是
A. 绝大部分由甲状腺分泌
B. 由T_4在外周组织脱碘而生成
C. 在血中由T_4转变而来
D. 在组织由T_3转变而来
E. 绝大部分在甲状腺泡上皮内由T_4脱碘而来

5-128 尿17-羟皮质类固醇含量的高低可反映
A. 胰岛功能
B. 腺垂体功能
C. 甲状腺功能
D. 甲状旁腺功能
E. 肾上腺皮质功能

5-129 筛检肾上腺皮质功能异常的首选指标是
A. 血清皮质醇和尿游离皮质醇
B. 尿17-羟皮质类固醇
C. 尿17-酮皮质类固醇
D. 血浆醛固酮
E. 尿醛固酮

5-130 保钠排钾作用最强的肾上腺皮质激素是
A. 皮质醇　　B. 皮质酮
C. 醛固酮　　D. 脱氧皮质酮
E. 可的松

5-131 醛固酮增高最常见于
A. 原发性醛固酮增多症
B. 肾上腺皮质功能减退症
C. 高钠饮食
D. 妊娠高血压综合征
E. 垂体功能减退

5-132 对维持正常月经周期及正常妊娠有重要作用的是
A. 孕酮
B. 雌二醇
C. 睾酮
D. 人绒毛膜促性腺激素
E. 雌三醇

5-133 睾酮分泌具有昼夜节律性变化,其分泌高峰是
A. 上午4点　　B. 上午6点
C. 上午8点　　D. 晚上20点
E. 凌晨

5-134 用于妊娠早期诊断的是
A. 黄体酮测定　　B. 雌二醇测定
C. 雌激素测定　　D. 睾酮测定
E. 人绒毛膜促性腺激素测定

5-135 影响肌肉、骨骼生长发育的最主要激素是
A. 生长激素　　B. 糖皮质激素
C. 盐皮质激素　　D. 肾上腺素
E. 甲状腺激素

5-136 生长激素减低可致
A. 巨人症　　B. 生长激素综合征
C. 尿崩症　　D. 侏儒症
E. 肢端肥大症

5-137 成人生长激素增高可致
A. 甲状腺功能亢进
B. 垂体功能减退症
C. 侏儒症

D. 呆小症
E. 肢端肥大症

5-138 血清铁蛋白减低最常见于
A. 再生障碍性贫血
B. 巨细胞性贫血
C. 缺铁性贫血
D. 血管内溶血
E. 白血病

5-139 血清碘降低见于
A. 地方性甲状腺肿
B. 甲状腺功能亢进症
C. 甲状腺功能减退症
D. 肝硬化
E. 肝豆状核变性

5-140 镉经肠道吸收后,首先损害的脏器是
A. 肝　　　　B. 肾
C. 脾　　　　D. 肺
E. 脑

5-141 血清免疫球蛋白的主要成分是
A. IgA　　　　B. IgG
C. IgM　　　　D. IgD
E. IgE

5-142 介导 I 型变态反应的主要抗体是
A. IgE　　　　B. IgM
C. IgD　　　　D. IgG
E. IgA

5-143 血清补体 C_3 增高见于
A. 急性肾小球肾炎
B. 活动性系统性红斑狼疮(SLE)
C. 肝硬化
D. 慢性活动性肝炎
E. 风湿热急性期

5-144 感染乙型肝炎病毒(HBV)后血液中针对 HBsAg 产生的中和抗体是
A. 抗-HBs　　　B. 抗-HBe
C. 抗-HBc　　　D. 抗-HBcIgM
E. 抗-HBcIgG

5-145 HBV 感染最直接、最灵敏和最特异的检查指标是

A. HBsAg　　　B. 抗-HBs
C. HBeAg　　　D. 抗-HBe
E. HBV-DNA

5-146 艾滋病是由人类免疫缺陷病毒(HIV)直接侵犯哪种细胞引起的免疫缺陷
A. NK 细胞　　　B. 浆细胞
C. T 细胞　　　　D. K 细胞
E. B 细胞

5-147 类风湿因子是一种自身抗体,主要类型为
A. IgA 型　　　B. IgG 型
C. IgM 型　　　D. IgD 型
E. IgE 型

5-148 类风湿因子阳性主要见于
A. 类风湿关节炎
B. SLE
C. 老年人
D. 硬皮病
E. 多发性肌炎

5-149 抗双链 DNA 抗体测定主要用于诊断
A. SLE
B. 类风湿关节炎
C. 干燥综合征
D. 皮肌炎
E. 慢性肾炎

5-150* 属于 SLE 血清标志性抗体之一的是
A. 抗 SS-A 抗体
B. 抗 SS-B 抗体
C. 抗 Scl-70 抗体
D. 抗 Sm 抗体
E. 抗 Jo-1 抗体

5-151 诊断原发性肝细胞癌的较敏感和特异的肿瘤标志物是
A. AFP　　　　B. CEA
C. CA125　　　D. CA15-3
E. CA19-9

5-152 大肠癌的肿瘤标志物是
A. CEA
B. PSA

C. EB病毒抗体
D. CA19-9
E. CA125

5-153 前列腺癌筛查的标志物是
A. CEA
B. PSA
C. EB病毒抗体
D. CA19-9
E. CA125

5-154 上皮性卵巢癌和子宫内膜癌首选的标志物是
A. CEA B. CA125
C. CA15-3 D. CA19-9
E. CA72-4

5-155 关于微生物检查标本采集基本原则的叙述，下列中错误的是
A. 考虑选择标本的种类及采集部位
B. 一般在使用抗生素之前采集标本
C. 采集过程中注意无菌操作
D. 注意生物安全
E. 标本采集完2小时内送检

5-156 合格痰液标本每低倍镜视野中鳞状上皮细胞<10个，白细胞应>
A. 5个 B. 10个
C. 15个 D. 20个
E. 25个

A2型单项选择题(5-157～5-210)

5-157 患儿，男性，2岁。因"皮肤、面色苍黄2个月"入院。入院后诊断为营养性巨幼细胞性贫血。按细胞形态学分类，该疾病属于
A. 单纯性小细胞性贫血
B. 小细胞低色素性贫血
C. 正细胞性贫血
D. 大细胞性贫血
E. 溶血性贫血

5-158 病人，男性，42岁。因寒战高热、咳嗽、胸痛来院就诊，X线胸片示左上肺有云絮状阴影，诊断为大叶性肺炎。该病人血液常规检查结果可能是
A. 嗜酸性粒细胞增加
B. 淋巴细胞增加
C. 中性粒细胞增加
D. 单核细胞增加
E. 嗜碱性粒细胞增加

5-159 患儿，女性，10岁。因腹痛2天入院就诊，腹痛为钻顶样痛，间断发作。体格检查：体温37.7℃，右上腹深压痛，无腹肌紧张、反跳痛。疑似胆道蛔虫病，血常规检查有辅助诊断价值的结果是
A. 嗜碱性粒细胞增多
B. 淋巴细胞增多
C. 单核细胞增多
D. 嗜酸性粒细胞增多
E. 中性粒细胞增多

5-160 病人，男性，30岁。因鼻出血入院检查。血常规：红细胞计数$2.5\times10^{12}/L$，血红蛋白$45 g/L$，白细胞计数$2.7\times10^9/L$，血小板计数$20\times10^9/L$。骨髓象：骨髓增生重度减低。最可能的医疗诊断是
A. 慢性失血
B. 溶血性贫血
C. 再生障碍性贫血
D. 缺铁性贫血
E. 急性白血病

5-161 病人，男性，42岁。混合痔病史10余年。实验室检查：血红蛋白$80 g/L$，红细胞计数$2.7\times10^{12}/L$。其贫血最可能的原因是
A. 生理性改变
B. 红细胞丢失
C. 红细胞破坏
D. 造血原料不足
E. 造血功能障碍

5-162 病人，女性，27岁。畏寒、发热3天，自测体温39℃。体格检查：咽充血、扁桃体充血，无渗出物，两肺呼吸音粗，未

闻及干、湿啰音。血常规:白细胞计数 $4.0×10^9/L$,其中中性粒细胞 0.55,淋巴细胞占 0.42。据此,病人可能为
A. 上呼吸道感染
B. 急性扁桃体炎
C. 伤寒
D. 急性支气管炎
E. 支气管肺炎

5-163* 病人,男性,35 岁。血常规中血红细胞计数为 $3.9×10^{12}/L$;白细胞计数为 $4.0×10^9/L$,中性粒细胞 0.41,淋巴细胞 0.53,单核细胞 0.05;血小板计数为 $120×10^9/L$。据此,病人可能的诊断为
A. 病毒感染　　B. 化脓性炎症
C. 贫血　　　　D. 脾功能亢进
E. 急性溶血

5-164 病人,女性,50 岁。脑血栓形成后使用华法林抗凝治疗,其首选的监测指标是
A. PT　　　　　B. BT
C. APTT　　　　D. FIB
E. FDP

5-165 病人,女性,30 岁。因月经量增多 5 个月入院。妇科检查未见明显异常;实验室检查提示红细胞计数 $4.2×10^{12}/L$,血红蛋白 70 g/L,白细胞计数 $4.0×10^9/L$,血小板计数 $50×10^9/L$。该病人最可能的诊断是
A. 缺铁性贫血
B. 再生障碍性贫血
C. 特发性血小板减少性紫癜
D. 淋巴瘤
E. 急性白血病

5-166* 病人,女性,25 岁。急性白血病化疗后发生 DIC。下列检查结果哪项是符合的
A. 血小板计数明显增加
B. 血浆 D-二聚体水平降低
C. 纤维蛋白原浓度增高
D. APTT 延长
E. 纤维蛋白降解产物降低

5-167* 病人,女性,34 岁。因"尿频、尿急、尿痛 3 天"来院就诊,需做尿细菌培养,病人最好留取
A. 中段尿　　　B. 随机尿
C. 12 小时尿　　D. 24 小时尿
E. 3 小时尿

5-168 病人,女性,28 岁。近期出现尿频、尿急、尿痛。尿常规检查显示:白细胞 13 个/HP,红细胞 2 个/HP,应判断为
A. 镜下脓尿　　B. 镜下血尿
C. 正常尿液　　D. 血红蛋白尿
E. 乳糜尿

5-169* 病人,女性,50 岁。因患尿毒症入院。病人精神萎靡,食欲缺乏,24 小时尿量 90 ml,下腹部空虚、无胀痛。该病人目前的排尿状况是
A. 尿潴留　　　B. 尿失禁
C. 少尿　　　　D. 无尿
E. 多尿

5-170 病人,男性,55 岁。患有肾脏疾病,需要做尿蛋白定量检查。护士在收集尿标本时,应在标本中加入下列哪种防腐剂
A. 甲醛　　　　B. 乙醛
C. 浓盐酸　　　D. 稀盐酸
E. 甲苯

5-171 病人,男性,15 岁。因下肢水肿入院就诊,诊断为丝虫病。尿液检查可出现的结果是
A. 血红蛋白尿　B. 胆红素尿
C. 乳糜尿　　　D. 脓尿
E. 血尿

5-172 病人,女性,30 岁。因高热、腰酸 1 天来院就诊。尿液检查:白细胞满视野,大量上皮细胞。应考虑为
A. 急性肾盂肾炎

B. 泌尿系统结石
C. 肾脏肿瘤
D. 急性肾炎
E. 慢性肾炎

5-173* 患儿,男性,10岁。因"急性扁桃体炎1周,水肿、血尿、蛋白尿2天"来院就诊,诊断为急性肾小球肾炎。该尿蛋白性质可能属于
A. 肾小球性蛋白尿
B. 肾小管性蛋白尿
C. 混合性蛋白尿
D. 肾前性蛋白尿
E. 肾后性蛋白尿

5-174 病人,男性,40岁。左下腹痛、腹泻2天,排黏液脓血便,伴畏寒、发热、全身乏力。体格检查:体温39℃。实验室检查:血常规白细胞计数 $12.8×10^9/L$;粪便常规中红细胞10个/HP,白细胞12个/HP,可见到巨噬细胞。据此,病人可能患了
A. 急性肠炎
B. 阿米巴痢疾
C. 急性细菌性痢疾
D. 直肠癌
E. 溃疡性结肠炎

5-175 患儿,男性,15岁。因腹痛、腹泻半个月来院就诊。体格检查:腹肌紧张、压痛,移动性浊音阳性。粪便外观为暗红色果酱色便。该病人的初步诊断是
A. 细菌性痢疾
B. 阿米巴痢疾
C. 溃疡性结肠炎
D. 真菌性肠炎
E. 过敏性肠炎

5-176 病人,男性,60岁。便秘数年,诊断为痔疮。该病人的粪便可能为
A. 黏液便   B. 血便
C. 黑便   D. 鲜血便
E. 水样便

5-177 病人,男性,55岁。因呕血、黑便4天来院就诊,医生让病人做粪便隐血试验。护士应嘱咐病人在检查前3天禁食下列哪种食物
A. 豆制品
B. 馒头
C. 大量绿叶蔬菜
D. 芋头
E. 牛奶

5-178 病人,男性,50岁。因腹泻来院就诊,遵医嘱进行粪便常规检查。送检粪便标本的时间应为
A. 30分钟内   B. 1小时内
C. 2小时内   D. 3小时内
E. 4小时内

5-178 病人,男性,46岁。疑似中枢神经系统疾病,抽取脑脊液进一步明确诊断,发现最初几滴为血性,随后颜色逐渐变浅。其最可能的原因是
A. 脑陈旧性出血
B. 蛛网膜下腔出血
C. 脊髓肿瘤压迫
D. 蛛网膜下腔梗阻
E. 穿刺损伤出血

5-180 病人,男性,50岁。穿刺抽取脑脊液进行实验室检查,抽取的脑脊液标本静置12~24小时后,发现在表面上形成一层纤细的网状薄膜。该病人最可能的病因是
A. 流行性乙型脑炎
B. 结核性脑膜炎
C. 脑膜白血病
D. 病毒性脑膜炎
E. 化脓性脑膜炎

5-181 患儿,女性,5岁。诊断为病毒性脑膜炎。下列关于其脑脊液特点的叙述,错误的是
A. 葡萄糖多无显著变化
B. 蛋白质轻度增高

C. 氯化物下降
D. 细胞以淋巴细胞为主
E. 压力增高

5-182 病人,男性,60岁。心前区疼痛3小时,经舌下含服硝酸甘油未能缓解,诊断为急性心肌梗死。其实验室检查结果错误的是
A. 肌酸激酶升高
B. 肌红蛋白升高
C. 肌钙蛋白升高
D. 高密度脂蛋白胆固醇升高
E. 胆固醇升高

5-183 病人,男性,60岁。突发心前区疼痛伴大汗2小时,急诊入院就诊。心电图示:$V_1 \sim V_5$ 导联出现Q波,ST段弓背向上抬高,T波倒置。诊断为急性心肌梗死。需溶栓治疗,在溶栓治疗中判断有无再灌注的较敏感而准确的指标是
A. 肌红蛋白　　B. 肌钙蛋白
C. 肌酸激酶　　D. 乳酸脱氢酶
E. 血清脂蛋白

5-184 病人,男性,30岁。因食欲减退、疲乏无力1周来院就诊。体格检查:肝肋下1cm,轻度触痛。为明确诊断首先应检查的项目是
A. 血清碱性磷酸酶
B. 血清胆红素
C. 血白蛋白
D. 血清丙氨酸转氨酶
E. 单胺氧化酶

5-185* 病人,男性,20岁。因肝区疼痛1周来院就诊,诊断为急性黄疸性甲型肝炎入院。下列检查结果中错误的是
A. 尿色深黄,振荡后泡沫亦呈黄色
B. 粪色加深近黑褐色
C. 乙型肝炎病毒表面抗原阴性
D. 血清丙氨酸转氨酶显著升高
E. 血清总胆固醇轻度降低

5-186 病人,男性,60岁。既往有病毒性肝炎病史10年,本次因呕血、黑便入院就诊。体格检查:面色苍白,巩膜轻度黄染,肝脏未扪及,有蜘蛛痣、肝掌。实验室检查:ALT 100 U/L,总胆红素 60 μmol/L,结合胆红素 38 μmol/L,白球比(A/G)为0.8。考虑病人的诊断是
A. 慢性活动性肝炎
B. 肝硬化并发大出血
C. 急性黄疸性肝炎
D. 溃疡并发大出血
E. 肝癌并发大出血

5-187 病人,男性,36岁。诊断为慢性肾小球肾炎。尿常规发现有少量红细胞和尿蛋白,内生肌酐清除率 55 ml/min,血清肌酐 270 μmol/L。判断该病人肾脏损害情况为下列哪种
A. 肾功能正常
B. 肾储备能力下降期
C. 氮质血症期
D. 肾衰竭期
E. 尿毒症期

5-188 病人,女性,45岁。因眼睑、颜面水肿10天而收治入院。内生肌酐清除率为65 ml/min。该病人的肾功能为
A. 正常　　B. 轻度损害
C. 中度损害　　D. 重度损害
E. 肾衰竭

5-189 病人,男性,50岁。糖尿病病史20余年,目前使用胰岛素治疗,但未规律监测血糖。近2个月出现眼睑及下肢水肿来就诊,诊断为糖尿病肾病。该病早期诊断和检测的首选指标是
A. 血尿素氮
B. 血肌酐
C. 尿微量白蛋白
D. 尿转铁蛋白
E. 血清胱抑素C

5-190 病人,男性,30岁。因多饮、多食、多尿1

月来院就诊,空腹血糖为 8.2 mmol/L。该病人可能的疾病是
A. 甲状腺功能亢进症
B. 库欣综合征
C. 糖尿病
D. 嗜铬细胞瘤
E. 尿崩症

5-191 病人,男性,45 岁。患有糖尿病 10 年,平时很少监测血糖。想了解近期 2～3 个月的血糖控制情况,应做下列哪项检查
A. 尿糖测定
B. 糖化血红蛋白测定
C. 果糖胺测定
D. 口服葡萄糖耐量试验
E. 血清胰岛素测定

5-192 病人,男性,60 岁。诊断 2 型糖尿病已 10 年,目前使用胰岛素治疗。护士告知其遵医嘱用药,避免因胰岛素用量过多引起低血糖反应。请问低血糖反应是血糖低于
A. 3.9 mmol/L   B. 4.9 mmol/L
C. 5.9 mmol/L   D. 6.9 mmol/L
E. 7.9 mmol/L

5-193 病人,女性,46 岁。空腹葡萄糖 6.6 mmol/L,让其进一步进行口服葡萄糖耐量试验,以下方法中错误的是
A. 口服 75 g 无水葡萄糖
B. 受试前晚餐后禁食 10～16 小时
C. 于 5 分钟内饮完
D. 实验前 3 天每天食物中含糖量不得少于 300 g
E. 采血同时留取尿标本

5-194 病人,男性,30 岁。主诉参加朋友聚会后出现上腹部突发剧烈疼痛,伴有恶心、呕吐,医生怀疑为急性胰腺炎。为明确诊断主要应做下列哪项检查
A. 血清淀粉酶测定
B. 尿淀粉酶测定

C. 血清脂肪酶测定
D. 血钙测定
E. 血糖测定

5-195 病人,女性,70 岁。食入不洁食物后,出现恶心、呕吐、腹泻、全身无力。查血钠为 142 mmol/L,血钾为 2.6 mmol/L。可能的医疗诊断是
A. 高渗性脱水   B. 低渗性脱水
C. 等渗性脱水   D. 低钾血症
E. 高钾血症

5-196 病人,男性,30 岁。与朋友聚餐后出现腹痛,血清淀粉酶升高,诊断为急性胰腺炎。病人在住院期间有阵发性肌肉抽搐,最可能的原因是
A. 血钙降低   B. 血钙升高
C. 血钾增高   D. 血钾降低
E. 血钠降低

5-197 病人,女性,30 岁。甲状腺肿大、突眼、心慌、失眠,心率 105 次/分,血压 145/90 mmHg,诊断为甲状腺功能亢进症。下列实验室检查结果中错误的是
A. TSH 降低   B. FT_3 升高
C. FT_4 降低 D. TT_3 升高
E. TT_4 升高

5-198 病人,女性,35 岁。因向心性肥胖、高血压、皮肤紫纹来院就诊。诊断为库欣综合征。符合该疾病实验室检查结果的是
A. 皮质醇升高
B. 促甲状腺激素升高
C. 醛固酮降低
D. 甲状腺激素降低
E. 生长激素升高

5-199* 病人,女性,30 岁。近年来月经量增多,出现乏力,皮肤、黏膜苍白,疑为缺铁性贫血。该病人的实验室检查可表现为
A. 血清铁降低
B. 血清总铁结合力降低

C. 血清转铁蛋白饱和度增高

D. 血清铁蛋白增高

E. 生长激素降低

5-200 患儿,男性,10岁。易发生呼吸道感染,主要是先天性缺乏
A. IgG   B. IgA
C. IgD   D. IgM
E. IgE

5-201 病人,女性,20岁。因皮肤瘙痒来院就诊,入院前进食过海鲜,初步诊断为过敏性疾病。该病人的实验室检查结果中增高的是
A. IgA   B. IgG
C. IgE   D. IgM
E. IgD

5-202 病人,男性,30岁。既往身体健康。体格检查结果显示肝功能正常,抗HBs阳性,HBV其他血清病毒标志物均为阴性。其目前的状态是
A. 对乙型肝炎病毒具有免疫力
B. 患乙型肝炎但病情稳定
C. 乙型肝炎病毒携带状态
D. 患乙型肝炎且有传染性
E. 处于乙型肝炎恢复期

5-203* 病人,男性,18岁。10天前进食海产品后出现乏力、食欲减退、巩膜黄染,诊断为急性甲型病毒性肝炎。诊断该病的主要指标是
A. HBsAg(＋)
B. 抗-HAV IgM(＋)
C. 抗-HAV IgG(－)
D. 抗-HBc(＋)
E. HBeAg(＋)

5-204 病人,男性,40岁。因不规则发热、咳嗽、食欲减退及明显消瘦3个月来院就诊。有吸毒史2年。体格检查:体温38.3℃,全身淋巴结肿大。血清抗HIV(＋)。该病人应考虑为
A. 支气管肺癌   B. 艾滋病

C. 白血病   D. 梅毒
E. 淋病

5-205 病人,女性,18岁。因面部红斑、低热、口腔溃疡、小关节疼痛入院。实验室检查:血红蛋白100 g/L,白细胞计数$3.5×10^9$/L,类风湿因子(ANA)阳性,dsDNA阳性,抗核抗体(RF)阳性。考虑何病
A. SLE
B. 白血病
C. 类风湿关节炎
D. 风湿热
E. 硬皮病

5-206 病人,女性,60岁。2年前无明显诱因出现双手、双脚关节肿痛,伴晨僵,诊断为类风湿关节炎,请问其检查结果发生率最高的是
A. ANA阳性
B. 红细胞沉降率增快
C. C反应蛋白增高
D. RF阳性
E. 抗Sm抗体阳性

5-207 病人,女性,45岁。有肝炎病史,近期食欲减退、体重下降,肝区持续性胀痛。实验室检查:甲胎蛋白(AFP)340 μg/L。可能的诊断为
A. 原发性肝癌   B. 卵巢癌
C. 病毒性肝炎   D. 肝硬化
E. 糖尿病

5-208 病人,男性,62岁。确诊为结肠癌。下列哪项检查可对其预后、疗效观察提供依据
A. CEA测定
B. AFP测定
C. EB病毒抗体
D. CA125测定
E. PSA测定

5-209 病人,男性,50岁。上腹部疼痛不适3个月,黄疸进行性加重1个月,B超检

查胰头部有一2.0 cm×1.8 cm的肿块,诊断为胰腺癌。对其有较高特异性的肿瘤标志物是
A. AFP B. PSA
C. CA15-3 D. CA19-9
E. CA125

5-210 病人,女性,50岁。发现左侧乳房内无痛性肿块3个月,体格检查发现局部乳房皮肤出现"橘皮样"改变,诊断为乳腺癌。对其诊断和术后随访监测有一定价值的肿瘤标志物是
A. NSE B. PSA
C. CA15-3 D. CEA
E. CA72-4

A3型单项选择题(5-211~5-227)

(5-211~5-212共用题干)

病人,女性,60岁。因发热、咽痛来院就诊。为明确诊断,进行血常规检查。

5-211 针对血常规检查应使用的真空采血管管帽颜色是
A. 蓝色 B. 紫色
C. 绿色 D. 红色
E. 黑色

5-212 该真空采血管内所含的添加剂是
A. 肝素 B. 草酸钾
C. EDTA D. 枸橼酸钠
E. 氟化钠

(5-213~5-214共用题干)

病人,女性,70岁。有肝硬化病史15年,近来有精神萎靡、乏力、牙龈出血、皮肤有出血点,有尿频、尿急、腰痛。来院就诊,经检查后医生诊断为肝硬化、脾功能亢进和尿路感染。

5-213 脾功能亢进的实验室检查结果不包括
A. 红细胞减少
B. 血红蛋白减少
C. 血小板减少
D. 白细胞减少
E. 单核细胞减少

5-214 皮肤、牙龈出血的原因是
A. 有中毒颗粒
B. 血小板减少
C. 嗜酸性粒细胞减少
D. 中性粒细胞减少
E. 淋巴细胞减少

(5-215~5-216共用题干)

病人,女性,40岁。每逢给宠物洗澡时即出现打喷嚏、呼吸困难等症状,诊断为支气管哮喘。

5-215 该病人的血常规检查特点是
A. 白细胞计数增多
B. 中性粒细胞比例增多
C. 嗜酸性粒细胞增多
D. 单核细胞增多
E. 淋巴细胞增多

5-216 该病人最突出的护理诊断是
A. 气体交换受损
B. 清理呼吸道无效
C. 焦虑
D. 知识缺乏
E. 活动无耐力

(5-217~5-218共用题干)

病人,男性,25岁。突然发热,体温38.6℃,全身有小出血点,疲乏无力。疑为再生障碍性贫血。

5-217 该病人血液检查结果中不可能出现的结果是
A. 红细胞计数减少
B. 白细胞计数减少
C. 血小板计数减少
D. 红细胞沉降率增快
E. 网织红细胞增多

5-218 病人发热的主要原因是
A. 营养不良
B. 缺乏成熟中性粒细胞
C. 缺氧
D. 出血
E. 新陈代谢旺盛

(5-219~5-220 共用题干)

病人,男性,50岁。皮肤黄染4天来院就诊。体格检查:皮肤、巩膜黄染。尿常规:外观深黄色,摇荡后泡沫仍为黄色,尿胆红素阳性,尿胆原阳性。

5-219 该病人的尿液为
A. 胆红素尿　　B. 血红蛋白尿
C. 血尿　　　　D. 尿酸盐增多
E. 饮水过少

5-220 该病人可初步考虑为
A. 阻塞性黄疸　B. 胆道梗阻
C. 胆结石　　　D. 溶血性黄疸
E. 肝细胞性黄疸

(5-221~5-222 共用题干)

病人,女性,60岁。输血15分钟后诉头胀痛、胸闷、腰背剧烈疼痛,随后出现酱油色尿。

5-221 根据该病人的临床表现,其可能出现了
A. 急性肺水肿　B. 变态反应
C. 发热反应　　D. 溶血反应
E. 空气栓塞

5-222 病人的尿液呈酱油色,是因为尿中含有
A. 红细胞　　　B. 白细胞
C. 血红蛋白　　D. 血小板
E. 胆红素

(5-223~5-225 共用题干)

病人,男性,20岁。突发寒战高热半天,伴恶心、呕吐,共吐3次,吐出胃内容物。不久即出现左下腹阵发性疼痛,排便次数增多,至就诊时已有10多次,但便量越来越少,伴里急后重感。据述中午在外用餐,吃的是盒饭,后又因天热口渴,喝过少量生水。无同食者集体发病现象。

5-223 最可能的医疗诊断是
A. 伤寒　　　　B. 霍乱
C. 细菌性痢疾　D. 食物中毒
E. 血吸虫病

5-224 该病人腹泻的粪便性状特点为
A. 黏液脓血便

B. 米泔水样便
C. 洗肉水样便
D. 柏油样便
E. 白陶土样便

5-225 一般不会出现的护理诊断是
A. 腹泻　　　　B. 疼痛
C. 体温过高　　D. 体液不足
E. 皮肤完整性受损

(5-226~5-227 共用题干)

病人,男性,35岁。昨晚因暴饮暴食、酗酒后,突感上腹部剧烈而持续的疼痛,疼痛向腰背部呈带状放射,来院急诊。测体温38.5℃,血清淀粉酶为700μ/L,尿淀粉酶为1200μ/L。

5-226 该病人可能的医疗诊断是
A. 急性阑尾炎　B. 急性胃肠炎
C. 急性胆囊炎　D. 急性腹膜炎
E. 急性胰腺炎

5-227 该病人最突出的护理诊断为下列哪项
A. 紧张　　　　B. 疼痛
C. 活动无耐力　D. 知识缺乏
E. 体温升高

✎ A4型单项选择题(5-228~5-244)
(5-228~5-231 共用题干)

病人,女性,28岁。妊娠20周,近来乏力显著,面色苍白,来院就诊。实验室检查:血红蛋白65g/L,白细胞计数5.8×10^9/L,血小板计数140×10^9/L。诊断为缺铁性贫血。

5-228 诊断贫血最可靠的指标是
A. 红细胞计数
B. 白细胞计数
C. 血红蛋白
D. 网织红细胞计数
E. 血细胞比容

5-229 根据细胞形态学分类,该贫血属于
A. 小细胞低色素性贫血
B. 正常细胞性贫血
C. 大细胞性贫血
D. 单纯小细胞性贫血

E. 单纯大细胞性贫血

5-230 最突出的护理诊断是
A. 有感染的危险
B. 营养失调:低于机体需要量
C. 有受伤的危险
D. 活动无耐力
E. 体液不足

5-231 遵医嘱使用铁剂治疗后,症状有所好转,作为判断贫血早期疗效观察的指标是
A. 红细胞计数
B. 网织红细胞计数
C. 血红蛋白定量
D. 红细胞沉降率
E. 血细胞比容

(5-232~5-234 共用题干)

病人,男性,60岁。患胃溃疡15年。近2个月以来,腹痛节律性消失,体重明显下降。医嘱做粪便隐血试验。

5-232 粪便隐血试验前3天,下列食物中病人可食用的食物是
A. 绿叶蔬菜　　B. 肉末蒸蛋
C. 鸭血粉丝汤　　D. 凉拌豆腐
E. 猪肝

5-233 粪便隐血试验阳性,提示病人每天出血量至少在多少毫升以上
A. 5 ml　　B. 10 ml
C. 20 ml　　D. 60 ml
E. 100 ml

5-234 若粪便隐血试验持续阳性,代表病人可能为
A. 胃溃疡癌变
B. 胃溃疡复发
C. 钩虫病
D. 肠结核
E. 胃溃疡合并十二指肠溃疡

(5-235~5-238 共用题干)

病人,男性,57岁。既往有慢性肾小球肾炎病史11年,近1个月来,食欲缺乏,伴恶心、呕吐、腹泻、尿少,每天尿量<400 ml。体格检查:血压165/105 mmHg,面部水肿,双下肢凹陷性水肿。尿常规检查发现血尿、蛋白尿。

5-235 该病人做肾功能检查出现异常,不包括下列哪项
A. 血尿素氮升高
B. 血肌酐增高
C. 内生肌酐清除率升高
D. 酚红排泄试验率下降
E. 尿比重1.010~1.012

5-236 如果病人需做内生肌酐清除率试验,护士应交代病人试验前及试验日3天饮食为
A. 低蛋白饮食　　B. 低热量饮食
C. 低盐饮食　　D. 低脂饮食
E. 低维生素饮食

5-237 内生肌酐清除率试验主要反映
A. 肾小球滤过功能
B. 近端肾小管功能
C. 远端肾小管功能
D. 体内蛋白质合成功能
E. 体内蛋白质分解功能

5-238 留取的24小时尿液标本中应加入的防腐剂是
A. 甲醛　　B. 甲苯
C. 冰醋酸　　D. 浓盐酸
E. 麝香草酚

(5-239~5-240 共用题干)

病人,男性,60岁。有病毒性肝炎病史20年,5年前出现上腹部不适、牙龈出血、皮肤色素沉着、黄疸及腹水,诊断为肝硬化。

5-239 肝硬化病人的腹水是
A. 漏出液　　B. 渗出液
C. 血性液体　　D. 乳糜液
E. 混浊液

5-240 病人近期出现肝区疼痛、肝大,估计出现的并发症是
A. 肝肾综合征　　B. 肝癌
C. 胃癌　　D. 肝性脑病

E. 肺性脑病

(5-241~5-244 共用题干)

病人,男性,30岁。有多个性伴侣,因低热、消瘦、淋巴结肿大1个月来院就诊,疑似艾滋病。

5-241 该病人的病原体是
A. 人类免疫缺陷病毒
B. 梅毒螺旋体
C. 单纯疱疹病毒
D. 风疹病毒
E. 巨细胞病毒

5-242 该病人最可能的传染途径是
A. 性接触传播　　B. 经注射传播
C. 母婴传播　　　D. 消化道传播
E. 密切接触

5-243 应做何种检查进行初筛试验
A. 骨髓活检　　　B. 纤维结肠镜
C. 抗核抗体　　　D. 抗HIV抗体
E. 抗HBV抗体

5-244 如病人初筛试验结果为阳性,进一步确诊需做何种检查
A. 酶联免疫吸附试验
B. 免疫印迹试验
C. 快速血浆反应素试验
D. 荧光密螺旋体抗体吸附试验
E. 核酸检测

名词解释题(5-245~5-303)

5-245　参考区间
5-246　贫血
5-247　网织红细胞
5-248　红细胞沉降率
5-249　核左移
5-250　核右移
5-251　出血时间
5-252　血浆凝血酶原时间
5-253　活化部分凝血活酶时间
5-254　凝血酶时间
5-255　弥散性血管内凝血
5-256　血红蛋白尿
5-257　脓尿
5-258　蛋白尿
5-259　葡萄糖尿
5-260　酮体
5-261　管型
5-262　白陶土样便
5-263　隐血
5-264　粪便隐血试验
5-265　脑脊液
5-266　浆膜腔
5-267　漏出液
5-268　渗出液
5-269　血脂
5-270　高密度脂蛋白
5-271　肌红蛋白
5-272　B型钠尿肽
5-273　血清总蛋白
5-274　内生肌酐清除率
5-275　尿渗量
5-276　空腹血糖
5-277　随机血糖
5-278　空腹血糖过高
5-279　高血糖症
5-280　空腹血糖过低
5-281　低血糖症
5-282　糖耐量试验
5-283　高钾血症
5-284　低钾血症
5-285　低钙血症
5-286　血气分析
5-287　血清二氧化碳总量
5-288　碳酸氢盐
5-289　缓冲碱
5-290　动脉血二氧化碳分压
5-291　动脉血血氧分压
5-292　动脉血氧饱和度
5-293　二氧化碳结合力

5-294 阴离子间隙
5-295 血清总铁结合力
5-296 血清转铁蛋白饱和度
5-297 血清铁蛋白
5-298 免疫球蛋白
5-299 自身免疫性疾病
5-300 肿瘤标志物
5-301 抗菌药物敏感性试验
5-302 敏感
5-303 耐药

❋ 简述问答题(5-304～5-328)

5-304 体外血液标本发生溶血的主要原因有哪些?
5-305 血液标本的类型有哪些?
5-306 简述尿液标本采集的注意事项。
5-307 粪便标本采集与处理过程中需注意的问题有哪些?
5-308 如何按贫血的严重程度分类?
5-309 为什么外周血中性粒细胞增多或减少和白细胞计数增多或减少的结果一致?
5-310 中性粒细胞病理性增多的临床意义是什么?
5-311 简述血小板减少的临床意义。
5-312 简述哪些情况可能出现尿糖阳性。
5-313 简述肾小球性蛋白尿的形成及临床意义。
5-314 尿液检查中如何根据检测项目的不同应用相应的防腐剂?
5-315 简述渗出液与漏出液的鉴别。
5-316 如何采集血脂标本?
5-317 为什么肝功能正常不能排除肝脏疾病?
5-318 血氨升高的临床意义有哪些?
5-319 简述内生肌酐清除率的标本采集方法。
5-320 简述内生肌酐清除率的临床意义。
5-321 简述昼夜尿比重试验的标本采集方法。
5-322 简述口服葡萄糖耐量试验的标本采集方法。

5-323 简述糖尿病的诊断标准。
5-324 何为糖耐量减低?其临床意义如何?
5-325 何谓高钾血症?其临床意义如何?
5-326 如何选择用于动脉血气分析穿刺的血管?
5-327 简述微生物检查标本采集与处理的基本原则。
5-328 简述抗菌药物敏感性试验的目的。

❋ 综合应用题(5-329～5-332)

5-329 病人,女性,30岁。反复出现皮肤瘀点,并有鼻腔出血、月经过多,近来出现贫血、脾大。医生开医嘱为其做血液检查。
请解答:采集血标本时有哪些注意事项?

5-330 病人,女性,45岁。怕热、多汗、情绪激动1个月来院就诊。体格检查:甲状腺肿大,两手微抖,眼球稍突,心率102次/分,血压140/90 mmHg。
请解答:
(1)最可能的医疗诊断是什么?
(2)实验室检查指标有何变化?

5-331 病人,女性,24岁。贫血1年,血红蛋白80 g/L,红细胞计数 $3.0×10^{12}/L$,网织红细胞0.7%,白细胞计数、血小板计数正常。经口服铁剂治疗7天后,血红蛋白不升,网织红细胞4.3%。
请解答:
(1)最可能的医疗诊断是什么?
(2)该病人贫血程度如何?依据是什么?

5-332 病人,女性,39岁。夜间发作性腹部烧灼样疼痛5个月余,进食后能迅速缓解,昨天夜间起排柏油样便3次,来院急诊。医生开医嘱为其做粪便隐血试验。
请解答:
(1)最可能的医疗诊断是什么?
(2)护士应叮嘱病人做粪便隐血试验检查前注意哪些事项?
(3)粪便隐血试验阳性有何临床意义。

答案与解析

选择题

A1 型单项选择题

5-1	D	5-2	D	5-3	D	5-4	C
5-5	E	5-6	A	5-7	C	5-8	A
5-9	E	5-10	E	5-11	E	5-12	E
5-13	D	5-14	D	5-15	E	5-16	C
5-17	A	5-18	A	5-19	C	5-20	B
5-21	C	5-22	C	5-23	E	5-24	B
5-25	C	5-26	D	5-27	C	5-28	B
5-29	B	5-30	A	5-31	D	5-32	D
5-33	C	5-34	E	5-35	B	5-36	D
5-37	A	5-38	D	5-39	B	5-40	A
5-41	B	5-42	E	5-43	E	5-44	A
5-45	E	5-46	B	5-47	C	5-48	B
5-49	A	5-50	E	5-51	A	5-52	C
5-53	D	5-54	A	5-55	E	5-56	B
5-57	C	5-58	C	5-59	A	5-60	B
5-61	E	5-62	C	5-63	A	5-64	A
5-65	C	5-66	B	5-67	B	5-68	B
5-69	A	5-70	A	5-71	A	5-72	A
5-73	E	5-74	B	5-75	A	5-76	B
5-77	C	5-78	C	5-79	D	5-80	A
5-81	B	5-82	C	5-83	C	5-84	A
5-85	A	5-86	E	5-87	A	5-88	B
5-89	B	5-90	D	5-91	E	5-92	C
5-93	A	5-94	E	5-95	B	5-96	C
5-97	C	5-98	A	5-99	B	5-100	D
5-101	B	5-102	D	5-103	C	5-104	A
5-105	C	5-106	B	5-107	A	5-108	B
5-109	A	5-110	A	5-111	B	5-112	B
5-113	A	5-114	C	5-115	D	5-116	A
5-117	D	5-118	A	5-119	B	5-120	A
5-121	D	5-122	A	5-123	C	5-124	E
5-125	B	5-126	A	5-127	B	5-128	E
5-129	A	5-130	C	5-131	A	5-132	A
5-133	C	5-134	E	5-135	A	5-136	D
5-137	E	5-138	C	5-139	A	5-140	B
5-141	B	5-142	A	5-143	E	5-144	A
5-145	E	5-146	C	5-147	C	5-148	A
5-149	A	5-150	A	5-151	A	5-152	A
5-153	B	5-154	B	5-155	E	5-156	E

A2 型单项选择题

5-157	D	5-158	C	5-159	D	5-160	C
5-161	B	5-162	A	5-163	A	5-164	A
5-165	C	5-166	A	5-167	A	5-168	A
5-169	D	5-170	E	5-171	C	5-172	A
5-173	A	5-174	C	5-175	B	5-176	D
5-177	C	5-178	B	5-179	E	5-180	B
5-181	C	5-182	D	5-183	A	5-184	D
5-185	B	5-186	B	5-187	C	5-188	B
5-189	C	5-190	C	5-191	B	5-192	A
5-193	D	5-194	A	5-195	D	5-196	A
5-197	C	5-198	A	5-199	A	5-200	B
5-201	C	5-202	A	5-203	B	5-204	B
5-205	A	5-206	A	5-207	A	5-208	A
5-209	D	5-210	C				

A3 型单项选择题

5-211	B	5-212	C	5-213	E	5-214	B
5-215	C	5-216	A	5-217	E	5-218	B
5-219	A	5-220	E	5-221	D	5-222	C
5-223	C	5-224	A	5-225	E	5-226	E
5-227	B						

A4 型单项选择题

5-228	C	5-229	A	5-230	D	5-231	B
5-232	D	5-233	A	5-234	A	5-235	C
5-236	A	5-237	A	5-238	B	5-239	A
5-240	B	5-241	A	5-242	A	5-243	D
5-244	B						

部分选择题解析

5-3 解析： 静脉采血是实验室检查常用的标本采集方法。由于标本采集的时间、病人的状态(空腹与否、用药情况等)不同，血液中的某些化学成分会有所不同。故应根据采血的不同目的选择不同的采血时间。采血过程中止血带压迫时间过长，会使局部静脉淤血，也会改变血液中的某些成分而影响测定结果，因此，采血时应尽量控制止血带压迫的时间在1分钟之内，最好在采血针头进入静脉以后立即松开止血带。也不能从输液的血管采血，因为输液血管中的血液成分会受到所输液体的影响，如必须检查，应在输液对侧的肢体采集血液标本。另外，空腹时间过长，会导致血液中某些成分的浓度下降而影响检查结果的准确性。使用真空采血器抽血，可避免采血过程中发生溶血。

5-6 解析： 真空采血管管帽颜色为绿色，添加剂为肝素锂、肝素钠，主要用于血生化检查。

5-7 解析： 真空采血管管帽颜色为灰色，添加剂为葡萄糖酵解抑制剂、氟化钠、草酸钾或 EDTA-Na_2，主要用于葡萄糖和乳酸测定。

5-18 解析： 大细胞性贫血主要见于缺乏叶酸和(或)维生素B_{12}引起的巨幼细胞性贫血；正常细胞性贫血主要见于再生障碍性贫血、急性失血性贫血、多数溶血性贫血、骨髓病性贫血等；小细胞低色素性贫血主要见于缺铁性贫血、珠蛋白生成障碍性贫血、铁粒幼细胞性贫血；单纯小细胞性贫血主要见于慢性感染、炎症、肝病、尿毒症、恶性肿瘤等引起的贫血。

5-29 解析： 嗜酸性粒细胞增高见于：①过敏性疾病，如支气管哮喘、食物过敏；②肠道寄生虫感染；③血液病，如慢性髓细胞白血病、淋巴瘤、嗜酸性粒细胞白血病等。

5-32 解析： 骨髓检查的禁忌证是由于凝血因子缺陷引起的出血性疾病，如血友病；晚期妊娠的孕妇做骨髓穿刺术应慎重。

5-33 解析： 正常骨髓象特点：①增生活跃；②粒红细胞比例为(2~4):1，平均3:1；③各细胞比例为：粒系增生活跃，占有核细胞的40%~60%，细胞形态无明显异常；红系增生活跃，占有核细胞的20%左右，细胞形态无明显异常；巨核细胞7~35个/骨髓血膜片(1.5cm×3.0cm)，以产生血小板的巨核细胞为主，易见血小板，细胞形态无明显异常；淋巴系细胞占有核细胞20%，小儿可达40%，细胞形态无明显异常；单核系细胞<4%，大多为成熟阶段细胞，细胞形态无明显异常；浆细胞<2%，大多为成熟阶段细胞，细胞形态无明显异常；其他细胞为少量内皮细胞、网状细胞等，是骨髓特有的细胞成分。

5-36 解析： 凝血酶原时间延长见于凝血因子缺乏、严重肝病、维生素K缺乏、纤溶亢进、DIC后期；凝血酶原时间缩短见于DIC早期、心肌梗死、脑血栓形成、深部静脉血栓形成等血液高凝状态。

5-42 解析： 健康人的新鲜尿液有微弱芳香气味，并受食物影响。尿液久置后因尿素分解可产生氨臭味。新排出的尿液即有氨臭味提示有慢性膀胱炎或慢性尿潴留；酸臭味提示有机磷农药中毒；鼠臭味提示苯丙酮尿症；糖尿病酮症酸中毒者，尿液呈烂苹果味。

5-45 解析： 尿比重受肾小管重吸收和浓缩功能的影响，与尿中可溶性物质的数目和质量成正比，与尿量成反比。尿比重增高见于急性肾小球肾炎、脱水、出汗过多、心力衰竭等所致的肾血流灌注不足时；尿中含有较多蛋白质或葡萄糖等。尿比重降低见于大量饮水、尿崩症、肾衰竭等影响尿液浓缩功能的疾病。

5-50 解析： 功能性蛋白尿即生理性蛋白尿，系剧烈运动、发热、精神紧张、交感神经兴奋等所致的暂时性、轻度蛋白尿。

5-59 解析： 尿液中常见的结晶有草酸钙、磷酸盐类、尿酸及尿酸盐等，一般无临床意义。若经常出现于新鲜尿中并伴有红细胞增多，应怀疑结石的可能。酪氨酸和亮氨酸结晶见于白血病、急性肝坏死、急性磷中毒等。胆红素结晶见于阻塞性黄疸、肝细胞性黄疸。胆固醇结晶见于肾淀粉样变性、尿路感染及乳糜尿。胱氨酸晶体见于遗传性胱氨酸尿症。磺胺及其他药物结晶见于大量服用磺胺类药物、解热镇痛药及使用造影剂等。

5-75 解析: 血清胆固醇增高见于冠心病、高脂血症、甲状腺功能减退症、糖尿病、肾病综合征、胆总管阻塞等;胆固醇降低见于急性肝坏死、肝硬化、甲状腺功能亢进症、严重营养不良及严重贫血等。

5-99 解析: 慢性肾衰竭病人内生肌酐清除率 51～70 ml/min 为轻度肾功能损害;31～50 ml/min 为中度肾功能损害;＜30 ml/min 为重度肾功能损害;＜20 ml/min 为肾衰竭;＜10 ml/min 为终末期肾衰竭。

5-120 解析: 血钾降低见于:①摄入不足,如胃肠功能紊乱、长期无钾饮食、手术后长期禁食等未及时补钾;②丢失过度,如严重呕吐或腹泻、肾上腺皮质功能亢进、长期使用强利尿剂、肾小管功能障碍、大面积烫伤等;③细胞外钾进入细胞内,如代谢性碱中毒、胰岛素治疗、肌无力症、甲状腺功能亢进症等。

5-124 解析: 在进行血气分析标本采集前,向病人做好合理的解释,起到安抚病人的作用,使病人处于安静状态。临床上常在桡动脉、肱动脉、股动脉处采血。用 1 ml 无菌注射器抽取 1 000 U/mL 的肝素进行湿化抗凝,推出多余肝素,然后排尽注射器内的气体,进针,若刺入动脉,血液则自动流入注射器,一般抽取 2～3 ml 动脉血,拔针后立即将针头刺入橡皮塞内以杜绝空气,然后双手搓动注射器,使肝素与血液充分混合,标本应无凝块,10 分钟内送检。

5-150 解析: 抗 SS-A 抗体主要见于干燥综合征,也可见于其他自身免疫性疾病,如 SLE。13% 的 SLE 及 30% 的干燥综合征病人有抗 SS-B 抗体。抗 Scl-70 抗体见于 25%～75% 的进行性系统化硬化症(播散性)病人。抗 Jo-1 抗体主要见于多发性肌炎或皮肌炎病人。抗 Sm 抗体阳性对 SLE 诊断有高度的特异性,属于 SLE 血清标志性抗体之一,但阳性率较低,若与抗 dsDNA 抗体同时检测,可提高 SLE 的诊断率。

5-163 解析: 病人为男性,血红细胞计数为 $3.9×10^{12}/L$,白细胞计数为 $4.0×10^9/L$,中性粒细胞 0.41,单核细胞 0.05,血小板计数为 $120×10^9/L$,均在正常范围内。淋巴细胞 0.53,高于参考区间的上限 50%,常见于病毒感染。化脓性炎症和急性溶血表现为中性粒细胞增高,脾功能亢进表现为红细胞、白细胞、血小板减少,贫血表现为红细胞、血红蛋白减少。

5-166 解析: 实验室检查是确诊 DIC 的关键,常用的指标有血小板计数(PLT)、凝血酶原时间(PT)测定、活化部分凝血活酶时间(APTT)测定、纤维蛋白原(FIB)测定、纤维蛋白降解产物(FDP)测定、D-二聚体测定等。表现为 PLT 计数常＜$100×10^9/L$;PT 延长超过对照 3 秒以上或呈进行性延长有病理意义。肝病并发 DIC 时 PT 显著延长,妊娠中后期并发 DIC 时 PT 可仍在参考区间内或延长不明显。APTT 呈进行性延长。FIB＜1.5 g/L 或呈进行性降低有病理意义。FDP 和 D-二聚体在 DIC 时呈进行性增高。

5-167 解析: 晨尿用于常规筛检、细胞学检查;随机尿用于常规筛检;计时尿(3 小时尿、12 小时尿、24 小时尿)用于细胞学检查、化学物质定量检查;中段尿用于常规筛检、细胞学检查、微生物培养;导管尿用于常规筛检、微生物培养。该病人需做尿细菌培养,属于微生物培养范畴,因此,最好留取中段尿。

5-169 解析: 成人 24 小时尿量＞2 500 ml 为多尿,24 小时尿量＜400 ml 或每小时尿量持续＜17 ml 为少尿,24 小时尿量＜100 ml 为无尿。该病人尿量为 90 ml,因此,答案为 D。

5-173 解析: 肾小球性蛋白尿常见于急性肾小球肾炎、肾缺血、缺氧等;肾小管性蛋白尿主要见于肾盂肾炎、间质性肾炎、肾小管性酸中毒、重金属中毒等;混合性蛋白尿是指肾脏病变同时累及肾小球和肾小管而导致的蛋白尿;肾前性蛋白尿多为溢出性蛋白尿;肾后性蛋白尿主要见于泌尿道炎症、出血或有阴道分泌物、精液混入尿液,一般无肾脏本身的损害。

5-185 解析:急性黄疸性甲型肝炎病人的粪便颜色变浅。

5-199 解析:缺铁性贫血的实验室检查可表现为血清铁降低、血清总铁结合力增高、血清转铁蛋白饱和度降低、血清铁蛋白降低。与生长激素无关。

5-203 解析:抗-HAV IgM是甲型肝炎病毒急性感染早期诊断的主要标志物,可作为临床确诊依据;抗-HAV IgG 阳性表示曾感染过HAV,主要用于甲型肝炎的流行病学调查。

名词解释题

5-245 参考区间是指从参考下限到参考上限的区间,通常是中间95%区间,在某些情况下,只有一个参考限具有临床意义,通常是参考上限,这时的参考区间是0到参考上限。

5-246 贫血是指单位容积循环血液中红细胞数、血红蛋白量及血细胞比容低于参考下限。

5-247 网织红细胞是晚幼红细胞到成熟红细胞之间尚未完全成熟的红细胞,胞质中尚残存多少不等的核糖核酸等嗜碱性物质,用煌焦油蓝或新亚甲蓝进行活体染色后可构成网状结构。

5-248 红细胞沉降率是指红细胞在一定条件下自然沉降的速率,简称红细胞沉降率。

5-249 核左移是指外周血杆状核细胞增多或出现晚幼粒、中幼粒、早幼粒细胞等。

5-250 正常人外周血中性粒细胞以3叶核为主,若5叶核以上超过3%,称为核右移。

5-251 出血时间是指将皮肤毛细血管刺破后,让血液自然流出到自然停止所需的时间。

5-252 血浆凝血酶原时间是指在乏血小板血浆中加入Ca^{2+}和组织因子,测定其凝固所需要的时间。

5-253 活化部分凝血活酶时间是指在乏血小板血浆中加入部分凝血活酶、Ca^{2+}和接触因子的激活剂,测定其凝固所需要的时间。

5-254 凝血酶时间是指在乏血小板血浆中加

入标准凝血酶溶液,测定凝固的时间。

5-255 弥散性血管内凝血是指由各种原因导致的全身血管内微血栓形成和多脏器功能衰竭的全身性血栓-出血综合征。

5-256 血红蛋白尿是指血管内溶血时,血浆中大量游离血红蛋白超过肾小管的重吸收能力而从尿液中排出所致,可见于阵发性睡眠性血红蛋白尿、蚕豆病、血型不合的输血反应等。

5-257 脓尿是指离心尿液每高倍镜视野中白细胞>5个,又称为镜下白细胞尿。

5-258 蛋白尿是指24小时尿蛋白定量>150mg。

5-259 当血糖浓度超过肾糖阈(8.88 mmol/L)时,或尿葡萄糖定性为阳性时称为葡萄糖尿。

5-260 酮体包括丙酮、乙酰乙酸及β-羟丁酸,是体内脂肪代谢的中间产物,当糖代谢发生障碍、脂肪分解增多、酮体产生速度超过机体组织利用速度时,可出现酮血症,酮体血浓度超过肾阈值时,可产生酮尿。

5-261 管型是指尿液中的蛋白质、细胞等在肾小管、集合小管内凝固而形成的圆柱体。

5-262 白陶土样便是指粪便呈黄白色陶土样,系各种原因引起胆道阻塞,进入肠道的胆红素减少或缺如,使粪胆素减少或缺如所致,见于胆汁淤积性黄疸。

5-263 隐血是指上消化道少量出血,粪便外观无颜色变化,肉眼及显微镜均不能证实的出血。

5-264 粪便隐血试验是指用化学或免疫的方法来证实粪便隐血的试验。

5-265 脑脊液是来源于脑室和蛛网膜下腔的无色透明液体,健康成人脑脊液总量为120~180 ml。

5-266 浆膜腔是胸腔、腹腔、心包腔及关节腔的统称。

5-267 漏出液为非炎性积液,主要由于血管内胶体渗透压降低、淋巴回流受阻等原因而形成。

5-268 渗出液为炎性积液,主要由于细菌感染、恶性肿瘤、化学或物理刺激等原因而形成。

5-269 血脂是血液中所有脂质的总称,包括总胆固醇、甘油三酯、磷脂及游离脂肪酸。

5-270 高密度脂蛋白是血清中颗粒最小、密度最大的一组脂蛋白。

5-271 肌红蛋白是一种氧结合蛋白,含有亚铁血红素,能结合和释放氧分子,有贮氧和输氧的功能。

5-272 B型钠尿肽,又称脑钠肽,是调节体液、钠平衡和血压的重要激素,具有排钠、利尿、扩血管的作用。

5-273 血清总蛋白是血清白蛋白和球蛋白的总和。

5-274 肾在单位时间将若干毫升血液中的内生肌酐全部清除出去,称为内生肌酐清除率。

5-275 尿渗量是指尿内全部溶质的微粒总数,单位为 mOsm/(kg·H_2O)。

5-276 空腹血糖是指在隔夜空腹(至少8~10小时未进任何食物,饮水除外)后,早餐前采的血测定的血糖值。

5-277 随机血糖是指在任何时间采血测定的血糖值。

5-278 空腹血糖过高是指空腹血糖增高而又未达到诊断糖尿病的标准。

5-279 高血糖症是指空腹血糖增高>7.0 mmol/L。

5-280 空腹血糖过低是空腹血糖<3.9 mmol/L。

5-281 低血糖症是指空腹血糖<2.8 mmol/L。

5-282 糖耐量试验是指口服或注射一定量葡萄糖后间隔一定时间测定血糖浓度,主要用于诊断疑似糖尿病者。

5-283 高钾血症是指血清钾>5.5 mmol/L。

5-284 低钾血症是指血清钾<3.5 mmol/L。

5-285 低钙血症是指血清总钙<2.25 mmol/L。

5-286 血气分析是指通过血气分析仪直接测定血液的酸碱度(pH)、氧分压(PaO_2)、二氧化碳分压($PaCO_2$)3项指标,再利用公式(或仪器的微处理器)计算出其他指标,由此对酸碱平衡及呼吸功能进行判断的分析技术。

5-287 血清二氧化碳总量是指存在于血浆中各种形式的二氧化碳的总和。

5-288 碳酸氢盐是体内主要的碱储备成分,对酸有较强的缓冲能力,反映代谢性因素,是判断酸碱平衡的主要指标。

5-289 缓冲碱是全血中起缓冲作用阴离子的总和,包括 HCO_3^-、血浆蛋白和血红蛋白等。

5-290 动脉血二氧化碳分压是指动脉血液中物理溶解的二氧化碳产生的压力。

5-291 动脉血血氧分压是指血液中物理溶解的氧产生的压力。

5-292 动脉血氧饱和度是指血液中实际含氧量与氧容量的比值。

5-293 二氧化碳结合力是静脉血标本在分离血浆后与 PCO_2 为 5.32 kPa(40 mmHg)、PO_2 为 13.3 kPa(100 mmHg)的正常人肺泡气平衡后,测得的血浆中 HCO_3^- 所含二氧化碳和溶解二氧化碳的总量。

5-294 阴离子间隙是指血清中主要阳离子(Na^+)浓度与主要阴离子(Cl^-、HCO_3^-)浓度之和的差值,表示未测定的带负电荷物质的浓度之和,主要是无机酸(如磷酸、硫酸)、有机酸(如乙酰乙酸、乳酸、丙酮)和白蛋白等,其中白蛋白占1/2。

5-295 正常血液中仅1/3的转铁蛋白与铁结合,血浆中未被铁结合的转铁蛋白在体外可与加入的铁完全结合而呈饱和状态,这种最大的铁结合量称为总铁结合力,可反映血清中游离转铁蛋白的含量。

5-296 血清转铁蛋白饱和度是指血清铁与总铁结合力的百分比值。

5-297 血清铁蛋白是铁的储存形式,铁蛋白核心具有强大的结合铁和储备铁的能力,以维持体内铁的供应和血红蛋白的相对稳定。

5-298 免疫球蛋白是一组具有抗体活性的球蛋白,由浆细胞合成与分泌,可分为 IgG、IgA、IgM、IgD 和 IgE 五种类型。

5-299 自身免疫性疾病是指由于某些原因造

成免疫系统对自身成分的免疫耐受减低或破坏,致使自身抗体和(或)致敏淋巴细胞损伤自身器官组织而引起的疾病,表现为相应组织器官的功能障碍。

5-300 肿瘤标志物是指存在于肿瘤细胞内或肿瘤细胞表达脱落的物质,或者是细胞宿主对体内肿瘤反应而产生的物质,可存在于胞质、胞核中或细胞表面,也可见于血液、组织或体液中。

5-301 抗菌药物敏感性试验是指在体外测定抗菌药物抑制或杀灭细菌能力的一种试验。

5-302 敏感是指使用常规推荐剂量的抗菌药物进行治疗时,该抗菌药在病人感染部位通常能达到的浓度可以抑制该感染菌的生长。

5-303 耐药是指使用常规推荐剂量的抗菌药物进行治疗时,该抗菌药物在病人感染部位通常能达到的浓度不能抑制该感染菌的生长。

简述问答题

5-304 体外血液标本发生溶血的主要原因:①采血用的注射器或试管潮湿;②静脉穿刺血流不顺利;③穿刺处消毒所用乙醇未干即采血;④注射器和针头连接不紧;⑤采血时有空气进入或产生泡沫等;⑥混匀含添加剂的试管时用力过猛或送检过程中动作过大;⑦相对试管中的添加剂来说采血量不足,导致渗透压改变;⑧试管质量粗糙,送检过程中挤压血细胞等。

5-305 血液标本的类型根据血液标本的性质可分为全血、血浆和血清3种类型。①全血:主要用于血细胞成分计数等检查;②血浆:主要用于凝血因子的相关检查,也可用于部分临床化学的快速检查;③血清:用于大部分临床化学及免疫学检查。

5-306 尿液标本采集的注意事项:①标本留取于清洁、干燥的容器内送检;②不能配合的婴幼儿应先消毒会阴部后,将塑料采集袋黏附于尿道外口收集尿液,避免粪便混入;③女性病人应冲洗外阴后留取中段尿,防止混入阴道分泌物或经血;④男性病人应避免精液、前列腺液混入尿液;⑤标本留取后应立即送检,以免因光照、细菌生长等造成化学物质或有形成分的改变和破坏;⑥若不能及时检查,可将尿液置4℃冷藏保存6～8小时或加入适当防腐剂。

5-307 粪便标本采集与处理过程中需注意的问题:①使用一次性无吸水性、无渗漏、有盖的洁净容器,细菌培养标本容器应无菌。②留取新鲜标本,挑取含有异常成分的粪便,如黏液或脓血成分,外观无异常的粪便应从粪便表面、深处及粪端多处取材,采集量至少相当于拇指大小。③粪便标本不得混有尿液、消毒剂及污水等。④粪便常规检查标本不应超过1小时送检,寄生虫和虫卵检查不宜超过24小时,阿米巴滋养体标本应立即送检,送检中需保温,保持滋养体活力以利检出。⑤检查蛲虫卵需用透明薄膜拭子于清晨排便前自肛门周围皱襞处拭取后送镜检。⑥肠道寄生虫有周期性排卵现象,一般连续送检3天。⑦无粪便排出而又必须检查时,可经直肠指诊或采便管采集标本。灌肠的粪便不宜做检查标本。

5-308 按严重程度可将贫血分为:①轻度贫血,血红蛋白小于参考区间下限至90 g/L;②中度贫血,血红蛋白90～60 g/L;③重度贫血,血红蛋白60～30 g/L;④极重度贫血,血红蛋白＜30 g/L。

5-309 由于外周血中白细胞的组成主要以中性粒细胞为主,故在大多情况下,白细胞的增多或减少主要受中性粒细胞的影响,其临床意义与白细胞分类计数的增多或减少基本一致。

5-310 中性粒细胞病理性增多见于:①急性感染,是引起中性粒细胞增多最常见的原因,以急性化脓性感染为常见;②严重的组织损伤,见于严重外伤、大面积烧伤、手术创伤、急性心肌梗死及严重的血管内溶血等;③急性中毒,包括急性内源性因素如尿毒症、糖尿病酮症酸中毒及外源性化学物质、生物毒素所致的中毒等;④急性失血,急性大出血时,白细胞计数常在1～2小时内迅速增高;⑤非造血系统恶性肿瘤及白血病等。

5-311　血小板减少的临床意义：①血小板生成障碍，如再生障碍性贫血、急性白血病、放射线损伤、骨髓纤维化和恶性肿瘤化学治疗等；②血小板破坏或消耗亢进，如弥散性血管内凝血、特发性血小板减少性紫癜、输血后血小板减少症、脾功能亢进和系统性红斑狼疮等；③血小板分布异常，如肝硬化、输入大量库存血或大量血浆引起的血液稀释。

5-312　导致尿糖阳性的原因，可归纳为以下几种：①血糖增高性糖尿，多见于内分泌疾病，如糖尿病、甲状腺功能亢进症；垂体前叶功能亢进，如肢端肥大症、嗜铬细胞瘤、库欣综合征等。②肾性糖尿（血糖正常性糖尿），见于家族性糖尿、慢性肾炎、肾病综合征、妊娠等。③暂时性糖尿，见于大量进食碳水化合物，或静脉注射大量葡萄糖、情绪激动、颅脑外伤、脑血管意外等。④非葡萄糖性糖尿，见于肝硬化严重破坏所致果糖尿或半乳糖尿、妇女哺乳期的乳糖尿、大量进食水果后的果糖尿或戊糖尿等。⑤假性糖尿，尿中不少物质具有还原性，如维生素C、尿酸、葡萄糖醛酸或随尿排出的药物，如异烟肼、链霉素、水杨酸、阿司匹林等，可使班氏试剂中氧化铜还原成氧化亚铜，呈阳性反应，此种情况称为假性糖尿。

5-313　肾小球性蛋白尿是由于肾小球滤过膜因炎症、免疫等因素损伤后静电屏障作用减弱和（或）滤过膜孔径增大，使血浆蛋白特别是白蛋白滤过，可见于各类原发和继发性肾小球疾病。

5-314　根据检测项目不同应用相应的防腐剂：①甲苯，可在尿液表面形成薄膜层以防尿液与空气接触，防止细菌污染，延缓尿中化学成分的分解，用于尿蛋白、尿糖定量检查。用量为每升尿5 ml。②甲醛，可固定尿液中有形成分，防止细菌生长，用于管型、细胞等检查。因为是还原剂，故不用于尿糖检查。用量为40%甲醛每升尿5 ml。③浓盐酸，可防止尿中激素被氧化，用于尿17-羟或17-酮皮质类固醇、肾上腺素及去甲肾上腺素、儿茶酚胺等定量检查。用量为每升尿5～10 ml。④麝香草酚，用于尿电解质、结核杆菌检查，用量为每升尿1 g。⑤冰醋酸：可固定尿中醛固酮类物质、5-羟色胺，用于尿中醛固酮、5-羟色胺检查，用量为每24小时尿10～25 ml。⑥硼酸，用于激素的放射免疫分析，用量为每100 ml尿1 g。

5-315　渗出液与漏出液的鉴别见表5-1。

表5-1　渗出液与漏出液的鉴别

检查项目	渗出液	漏出液
原因	炎症、肿瘤、化学或物理刺激	非炎症所致
外观	黄色、血性、脓性、乳糜性等	淡黄色、浆液性
透明度	多混浊	清晰透明或微混
相对密度（比重）	≥1.018	<1.018
凝固	易自凝	不易自凝
黏蛋白定性	阳性	阴性
蛋白质定量(g/L)	≥30	<25
葡萄糖定量	常低于血糖水平	与血糖相近
细胞计数(10^6/L)	≥500	<100
细胞分类	根据不同病因，细胞分类各不同	以淋巴细胞、间皮细胞为主
细菌学检查	可找到病原菌	阴性
积液/血白蛋白比值	≥0.5	<0.5
乳酸脱氢酶(U/L)	≥200	<200
积液/血清乳酸脱氢酶比值	≥0.6	<0.6
肿瘤细胞	可有	无

5-316 采集血脂标本要注意：①受检者测定前素食或低脂饮食3天；②采血前24小时内禁酒，避免剧烈运动；③采血当天使用红色、黄色或者绿色管帽真空采血管采集空腹静脉血2ml；④采血过程中止血带结扎时间不可过长，防止标本溶血。

5-317 肝脏有较强的再生能力，当病变轻微或肝脏代偿功能良好时，肝功能检查可以正常，故不能因肝功能正常而否认肝脏有病变，应通过临床观察、动态追踪以及参照其他辅助检查进行综合评价。

5-318 血氨生理性增高见于高蛋白饮食、运动后等；病理性增高最常见的原因是肝、肾衰竭，如肝性脑病、重症肝炎、肝癌、休克及尿毒症等。

5-319 内生肌酐清除率的标本采集方法：试验前和试验日摄取低蛋白饮食共3天，禁食肉类，避免剧烈运动。试验日晨8点，排空膀胱，此后收集至次晨8点的24小时尿液，内置甲苯防腐剂。试验日次晨抽取静脉血2～3ml，注入抗凝管、混匀。将血、尿标本同时送验。测量身高、体重以计算体表面积。

5-320 内生肌酐清除率的临床意义：①判断肾小球滤过功能损害的敏感指标；②评估肾小球滤过功能损害程度；③指导临床治疗和用药；④监测肾移植术后排异反应。

5-321 昼夜尿比重试验的标本采集方法：受试日正常饮食，少饮水，晨8点排尿弃去，每2小时留尿1次，白天6次，晚上8点至次日晨8点1次，共7个标本，分别测定尿量和尿比重。排尿间隔时间应准确，尿须排尽。

5-322 口服葡萄糖耐量试验标本采集方法为试验前3天应有足够的碳水化合物饮食，每天食物中含糖量不得少于200g，同时停服所有影响试验的药物，可维持正常的活动。受试前晚餐后禁食10～16小时。试验日于清晨采集空腹血糖标本后，将75g葡萄糖溶于300ml水中，5分钟内饮完，其后30分钟、1小时、2小时和3小时各采集静脉血标本1次。采血的同时留取尿标本，分别测定血糖和尿糖。采血时取坐位姿势，整个试验过程不能吸烟、饮茶或咖啡。

5-323 糖尿病的诊断标准：①有糖尿病症状，空腹血糖均＞7.0 mmol/L；②口服葡萄糖耐量试验（OGTT）血糖峰值＞11.1 mmol/L，餐后2小时血糖＞11.1 mmol/L；③有糖尿病症状，随机血糖＞11.1 mmol/L，且伴有尿糖阳性。

5-324 糖耐量减低是指空腹血糖＜7.0 mmol/L，服糖后2小时血糖为7.8～11.1 mmol/L，且血糖达到高峰的时间可延至1小时以后，血糖恢复正常的时间延至2～3小时以后，同时伴有尿糖阳性。多见于2型糖尿病、肥胖症、甲状腺功能亢进症、肢端肥大症及皮质醇增多症等。

5-325 血钾浓度＞5.5 mmol/L称为高钾血症。血钾升高的临床意义：①摄入过多，如高钾饮食、输入大量库存血、静脉输注大量钾盐等；②排出减少，如急性肾衰竭，长期使用潴钾利尿剂、肾上腺皮质功能减退症等；③细胞内钾外移，如严重溶血或组织损伤、急性酸中毒或组织缺氧、家族性高血钾性周期性麻痹等。

5-326 成人可选择桡动脉、肱动脉、股动脉、足背动脉、前臂动脉等于皮肤消毒后穿刺。婴儿可取足跟、大脚趾或头皮等部位采血，采血前局部应用热毛巾敷或轻轻按摩，使毛细血管充分动脉化。

5-327 微生物检查标本采集与处理的基本原则：①正确选择标本的种类和采集部位。②一般应在发病早期，应用抗生素之前采集标本，对已用抗生素而不能中止的病人，应在血药浓度最低时或下次用药前采集。③采集和送检过程中应无菌操作，防止污染。④标本留取完毕，尽快送检。⑤标本采集、包装和送检过程中必须注意生物安全；对具有高度危险性的标本，要有明显的标识。

5-328 抗菌药物敏感性试验的目的：①为临床提供选用有效抗生素的信息，以控制感染；②综合某地区某种属致病菌一定数量群体的药敏结果，了解该地区致病菌的耐药现状，为临床经验用药提供依据；③对新研发的抗生素进行药敏分析,评价其抗菌药效;④分析医院感染流行株的药敏谱,为是否为单株流行提供依据。

综合应用题

5-329 采集血液标本时需注意:①止血带压迫时间最长不超过1分钟,以免压迫时间过长,使局部静脉扩张、淤血,血液中某些成分的含量有所变化。②避免人为溶血,如注射器及针头必须干燥,止血带不要束得太紧,针刺时防止局部组织损伤过多,勿用手挤压局部组织使血液流出。③用传统采血试管采血时,抽血时应避免产生大量泡沫,抽好血液后先拔去针头,然后将血液沿试管管壁缓慢注入试管内,勿用力挤压或冲击。需抗凝时,应将血液与抗凝剂轻轻充分混匀,切忌用力振荡试管。④严禁从静脉输液管中采集血标本,并尽量不要从正在输液的手臂采血,而是从对侧采血;不能从对侧采血时,则从输液穿刺部位远端采血,防止血液被稀释以及输注成分对标本的干扰。⑤如遇到病人采血时发生晕厥,应先拔出针头,让其平卧,一般休息片刻即可恢复;必要时可嗅芳香氨酊,针刺或指掐人中、合谷等穴位。

5-330 (1)该病人最可能的医疗诊断是甲状腺功能亢进症。

(2)用于检测甲状腺功能亢进症的实验室检查指标主要有血清总 T_4(TT_4)、总 T_3(TT_3)、血清游离 T_4(FT_4)和血清游离 T_3(FT_3)、反三碘甲腺原氨酸(rT_3)和促甲状腺激素(TSH)。其中 TT_4、TT_3 在甲状腺功能亢进症时增高,但易受甲状腺结合球蛋白水平的影响,目前,不再建议使用血清 TT_4、TT_3 作为判断甲状腺功能的指标。FT_4、FT_3 在甲状腺功能亢进症时升高,能够真实反应甲状腺功能状况。rT_3 在甲状腺功能亢进症时亦增高。由甲状腺病变所致的原发性甲状腺功能亢进症,TSH 降低。

5-331 (1)该病人最可能的医疗诊断是缺铁性贫血。

(2)临床上常用血红蛋白作为衡量贫血程度的指标。根据血红蛋白减低的程度将贫血分为 4 度:轻度贫血时血红蛋白<120 g/L(女性 Hb<110 g/L);中度贫血时血红蛋白<90 g/L;重度贫血时血红蛋白<60 g/L;极重度贫血时血红蛋白<30 g/L。该病人的血红蛋白为 80 g/L,所以为中度贫血。

5-332 (1)该病人最可能的医疗诊断是十二指肠溃疡并发上消化道出血。

(2)病人在检查前 3 天开始应禁服铁剂、维生素 C、铋剂等药物,禁食肝脏、动物血、瘦肉及大量绿叶蔬菜等食物。有牙龈出血时嘱其勿咽下,以避免检查结果出现假阳性。

(3)粪便隐血试验阳性见于消化道出血、溃疡、恶性肿瘤(如胃癌)、急性胃黏膜病变、肠结核、溃疡性结肠炎等。也可用于鉴别某些消化道出血性疾病的性质,如消化道恶性肿瘤(如胃癌),其阳性率可达 95%～96%,呈持续阳性;而消化性溃疡的阳性率为 40%～70%,呈间歇阳性。因此,连续监测可早期发现消化道恶性肿瘤。

(刘 芹)

第六章

心电图检查

✳ 选择题(6-1~6-120)

✏ A1型单项选择题(6-1~6-82)

6-1* 安置胸导联探查电极的位置,下列哪项是错误的
    A. V_1 在胸骨右缘第四肋间
    B. V_2 在胸骨左缘第四肋间
    C. V_3 在 V_2 与 V_4 连线的中点
    D. V_4 在左锁骨中线与第五肋间相交处
    E. V_5 在左腋前线与第五肋间相交处

6-2* 以下心电图描记操作中不当的是
    A. 向病人解释说明
    B. 将电极板紧贴相应部位皮肤并固定
    C. 开启机器,校准定准电压和走纸速度
    D. 依次描记各导联3~5个心动周期的图形
    E. 安置病人取仰卧位,用湿棉球涂擦电极安放部位

6-3 心电图纸移动速度为25 mm/s、定准电压为1 mV=10 mm 时,横距、纵距1 mm 各代表什么含义
    A. 0.04秒、0.1 mV
    B. 0.08秒、0.2 mV
    C. 0.02秒、0.2 mV
    D. 0.05 mV、0.02秒
    E. 0.01 mV、0.04秒

6-4* 关于心电图各波段测量方法,以下描述错误的是
    A. 时间的测量自波的开始部内缘测量至波的终止部内缘

    B. ST段应在"J"点后0.06~0.08秒处测量
    C. ST段抬高时从等电位线下缘垂直量至ST段的上缘
    D. 向上波高度自基线的上缘测至波峰顶端的水平线
    E. 向下波深度自基线的下缘测至向下波最低点的水平线

6-5 窦性心律方向倒置的P波出现在哪个导联
    A. Ⅰ导联   B. Ⅱ导联
    C. V_3~V_6 导联   D. aVR导联
    E. aVF导联

6-6 在R波为主的导联中,Q波的深度不应大于同导联R波振幅的
    A. 1/2   B. 1/4
    C. 1/6   D. 1/5
    E. 1/10

6-7 心电图不能提供直接诊断依据的是下列哪项
    A. 心脏收缩力   B. 心律失常
    C. 心肌梗死   D. 心肌缺血
    E. 高钾血症

6-8* 房性期前收缩最重要的心电图特征为
    A. 代偿间歇不完全
    B. P'R间期>0.12秒
    C. QRS波群形态基本正常
    D. QRS波群时间基本正常
    E. 提前出现的与窦性P波形态略有不同的P'波

6-9* 室性期前收缩最重要的心电图特征为
   A. QRS 波群畸形
   B. 代偿间歇完全
   C. QRS 波群时间＞0.12 秒
   D. T 波与 QRS 波群主波方向相反
   E. 提前的 QRS 波群前无相应的 P 波

6-10* 心房颤动最具特征性的心电图改变是
   A. 出现 f 波
   B. P 波消失
   C. QRS 波群形态正常
   D. QRS 波群时间正常
   E. RR 间距不规则

6-11* 正常的心脏传导系统哪部分传导速度最慢
   A. 结间束　　B. 房室结
   C. 浦肯野纤维　　D. 左、右束支
   E. 希氏束(房室束)

6-12* 正常的心脏传导系统哪部分传导速度最快
   A. 右束支　　B. 左束支
   C. 结间束　　D. 浦肯野纤维
   E. 希氏束(房室束)

6-13 Ⅱ导联连接方法正确的应是下列哪项
   A. 右上肢接负极,左下肢接正极
   B. 左上肢接正极,右上肢接负极
   C. 左下肢接正极,右下肢接负极
   D. 右上肢接正极,左上肢与左下肢共同连接负极
   E. 左上肢接正极,右上肢与左下肢共同连接负极

6-14 肢体导联电极主要放置部位为
   A. 右臂、右腿、左腿
   B. 右臂、左臂、右腿
   C. 右臂、左臂、左腿
   D. 胸前、右腿、左腿
   E. 胸前、右臂、左臂

6-15 加压单极肢体导联,分别以下列哪项表示
   A. V_1、V_2 和 V_3

   B. VL、VR 和 VF
   C. V_4、V_5 和 V_6
   D. Ⅰ、Ⅱ和Ⅲ
   E. aVL、aVR 和 aVF

6-16 胸导联 V_1 电极应放在下列哪处
   A. 胸骨左缘第四肋间
   B. 胸骨右缘第四肋间
   C. 左腋前线 V_4 水平处
   D. 左腋中线第五肋间水平处
   E. 左锁骨中线与第五肋间相交点

6-17 胸导联 V_5 电极应放在下列哪处
   A. 胸骨右缘第四肋间
   B. 左腋中线第五肋间
   C. 胸骨左缘第四肋间
   D. 左腋前线 V_4 水平处
   E. 左锁骨中线第五肋间

6-18 关于心电图记录纸,下列描述哪项是正确的
   A. 横向距离代表电压
   B. 横向距离代表振幅
   C. 纵向距离代表时间
   D. 横向距离代表时间
   E. 每小格相当于 0.04 mV 电压

6-19 有关心电图各波段时间的测量,下列说法哪项是错误的
   A. 正向波的时间从基线下缘测量
   B. 选择波幅最大、波形清晰的导联
   C. 从波形起点内缘测至波形终点内缘
   D. 负向波的时间应从基线下缘测量
   E. 室壁激动时间是从 QRS 波群起点到 R 波峰垂直线之间的水平距离

6-20 根据 RR 或 PP 间距的大格数(每格 0.2 秒),可大约估算心率值是
   A. 心率＝50/大格数
   B. 心率＝100/大格数
   C. 心率＝200/大格数
   D. 心率＝300/大格数
   E. 心率＝500/大格数

6-21 正常心电轴的范围,下列描述中正确

的是

A. -30°～-90°
B. -30°～+90°
C. +30°～+90°
D. +90°～+180°
E. -90°～-180°

6-22 正常人心电轴目测法的结果,下列说法中哪项是正确的

A. Ⅰ、Ⅲ 导联 QRS 波群主波均向下
B. Ⅰ、Ⅲ 导联 QRS 波群主波均向上
C. Ⅱ、Ⅲ 导联 QRS 波群主波均向上
D. Ⅰ 导联主波向上,Ⅱ 导联主波向下
E. Ⅰ 导联主波向下,Ⅱ 导联主波向上

6-23 关于心电图波形的含义,下列说法中哪项是错误的

A. P 波代表心房除极
B. QRS 波代表心室除极
C. T 波代表心室复极
D. ST 段代表心室复极
E. PR 间期代表心房除极终点至心室除极开始的时间

6-24 关于正常成年人心电图各波段,下列说法中哪项是错误的

A. PR 间期 0.12～0.20 秒
B. P 波时限 0.06～0.11 秒
C. QT 间期 0.46～0.60 秒
D. QRS 波时限 0.06～0.10 秒
E. 在肢体导联 ST 段上抬均<0.1 mV

6-25 关于正常 P 波形态,下列说法中错误的是

A. 形态:呈钝圆形
B. 时限:成人≤0.11 秒
C. PtfV$_1$ 绝对值≤0.04 mm/s
D. 电压:肢体导联<0.25 mV
E. 方向:窦性 P 波在肢体导联及胸导联均可直立或倒置

6-26 成人 PR 间期的正常范围为

A. 0.04～0.06 秒
B. 0.06～0.10 秒

C. 0.10～0.20 秒
D. 0.12～0.20 秒
E. >0.20 秒

6-27 有关正常人 QRS 波群的描述,下列说法中哪项不妥

A. 时间为 0.06～0.10 秒
B. V1 导联 VAT<0.03 秒
C. V5 导联 VAT<0.05 秒
D. 胸导联 R 波多在 1.2～1.8 mV 之间
E. Q 波振幅不超过同导联 R 波的 1/10

6-28 心电图上的 J 点位于

A. 从 P 波终点至 QRS 波起点之间的线段
B. 从 P 波起点至 QRS 波终点之间的线段
C. QRS 波群的终末部分与 ST 段起始之交接点
D. QRS 波群的起始部分与 ST 段终末之交接点
E. 从心室肌的内膜面到达外膜面的时间

6-29 右心房肥大的主要诊断条件,下列说法中哪项是正确的

A. P 波时限>0.11 秒
B. P 波形态呈钝圆形
C. PtfV$_1$>-0.04 mm/s
D. P 波在 Ⅰ、Ⅱ、aVR、aVL 导联有切迹
E. P 波振幅在 Ⅱ、Ⅲ、aVF 导联≥0.25 mV

6-30 左心房肥大的主要诊断条件为

A. P 波时限<0.11 秒
B. P 波峰距<0.04 秒
C. P 波狭窄而振幅低
D. 肢体导联 P 波振幅>0.25 mV
E. P 波时限>0.11 秒,峰距>0.04 秒,PtfV$_1$<-0.04 mm/s

6-31 双心房肥大的心电图改变,下列说法中哪项是正确的
　　A. P 波振幅<0.25 mV
　　B. P 波狭窄而振幅低
　　C. P 波时限<0.11 秒
　　D. P 波峰距<0.04 秒,振幅≥0.25 mV
　　E. 肢体导联 P 波振幅≥0.25 mV,时限≥0.12 秒,峰距≥0.04 秒

6-32 左心室肥大的主要诊断条件为
　　A. RV_1>1.5 mV
　　B. RaVF<2.0 mV
　　C. RaVL<1.1 mV
　　D. RV_1+SV_5>1.2 mV
　　E. RV_5+SV_1:男>4.0 mV,女>3.5 mV

6-33 洋地黄效应的心电图改变为
　　A. ST 段呈下斜型压低,T 波双相或倒置,并呈鱼钩形
　　B. ST 段呈水平型压低,T 波双支对称、直立
　　C. 常出现阵发性室上性心动过速
　　D. 出现室性心动过速
　　E. PR 间期缩短

6-34 洋地黄中毒的心电图改变,下列说法中哪项是正确的
　　A. PR 间期缩短
　　B. 频发或多源性室性期前收缩,有时形成尖端扭转型室性心动过速及房室传导阻滞
　　C. 常见窦房传导阻滞
　　D. ST 段上抬,T 波直立
　　E. T 波倒置,QT 间期缩短,ST 段呈鱼钩形改变

6-35 高血钾的心电图特点为
　　A. T 波倒置
　　B. PR 间期缩短
　　C. T 波高耸,呈帐篷形改变
　　D. 常出现窦性心动过速
　　E. T 波增高

6-36 低血钾的心电图特点为
　　A. PR 间期明显延长
　　B. QT 间期缩短
　　C. ST 段弓背上抬
　　D. QRS 波异常增高
　　E. U 波明显,QT-U 间期延长

6-37 慢性肺源性心脏病的心电图特点为
　　A. 左心房肥大
　　B. 左心室肥大
　　C. 心室内传导阻滞
　　D. 心电轴左偏
　　E. 肺性 P 波,肢体导联 QRS 波低电压

6-38 二尖瓣狭窄及关闭不全的心电图特点为
　　A. 左心室肥大
　　B. 右心室肥大
　　C. 心电轴左偏
　　D. 心室内传导阻滞
　　E. 左心房、右心室肥大

6-39 窦性心律的主要诊断条件为
　　A. 无 P 波
　　B. P 波消失,f 波代替
　　C. 可见逆行 P 波,RP 间期<0.20 秒
　　D. P 波在 I、V_5、V_6 导联倒置,aVR 导联直立
　　E. P 波在 I、II 导联直立,aVR 导联倒置,PR 间期≥0.12 秒

6-40 窦性心动过速的主要诊断条件为
　　A. PR 间期≥0.12 秒
　　B. PR 间期<0.12 秒
　　C. 窦性 P 波,心房率 40~60 次/分
　　D. P 波在 II、III、aVF 导联倒置,aVR 导联直立
　　E. 具有窦性心律的特点,心率 100~150 次/分

6-41 窦性心动过缓的主要诊断条件为
　　A. 窦性心律
　　B. PP 间期相差 0.16 秒
　　C. 心率>150 次/分
　　D. PⅡ、Ⅲ、aVF、V5 倒置,PaVR、V_6

直立

E. 具有窦性心律特点,心率<60次/分

6-42* 窦性心律不齐的主要判断条件为

A. 具有窦性心律的特点,在同一导联中最长的 PP 间期与最短的 PP 间期相差>0.12秒

B. P 波在Ⅱ、Ⅲ、aVR、aVF、V_5、V_6 导联倒置,aVR 导联直立

C. PP 间期相差>0.10秒

D. PP 间期相差<0.12秒

E. PR 间期<0.12秒

6-43 关于正常窦性心律的诊断,下列说法中哪项是错误的

A. 窦性 P 波在Ⅱ导联直立,aVR 导联倒置

B. P 波在Ⅰ、Ⅱ、V_4~V_6 导联倒置,aVR 导联直立

C. 心房率 60~100 次/分

D. PP 间期之差<0.12秒

E. PR 间期 0.12~0.20秒

6-44 关于窦性心动过速,下列说法中哪项是错误的

A. 窦性 P 波

B. PR 间期≥0.12秒

C. 心房率 250~350 次/分

D. 心房率多为 100~150 次/分

E. P 波在Ⅰ、Ⅱ、aVF、V_4~V_6 导联直立,aVR 导联倒置

6-45 关于窦性心动过缓,下列说法中哪项是错误的

A. PR 间期>0.12秒

B. PP 间期<0.12秒

C. 心室率<40次/分

D. P 波在Ⅰ、Ⅱ、aVF、V_4~V_6 导联直立,aVR 导联倒置

E. 1 岁以内心房率常<100 次/分,1~6 岁<80 次/分,6 岁以上及成人<60 次/分

6-46 关于窦性心律不齐,下列说法中哪项是错误的

A. P 波在Ⅰ、Ⅱ、aVF、V_4~V_6 导联直立,aVR 导联倒置

B. PR 间期≥0.12秒

C. 心房率 60~100 次/分

D. PP 间期逐次缩短至脱落

E. 任何 2 个同导联的 PP 间期相差 0.16 秒或 0.12 秒

6-47 房性期前收缩的主要诊断条件为

A. P′波提前出现,P′波的外形与同导联窦性 P 波不同,代偿间歇不完全

B. P′波提前出现,但形态与窦性者相同

C. P′波按时出现,RR 按时出现

D. 代偿间歇常完全

E. PR 间期<0.12秒

6-48 交界性早搏的主要心电图特征为

A. 代偿间期常不完全

B. QRS-T 波提前出现,形态与窦性下传者不同

C. 逆行 P′波提前出现,P-P 间期>0.12秒

D. QRS 主波方向与 T 波方向相反

E. 逆行 P′波落在 QRS 波之前,P′R 间期<0.12秒;之后,RP′间期<0.20秒

6-49 室性期前收缩的主要判断条件为

A. QRS 波提前出现,之前有提前出现的 P 波

B. QRS 波提前出现,时限≥0.12秒,之前无提前 P 波

C. 代偿间歇不完全

D. QRS 波时限<0.12秒

E. P 波与 R 波均推后出现

6-50 交界性期前收缩的心电图特征,下列哪项是错误的

A. 大多为完全性代偿间歇

B. 逆行 P′波提前出现,P′R 间期>

0.12 秒

C. 逆行 P 波可出现在 QRS 波之前、之中或之后

D. 提前出现的 QRS-T 波群,形态与窦性心律者相似

E. 逆行 P′波是 P 波在 Ⅱ、Ⅲ、aVR 导联上倒置,aVR 导联上直立

6-51* 室性期前收缩的心电图特征,下列说法中哪项是错误的

A. QRS 波提前出现,之前无 P 波

B. QRS 波提前出现,时限＜0.12 秒

C. 提前的 QRS 波宽大畸形,时限≥0.12 秒

D. 代偿间歇常完全

E. 有继发性 T 波改变(T 波与主波方向相反)

6-52 阵发性室上性心动过速的诊断条件为

A. QRS 波时限＞0.12 秒

B. 可见 P 波多样化

C. 常伴室内差异性传导

D. 连续 3 个或以上的室上性期前收缩,频率 160～250 次/分

E. QRS 波频率 100 次/分以上,可见逆行 P 波,PR 间期＞0.12 秒

6-53 阵发性室性心动过速的诊断条件为

A. QRS 波时限＞0.12 秒

B. RR 间距基本规整

C. QRS 波时限＜0.12 秒

D. 逆行 P 波的 P′R 间期＜0.12 秒或 RP 间期＜0.20 秒

E. 连续 3 个或以上的室性期前收缩,频率 140～200 次/分,最快可达 250 次/分,儿童可达＞250 次/分

6-54* 非阵发性室性心动过速的诊断条件为

A. QRS 波时限＜0.12 秒

B. 心室律绝对不整齐

C. 常见室性融合波

D. QRS 波时限＞0.12 秒

E. 连续 3 个或以上的室性期前收缩,频率 60～100 次/分

6-55 心房扑动的主要诊断条件为

A. P 波消失,以 f 波代之

B. 心室律绝对不规则

C. QRS 波时限≥0.12 秒

D. P 波消失,以 f 波代之,频率多在 250～350 次/分

E. 心房率 150～250 次/分

6-56 心房颤动的主要诊断条件为

A. 心室律绝对规则

B. QRS 波时限＞0.12 秒

C. P 波消失,以 f 波代之,心房率 350～600 次/分

D. 可见心室夺获

E. 可见室性融合波

6-57 心室扑动的主要诊断条件为

A. P 波消失,以 f 波代之

B. QRS 波时限＜0.12 秒

C. 可见心室夺获

D. 常见室性融合波

E. P-QRS-T 基本消失,节律基本规则的宽大畸形的波幅,频率在 200～250 次/分

6-58 心室颤动的主要判断条件为

A. QRS 波和 T 波完全消失,代之以形状大小各异、极不规则的颤动波,频率 250～500 次/分

B. QRS 波时限＜0.12 秒

C. P 波消失

D. QRS 波与 T 波不规则

E. 心室律绝对不规则

6-59* 心房扑动的诊断标准,不包括以下哪项

A. P 波消失,以锯齿型 f 波代之,频率 250～350 次/分

B. QRS 波时限≥0.12 秒

C. QRS 波时限正常,但也可伴室内差异性传导

D. f 波与 QRS 波传导比例(4～6)∶1 提示有房室传导阻滞,或连续 3 次

或以上的逸搏应考虑为Ⅱ度房室传导阻滞,如QRS波为逸搏心律时应考虑Ⅲ度房室传导阻滞

E. f波与QRS波传导比例的偶数多见,奇数少见,RR可规则或不规则

6-60* 心房颤动的诊断条件,不包括以下哪项

A. P波消失,以f波代之
B. 心房率350~600次/分
C. QRS波时限正常,但也可伴室内差异性传导
D. QRS波时限≥0.12秒
E. RR绝对不规则,心室率＞130次/分为快速性心房颤动,心室率≥200次/分为极速性心房颤动,出现间歇性逸搏心律时应考虑Ⅱ度房室传导阻滞,若均为逸搏心律时应诊断Ⅲ度房室传导阻滞

6-61 心室扑动的诊断条件,不包括以下哪项

A. 正常的P-QRS-T基本消失
B. 无法分清QRS波与T波
C. 节律基本规则的宽大、畸形波幅
D. QRS波时限＜0.12秒
E. 频率200~250次/分

6-62 下列心律失常中心室律绝对不规则的是哪项

A. 室性逸搏心律
B. 心房颤动
C. 左前分支传导阻滞
D. 阵发性房性心动过速
E. 室性期前收缩

6-63 关于心房颤动,下列说法中哪项是错误的

A. P波消失,以f波代之,心房率350~600次/分
B. 心室律绝对不规则
C. 心房率250~350次/分
D. QRS波形态、时限正常,但也可伴室内差异性传导
E. 心室率≥130次/分为快速性,有学者认为≥100次/分为快速性,≥200次/分为极速性

6-64 关于心室扑动的诊断,下列说法中哪项是错误的

A. 正常的P-QRS-T基本消失
B. 无法分清QRS波与T波
C. 节律基本规则的宽大、畸形波幅
D. 心房率约160次/分
E. 频率200~250次/分

6-65 前间壁心肌缺血出现特征性心电图改变的导联为

A. Ⅰ、aVL导联
B. $V_1 \sim V_3$导联
C. $V_4 \sim V_6$导联
D. Ⅱ、Ⅲ、aVF导联
E. $V_7 \sim V_8$导联

6-66 前壁心肌缺血出现特征性心电图改变的导联为

A. $V_1 \sim V_3$导联
B. Ⅰ、aVL导联
C. $V_4 \sim V_5$导联
D. $V_7 \sim V_9$导联
E. $V_3R \sim V_5R$导联

6-67 广泛性前壁心肌缺血出现特征性心电图改变的导联为

A. $V_1 \sim V_3$导联
B. $V_4 \sim V_6$导联
C. Ⅱ、Ⅲ、aVF导联
D. $V_1 \sim V_6$导联
E. Ⅰ、aVL导联

6-68 高侧壁心肌缺血出现特征性心电图改变的导联为

A. Ⅰ、aVL导联
B. Ⅱ、Ⅲ、aVF导联
C. $V_7 \sim V_8$导联
D. $V_4 \sim V_6$导联
E. $V_3R \sim V_5R$导联

6-69 下壁心肌缺血出现特征性心电图改变的导联为

A. V_1～V_6 导联
B. V_7～V_8 导联
C. V_1～V_4 导联
D. Ⅱ、Ⅲ、aVF 导联
E. Ⅰ、aVL 导联

6-70 后壁心肌缺血出现特征性心电图改变的导联为
A. V_1～V_2 导联
B. V_5、V_6 导联
C. V_7～V_9 导联
D. Ⅱ、Ⅲ、aVF 导联
E. V_3R～V_5R 导联

6-71 下列心电图改变,能确定有心肌缺血的为
A. P 波≥0.25 mV
B. 右心室面电压偏高
C. 心电轴左偏
D. V_4、V_5 导联 ST 段下斜型下移 0.2 mV
E. V_4、V_5 导联 ST 段 J 点下移 0.3 mV

6-72 一度房室传导阻滞的主要诊断条件为
A. PR 间期间歇性延长,可见 QRS 波漏搏
B. PR 间期逐次延长,可见 QRS 波漏搏
C. PR 间期≥0.21 秒
D. PR 间期不延长,但有 QRS 波漏搏
E. RR 间期逐次缩短,并出现 QRS 波漏搏

6-73 二度Ⅰ型房室传导阻滞的主要诊断条件为
A. PP 间期逐次缩短
B. PR 间期逐次延长至一次 QRS 波漏搏
C. PR 间期逐次延长,但无 QRS 波脱落
D. PR 间期逐次缩短
E. P 波少于 QRS 波

6-74* 在心电图检查时才能发现的心律失常为

A. 房性期前收缩
B. 室性期前收缩
C. 心房颤动
D. 间歇性一度Ⅱ型窦房传导阻滞
E. 一度房室传导阻滞

6-75 二度Ⅱ型房室传导阻滞的主要诊断条件为
A. 无 QRS 波漏搏
B. P 波与 QRS 波无关
C. 房室传导比例常为(2～5):1
D. PR 间期固定(正常或延长),有 QRS 波脱漏
E. PR 间期逐次延长至一次 QRS 波漏搏

6-76 高度房室传导阻滞的主要诊断条件为
A. P 波多于 QRS 波,无心室夺获
B. P 波少于 QRS 波,PP 间距规则
C. P 波与 QRS 波无关
D. PP 间期大于 RR 间期
E. P 波多于 QRS 波,大部分 P 波与 QRS 波无关,有心室夺获

6-77 三度房室传导阻滞的主要诊断条件为
A. P 波少于 QRS 波,P 波与 QRS 有关
B. PR 间期逐渐延长至 QRS 波脱落
C. P 波多于 QRS 波,P 波与 QRS 波无关,心房率大于心室率
D. P 波少于 QRS 波,P 波与 QRS 波无关,有心室夺获
E. P 波少于 QRS 波,无心室夺获

6-78 下列不属于二度Ⅰ型房室传导阻滞诊断条件的是
A. PR 间期逐次延长至 QRS 波漏搏
B. 漏搏的 RR 间期小于 2 个短的 RR 间期
C. PR 间期固定延长,无 QRS 波漏搏
D. 可见 QRS 波漏搏
E. 漏掉前的 RR 间期逐次缩短

6-79 下列不属于二度Ⅱ型房室传导阻滞的

主要诊断条件的是
A. QRS 波时限<0.10 秒
B. PR 间期正常,也可以延长
C. P 波与 QRS 波有关
D. 无 QRS 波漏掉
E. 房室传导比例常为 2∶1,3∶1,3∶2 和 4∶3

6-80 下列不属于高度房室传导阻滞诊断条件的是
A. P 波多于 QRS 波
B. 多数 P 波与 QRS 波无关
C. PR 间期固定延长
D. 心房率大于心室率
E. 有心室夺获

6-81 下列不属于几乎完全性房室传导阻滞诊断条件的是
A. 在 12 个导联中,能下传心室的 P 波少于 3 个,偶见心室夺获
B. P 波多于 QRS 波
C. PR 间期逐次延长至 QRS 波漏搏
D. 心房率大于心室率
E. 绝大部分 RR 间距规则

6-82 二度房室传导阻滞的心电图特征是
A. 交界性逸搏心律,40~60 次/分
B. 室性逸搏心律,40~60 次/分
C. QRS 波>0.12 秒,且无脱落
D. 心房率等于心室率
E. PR 间期固定

✎ A2 型单项选择题(6-83~6-110)

6-83 病人,男性,48 岁。胆囊切除术前常规心电图检查:窦性心律,心率 80 次/分,PR 间期 0.18 秒,QRS 0.08 秒,QT 间期 0.38 秒。该病人的心电图结果为
A. 正常心电图
B. 窦性心动过速
C. 窦性心动过缓
D. 窦性停搏
E. 房性期前收缩

6-84 病人,女性,40 岁。患系统性红斑狼疮(SLE),自觉心悸。心电图检查:窦性心律,心率 121 次/分,PR 间期 0.12 秒,QRS 时限 0.08 秒,QT 间期 0.30 秒。该病人的心电图结果为
A. 正常心电图
B. 窦性心动过速
C. 窦性心动过缓
D. 窦性停搏
E. 房性期前收缩

6-85 病人,男性,60 岁。自觉胸闷。心电图检查:窦性心律,心率 53 次/分,PR 间期 0.16 秒,QRS 时限 0.10 秒,QT 间期 0.42 秒。该病人的心电图结果为
A. 正常心电图
B. 窦性心动过速
C. 窦性心动过缓
D. 窦性停搏
E. 房性期前收缩

6-86 病人,男性,58 岁。有甲状腺功能亢进症病史,自觉心悸。心电图检查:大部分为窦性心律;部分出现一个正常窦性心律,紧接着出现提前的 P-QRS-T 波群,PR 间期≥0.12 秒,P 波后的 QRS 波形态呈室上性。该病人的心电图结果为
A. 房性期前收缩
B. 窦性停搏
C. 正常心电图
D. 窦性心动过速
E. 窦性心动过缓

6-87 病人,女性,36 岁。有心肌炎后遗症。心电图检查:大部分为窦性心律;部分出现一个正常窦性心律紧接着出现宽大畸形的 QRS-T 波群,其前无相关 P 波,提前的 QRS 波时限>0.12 秒,主波与 T 波方向相反,代偿间期完全。该病人的心电图结果显示为
A. 室性期前收缩

B. 窦性心动过速
C. 窦性心动过缓
D. 交界性期前收缩
E. 房性期前收缩

6-88 病人,男性,66岁。有冠心病史。近日自感胸闷、心跳不规则。刚好遇上体格检查,心电图检查:期前出现的QRS波前无P波或无相关的P波,期前收缩的QRS波宽大畸形,T波方向多与QRS的主波方向相反,多为完全性代偿间歇。该病人属于下列哪项心律失常
A. 室性期前收缩
B. 房性期前收缩
C. 室性心动过速
D. 室上性心动过速
E. 预激综合征

6-89 病人,女性,69岁。有风湿性心脏病病史。心电图检查:各导联P波消失,代之以大小、形态、间距各异的小f波,RR间期绝对不相等,平均心室率90次/分,QRS时限0.08秒,QT间期0.32秒。该病人的心电图结果提示为
A. 室性期前收缩
B. 心房颤动
C. 心房扑动
D. 房性期前收缩
E. 窦性心动过缓

6-90 病人,男性,75岁。有高血压心脏病、心力衰竭病史。今天自感心悸、气促,来院急诊。心电图检查:正常P波消失,形状各异的颤动波350～600次/分,QRS波形态大多正常,心室率绝对不规则,平均心室率146次/分。该病人的心电图结果提示为
A. 房室阻滞   B. 心房颤动
C. 心房扑动   D. 心室颤动
E. 心动过速

6-91 病人,男性,82岁。急性心肌梗死。心电图检查:P-QRS-T波群消失,出现大小不等、极不匀齐的低小波。该病人的心电图结果显示为
A. 室性期前收缩
B. 心房颤动
C. 心室颤动
D. 心房扑动
E. 房性期前收缩

6-92 病人,男性,78岁。冠心病。心电图检查:窦性心律,心率75次/分,PR间期0.30秒,QRS时限0.08秒,QT间期0.38秒。该病人的心电图结果显示为
A. 室性期前收缩
B. 一度房室传导阻滞
C. 二度Ⅰ型房室传导阻滞
D. 二度Ⅱ型房室传导阻滞
E. 三度房室传导阻滞

6-93 病人,男性,84岁。冠心病,心力衰竭。心电图检查:P波消失,f波代之,频率350～600次/分,QRS波时限正常,RR绝对不规整,心室率>130次/分。该病人符合下列哪项心电图表现
A. 室性期前收缩
B. 心房颤动
C. 心室颤动
D. 心房扑动
E. 房性期前收缩

6-94 病人,女性,29岁。重症病毒性心肌炎。心电图检查:正常P-QRS-T波群基本消失,无法分清QRS波及T波,节律为基本规整的宽大畸形波幅,频率200～250次/分。该病人符合下列哪项心电图表现
A. 窦性心动过速
B. 心房颤动
C. 心室扑动
D. 三度房室传导阻滞
E. 室性期前收缩

6-95 病人,女性,19岁。因不慎触电后被送院急诊。心电图检查:无QRS波及T

波,形态各异,振幅大小不一致,极不规整的颤动波,频率为 200～500 次/分。该病人符合下列哪项心电图表现

A. 室性期前收缩

B. 心房颤动

C. 房性期前收缩

D. 心室颤动

E. 室性心动过速

6-96 病人,男性,44 岁。有高血压病病史,因工作繁忙经常间断服用降压药,近来出现乏力、心慌等症状,由家属再三督促来院检查。心电图提示有左心室肥大表现。下列检查哪项不能证实

A. 心电轴左偏

B. 以 R 波为主的导联 ST 段上移

C. 胸导联,V_5 或 V_6 导联的 R 波>2.5mV

D. 肢导联,Ⅰ导联的 R 波>1.5mV

E. QRS 波群时间延长至 0.10～0.11 秒

6-97 病人,男性,47 岁。有冠心病病史,半年前因昏厥一次入院检查,无异常发现。昨天又突然昏倒并抽搐,呼叫无反应,触诊颈动脉及股动脉均无搏动,且意识丧失,心电示三度房室传导阻滞。以下哪项表现不符合

A. 心房率>心室率

B. PR 间期逐渐延长

C. P 波频率高于 QRS 波群频率

D. P 波和 QRS 波群完全无关

E. PP 间距相等,RR 间距相等

6-98 病人,男性,57 岁。有心绞痛病史 16 年,近 3 年胸痛发作频繁,休息或含服硝酸甘油效果欠佳。今天和单位同事发生争吵后,突然胸骨后疼痛数分钟,即刻躺下休息,含服硝酸甘油不能缓解,伴大汗,送院急诊。急诊护士给病人做心电图,发现波形出现改变。除以下哪项改变外,其余可辅助诊断为急性心肌梗死

A. 冠状 T 波

B. T 波倒置

C. PR 间期延长

D. 深而宽的异常 Q 波

E. ST 段弓背抬高

6-99 病人,女性,20 岁。健康体格检查心电图显示如图 6-1,其心率为

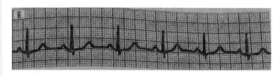

图 6-1 心电图表现一

A. 60 次/分   B. 75 次/分

C. 85 次/分   D. 95 次/分

E. 100 次/分

6-100 病人,男性,38 岁。进行心电图检查,结果如图 6-2 所示,其心电轴为

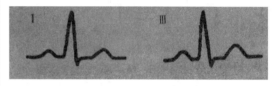

图 6-2 心电图表现二

A. 正常   B. 左偏

C. 极度左偏   D. 右偏

E. 极度右偏

6-101 病人,女性,68 岁。进行心电图检查,结果如图 6-3 所示,判断为哪种心律失常

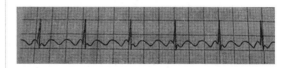

图 6-3 心电图表现三

A. 心房扑动

B. 传导阻滞

C. 房性期前收缩

D. 室性心动过速

E. 心室颤动

6-102 病人,男性,66岁。心电图检查如图6-4所示,分析病人心脏出现了哪种病理变化

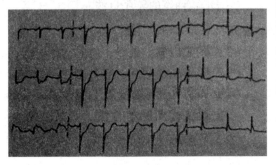

图6-4 心电图表现四

A. 左心室肥大　　B. 右心室肥大
C. 左心房肥大　　D. 心肌梗死
E. 心肌缺血

6-103 病人,男性,39岁。突发感到心慌,数脉搏发现每隔2个正常搏动后出现1次过早搏动。此脉搏是
A. 二联律　　B. 三联律
C. 间歇脉　　D. 脉率异常
E. 脉搏短绌

6-104 病人,男性,65岁。突发心前区剧烈疼痛半小时,并伴有胸闷、憋气,来院就诊。既往有糖尿病病史8年、萎缩性胃炎5年。经检查诊断为前间壁心肌梗死。特征性心电图变化出现在
A. $V_1 \sim V_3$ 导联
B. $V_1 \sim V_4$ 导联
C. $V_3 \sim V_5$ 导联
D. V_6、I、aVL 导联
E. $V_1 \sim V_6$ 及 I、aVL 导联

6-105 病人,女性,68岁。有肺源性心脏病病史5年。心电图诊断为心房颤动。心房颤动的心电图特征是
A. 心室率绝对规则
B. QRS波形态和时限不正常
C. P波消失,出现f波,房率350～600次/分
D. P波消失,出现f波,房率250～350次/分
E. P波消失,出现F波,房率250～350次/分

6-106 病人,男性,38岁。极限运动后突发意识丧失,血压测不清,劲动脉搏动消失。此时心电图表现可为
A. 心房扑动
B. 房性心动过速
C. 病理性Q波
D. 心室颤动
E. 病理性Q波

6-107 病人,男性,68岁。因心前区剧烈疼痛就诊,诊断为急性心肌梗死收入院,发生室性期前收缩。下列符合室性期前收缩心电图特点描述的是
A. QRS时限正常
B. T波常与主波方向相反
C. QRS波群前或中或后有逆行的P波
D. QRS波群提前出现,形态与窦性心律相同
E. 期前收缩后的代偿间歇多为不完全性代偿间歇

6-108 病人,男性,58岁。诊断为心房颤动收住院,住院检查心率116次/分,心音强弱不等,心律极度不规则,脉搏细弱且不规则。此时护士应如何准确测量心率与脉搏
A. 先测心率,再测脉率
B. 先测脉率,再测心率
C. 两人分别测脉率和心率
D. 两人分别测脉率和心率,计时30秒
E. 两人同时测量,一人测脉率,一人测心率,由测心率者计时,计时1分钟

6-109 病人,女性,63岁。突发心慌、胸闷1小时入院就诊。体格检查:脉率90次/分,心率125次/分,心律绝对不规则,心音强弱不等。应考虑为

A. 心房颤动
B. 心室颤动
C. 室性心动过速
D. 室上性心动过速
E. 窦性心动过速

6-110 病人,男性,75岁。胰腺癌晚期,突然出现意识丧失,心电图基本图形及等电位线消失,QRS-T波被波形一致且宽大整齐的大正弦波替代,频率为200~250次/分,应考虑为
A. 心房颤动　　B. 心房扑动
C. 心室颤动　　D. 心室扑动
E. 心搏骤停

A3型单项选择题(6-111~6-120)

(6-111~6-113 共用题干)

病人,男性,65岁。因反复阵发性胸痛1年,加重3天就诊。医生接诊后,考虑不排除心绞痛,安排值班护士给予心电图检查。

6-111 6个肢体导联反映心脏哪个平面的电位变化
A. 额面　　　　B. 矢状面
C. 冠状面　　　D. 水平面
E. 凹面

6-112 胸导联包括哪些
A. Ⅰ、Ⅱ、Ⅲ导联
B. V_1~V_6 导联
C. V_7~V_9 导联
D. V_3R~V_5R
E. aVR、aVL、aVF 导联

6-113 6个胸导联反映心脏哪个平面的电位变化
A. 额面　　　　B. 矢状面
C. 冠状面　　　D. 水平面
E. 凹面

(6-114~6-115 共用题干)

病人,男性,74岁。有肺源性心脏病病史10年,因反复憋喘6年、加重5天就诊。入院后行心电图检查。

6-114 心电图提示心律齐,RR间距为2大格3小格,该病人心率为
A. 60次/分
B. 75次/分
C. 89次/分
D. 115次/分
E. 130次/分

6-115 RaVR>0.5mV,Rv_1>1.0mV,RV_1+SV_5>1.2mV,V_1导联R/S≥1,结合心电图其他表现,提示该病人出现了
A. 左心房肥大
B. 左心室肥大
C. 右心房肥大
D. 右心室肥大
E. 双心房肥大

(6-116~6-117 共用题干)

病人,女性,25岁。既往体健,体格检查心电图时发现1个宽大畸形的QRS波群。

6-116 此宽大畸形的QRS波群为
A. 房性期前收缩
B. 室性期前收缩
C. 交界性期前收缩
D. 室性期前收缩二联律
E. 室性期前收缩三联律

6-117 该病人出现宽大畸形QRS波群的原因可能为
A. 心肌病
B. 高血压
C. 冠心病
D. 急性心肌梗死
E. 正常

(6-118~6-120 共用题干)

病人,男性,65岁。活动后出现胸闷、心前区疼痛2年,冬天早晨外出后突发心前区疼痛,服用硝酸甘油无效,伴冷汗、呕吐。心电图显示Ⅱ、Ⅲ、aVF 导联 ST段抬高呈单向曲线,并出现病理性Q波。

6-118 该病人发生了什么
A. 心肌炎　　　B. 心肌病

C. 心肌缺血　　D. 心力衰竭
E. 急性心肌梗死

6-119　该病人心脏的哪个部位出现了病变
A. 下壁　　　　B. 前壁
C. 后壁　　　　D. 前间壁
E. 高侧壁

6-120　下列心电图检查中哪项表明有心肌坏死
A. T波倒置
B. ST段压低
C. ST段弓背向上抬高
D. T波高耸直立
E. 病理性Q波

名词解释题(6-121~6-133)

6-121　心电图
6-122　除极
6-123　复极
6-124　导联
6-125　心电轴
6-126　肺型P波
6-127　二尖瓣型P波
6-128　窦性心律不齐
6-129　期前收缩
6-130　文氏现象
6-131　预激综合征
6-132　房室传导阻滞
6-133　心律失常

简述问答题(6-134~6-152)

6-134　简述心脏传导系统的组成。
6-135　简述胸导联检测电极具体安放的位置。
6-136　简述心率的计算方法。
6-137　简述心电轴的目测法。
6-138　简述窦性心律的心电图特点。
6-139　简述小儿心电图的特点。

6-140　简述左心室肥大的心电图表现。
6-141　简述心肌梗死的基本图形。
6-142　简述心肌梗死的定位诊断。
6-143　简述室性期前收缩的心电图表现。
6-144　简述心室颤动的心电图表现。
6-145　简述心房颤动的心电图特点。
6-146　简述二度房室传导阻滞的心电图表现。
6-147　简述高钾血症和低钾血症的心电图表现。
6-148　洋地黄中毒可以引起哪些心律失常？
6-149　简述心电图的阅读和分析方法。
6-150　简述心电图的临床应用价值。
6-151　简述心电图操作时的注意事项。
6-152　简述心电图描记的注意事项。

综合应用题(6-153~6-154)

6-153　病人，女性，42岁。风湿性心瓣膜病二尖瓣狭窄15年余，最近全身感疲乏、胸闷、心悸、气促明显、食欲下降、腹胀及少尿。体格检查：二尖瓣面容，颈静脉怒张；心尖部触及舒张期震颤；叩诊梨形心；听诊心率120次/分，第一心音强弱不等，心律绝对不齐，脉搏90次/分，不规则，心尖区闻及舒张期隆隆样杂音。肝大，下肢水肿。

请解答：
(1) 该病人的心电图检查会有何改变？
(2) 护士在为病人做心电图时应注意哪些问题？

6-154　病人，男性，53岁，某研究室技术员。有心绞痛病史2年，近1个月情绪激动或过度劳累时胸骨中上段后有压榨样疼痛，伴烦躁、出冷汗，含服硝酸甘油片后不能缓解。体格检查：心浊音界轻度增大，心率123次/分，增快，心律不齐；心尖部第一心音减弱，可闻及第三心音奔马律。实验室检查：白细胞计数$13×10^9$/L，红细胞沉降率32 mm/h，肌钙蛋白Ⅰ 0.6 ng/L，肌酸激酶同工酶(CK-MB)>12 U/L，肌酸激酶

第六章 心电图检查

(CK)212 U/L,天门冬氨酸转氨酶(AST)87 U/L。

请解答:

(1)估计该病人患什么疾病?还可以进一步做哪些检查?

(2)该病人典型的心电图会有哪些改变?

(3)该病人首要护理问题是什么?

(4)24小时内应重点观察该病人的什么变化?

答案与解析

选择题

A1型单项选择题

6-1	E	6-2	E	6-3	A	6-4	C
6-5	D	6-6	B	6-7	A	6-8	E
6-9	E	6-10	A	6-11	B	6-12	D
6-13	A	6-14	C	6-15	E	6-16	B
6-17	D	6-18	D	6-19	D	6-20	D
6-21	B	6-22	B	6-23	A	6-24	C
6-25	E	6-26	D	6-27	E	6-28	C
6-29	E	6-30	A	6-31	E	6-32	E
6-33	A	6-34	B	6-35	C	6-36	E
6-37	E	6-38	E	6-39	E	6-40	E
6-41	E	6-42	A	6-43	B	6-44	C
6-45	C	6-46	D	6-47	A	6-48	E
6-49	B	6-50	B	6-51	B	6-52	D
6-53	E	6-54	E	6-55	E	6-56	C
6-57	E	6-58	A	6-59	B	6-60	D
6-61	E	6-62	B	6-63	C	6-64	C
6-65	B	6-66	C	6-67	D	6-68	A
6-69	D	6-70	C	6-71	D	6-72	C
6-73	B	6-74	E	6-75	D	6-76	E
6-77	C	6-78	C	6-79	C	6-80	D
6-81	C	6-82	A				

A2型单项选择题

6-83	A	6-84	B	6-85	C	6-86	A
6-87	A	6-88	A	6-89	B	6-90	B
6-91	C	6-92	B	6-93	B	6-94	B
6-95	D	6-96	B	6-97	B	6-98	C
6-99	B	6-100	A	6-101	A	6-102	D
6-103	B	6-104	A	6-105	C	6-106	D
6-107	B	6-108	E	6-109	A	6-110	D

A3型单项选择题

6-111	A	6-112	B	6-113	D	6-114	D
6-115	D	6-116	B	6-117	A	6-118	E
6-119	A	6-120	E				

部分选择题解析

6-1 解析: V_5 导联应安置在左锁骨中线与 V_4 导联同一水平线处。

6-2 解析: 安置电极部位的皮肤应使用导电膏涂搽,以避免干扰。

6-4 解析: ST段抬高时应从等电位线上缘垂直量至ST段的上缘。

6-8 解析: 5个备选答案都是房性期前收缩的心电图表现,但是提前出现的与窦性P波形态略有不同的P'波是最重要的特征。

6-9 解析: 5个备选答案都是室性期前收缩的心电图表现,但是提前出现的QRS波群前无相应的P波是最重要的特征。

6-10 解析: 5个备选答案都是心房颤动的心电图改变,但是出现f波才是最重要的心电图特征。

6-11 解析: 房室结传导速度最慢,房室结内主要含移行细胞,起搏细胞很少,起搏和移行细胞之间相互缺少密切的往来关系,加上有迷路样结构,故激动在房室结速度缓慢,约200 mm/s。

6-12 解析: 浦肯野纤维是直径最宽的细胞,约

30 μm,细胞并行排列,电阻低,是心室工作细胞的1/3,故其传导速度很快,约4 000 mm/s。

6-42 解析: 当窦房结不匀齐地发出兴奋冲动,使心室节律不规则,称为窦性心律不齐。窦性心律不齐在同一导联中最长的PP间期与最短的PP间期相差>0.12秒。

6-51 解析: QRS波提前出现,时限<0.12秒,这是交界性期前收缩诊断条件之一,有时交界性期前收缩伴室内差异性传导时,畸形的QRS波时限<0.12秒,但必须与室性期前收缩相鉴别。①室性期前收缩 V_1 导联QRS波常呈单向或双相如qR、QR或RS型,而交界性期前收缩伴室内差异性传导时在 V_1 导联常呈3相如rSR'型。②室性期前收缩的QRS波的起始向量与同导联窦性QRS波不同,而交界性期前收缩的QRS波起始向量与窦性QRS波相同。③室性期前收缩的QRS波时限≥0.12秒,而交界性期前收缩伴室内差异性传导的QRS波时限<0.12秒。④室性期前收缩无提前出现的P波,而交界性期前收缩有提前出现的P'波,P'R间期<0.12秒。

6-54 解析: 连续3个或以上的室性期前收缩,频率60～100次/分,符合非阵发性心动过速的心电图特点。

6-59 解析: P波消失,以锯齿型f波代之,频率250～350次/分,f波与QRS波传导比例>4:1时,应提示有房室传导阻滞;或连发3次或以上的逸搏,应考虑二度房室传导阻滞;如QRS波为逸搏心律时,应考虑三度房室传导阻滞;f波与QRS波传导比例以偶数多见,奇数少见,RR可规整或不规整,QRS波时限正常,但也可伴室内差异性传导,以上符合心房扑动的诊断条件。

6-60 解析: P波消失,f波代之,频率350～600次/分,QRS波时限正常,但也伴有室内差异性传导,RR绝对不规整,心室率>130次/分,为快速性心房颤动;出现间歇性逸搏心律时,应考虑二度房室传导阻滞;若为逸搏心律时,应诊断为Ⅲ度房室传导阻滞。以上符合心房颤动的诊断条件。

6-74 解析: 因房性或室性期前收缩、心房颤动、间歇性二度Ⅱ型窦房传导阻滞均可出现节律不整,只要检查就能发现;而一度房室传导阻滞心室律规整,不做心电图检查难以发现,所以正确答案是E。

名词解释题

6-121 心电图是指利用心电图机通过导线与体表相连,记录每一个心动周期所产生的电活动变化的曲线图形。

6-122 静止状态下心肌细胞膜呈现一种内负外正的极化状态,没有电流及电流运动产生。当这种极化膜某一点受到刺激(包括物理、化学、电流的刺激等)使之通透性发生改变;这种改变沿着细胞膜扩散,使内负外正的极化状态变成内正外负的去极化状态,这一过程即称为除极。

6-123 心肌细胞受刺激后,大量 Na^+ 内流、K^+ 外流造成细胞内、外离子浓度变化,启动了细胞膜上的 Na^+,K^+ - ATP 酶(又称钠钾泵),主动将细胞内 Na^+ 泵出,细胞外 K^+ 泵进,从而恢复到原先的极化状态,这一过程称为复极。

6-124 在人体不同部位放置电极,并通过导联线与心电图机电流计的正负极相连,这种记录心电图的电路连接方法称为心电图导联。

6-125 在每一个心动周期中,无数心肌细胞的除极、复极过程所产生的各种方向(向)、大小(量)的电动力(心电向量),合在一起实际上表现为一个综合心电向量,称为平均心电轴。在心电图诊断中,习惯是将心室除极过程的综合心电向量在额面上的投影称为心电轴,正常范围为0°～90°,可根据Ⅰ、Ⅲ导联QRS波群主波的方向测出。

6-126 右心房肥大时,心电图表现为P波高而尖,常见于肺心病、肺动脉高压,称为肺型P波。

6-127 二尖瓣型P波是指心电图上的一种特殊形状的P波,其特征是时间的延长,P波宽度

≥0.11秒,波的顶部呈双峰形切迹,Ⅱ峰高于Ⅰ峰,峰距≥0.04秒,系左心房肥大所致。因多见于二尖瓣病变,故称为二尖瓣型P波。

6-128 窦性心律的起源未变,但节律不整,在同一导联上P-P间期差异>0.12 s称为窦性心律不齐。

6-129 期前收缩是指由于异位起搏点过早发放冲动,导致心房和(或)心室提前激动,又称为早搏,是最常见的心律失常。

6-130 文氏现象是指心脏传导系统任何部位的传导逐次减慢,随后发生一次脱漏的心电图表现,又称为莫氏Ⅰ型。

6-131 预激综合征是指在正常房室传导途径之外,心房和心室之间还存在着1支或多支附加旁路或旁道,使室上性激动抢先抵达心室并提前激动一部分心室肌。

6-132 心脏任何部位的心肌不应期延长所引起的激动传导延缓或阻断,统称为心脏传导阻滞。发生在窦房结与心房之间的传导阻滞称为窦房传导阻滞;发生于心房内的传导阻滞称为房内传导阻滞;发生在心房与心室之间的传导阻滞称为房室传导阻滞。

6-133 心律失常是指心脏冲动的起源和(或)传导异常。

简述问答题

6-134 心脏传导系统由窦房结,结间束(分前、中、后结间束),房间束,房室结,房室束或希氏束,左、右束支及浦肯野纤维网组成。

6-135 胸导联检测电极具体安放的位置:V_1位于胸骨右缘第四肋间;V_2位于胸骨左缘第四肋间;V_3位于V_2与V_4两点连线的中点;V_4位于左锁骨中线与第五肋间相交处;V_5位于左腋前线V_4水平处;V_6位于左腋中线V_4水平处。

6-136 心率的计算方法:①心律规则。测量1个PP或RR间距(秒),60秒除以PP或RR间距(秒),即为每分钟心率。或者根据PP或RR间距(秒)查表,找出相应心率。②心律不规则。测量5个PP或RR间距,取其平均值代入上述公式或查表,即可得出每分钟心率,适用于窦性心律不齐等;数出6秒内的P波或R波数,乘以10可得出每分钟心率,适用于心房颤动(此时数f波和R波数)等心律失常;估算心率:根据RR或PP间距的大格数(每格0.2秒)可估算心率值,心率=300/大格数。

6-137 心电轴的目测法:用Ⅰ导联和Ⅲ导联QRS波群的主波方向来初步判定心电轴有无偏移。Ⅰ、Ⅲ导联QRS波群主波均向上,表示心电轴不偏移;Ⅰ导联主波向上,Ⅲ导联主波向下,表示心电轴左偏;Ⅰ导联主波向下,Ⅲ导联主波向上,表示心电轴右偏。

6-138 窦性心律的心电图特点:①规律出现的窦性P波(P波在Ⅰ、Ⅱ、aVF、$V_4 \sim V_6$导联直立,aVR导联倒置);②PR间期>0.12秒;③P波频率60~100次/分。

6-139 小儿心电图的特点:由于解剖及生理上的特点,小儿心电图与成人心电图有明显不同,年龄越小,差异越大。表现为心率、各间期、各导联的波形、振幅及时间不同,在分析心电图时应特别注意。概括如下:①右心室较成人占优势。可有电轴右偏(5岁以内),有右心室肥厚的心电图表现,下壁及侧壁导联Q波加深等。②心率较成人快。小儿迷走神经张力低,交感神经张力高,因而心率较快,常有窦性心动过速,最高可达150~200次/分,PR间期及QT间期也相应较短。③各间期及各波时间较成人短。④各波振幅尤其是心前导联各波振幅均较高。小儿胸壁较薄,所以胸导联电压略高。⑤心电位较成人悬垂。⑥心电轴右偏。⑦T波在不同年龄期有一定改变。胸导联$V_1 \sim V_3$导联常有倒置和双向,个别在V_4导联也可以倒置和双向。一般在15岁以前恢复正常。

6-140 左心室肥大的心电图表现:①QRS波群电压。胸导联V_5或V_6导联的R波>2.5mV,或V_5的R波+V_1的S波>4.0mV(男性)或>3.5mV(女性)。肢导联,Ⅰ导联的R波>1.5mV,Ⅰ导联的R波+Ⅲ导联的S波>2.5mV,aVL导联的R波>1.2mV,aVF导的 R 波>2.0 mV。②心电轴左偏。③QRS 波群时间延长至 0.10～0.11 秒。④ST-T 改变。以 R 波为主的导联 ST 段下移达 0.05 mV 以上，T 波低平、双向或倒置。在以 S 波为主的导联中 T 波直立。

6-141　心肌梗死的基本图形：当局部心肌发生梗死时，相关导联可出现缺血、损伤和坏死 3 种类型的心电图图形。①"缺血型"改变：主要为 T 波改变，其特征与心肌缺血的心电图改变相似。心内膜面心肌缺血，T 波高而直立；心外膜面心肌缺血，T 波对称性倒置。②"损伤型"改变：随着缺血时间延长，程度加重，心肌细胞损伤，主要表现为面向损伤心肌的导联 ST 段抬高。③"坏死型"改变：损伤进一步加重，心肌细胞变性、坏死，主要表现为面向坏死区的导联出现异常 Q 波或 QS 波。在急性心肌梗死后，位于坏死区的导联可同时记录到缺血、损伤和坏死的图形。

6-142　心肌梗死的定位诊断：可根据出现异常 Q 波等特征性心电图改变的导联来进行定位诊断。常见的心肌梗死部位与导联的对应关系如下：①前间壁心肌梗死，$V_1 \sim V_3$ 导联。②前壁心肌梗死，$V_3 \sim V_5$ 导联。③广泛前壁心肌梗死，$V_1 \sim V_5$ 导联或 $V_1 \sim V_6$ 导联。④侧壁心肌梗死，Ⅰ、aVL、V_5、V_6 导联。⑤下壁心肌梗死，Ⅱ、Ⅲ、aVF 导联。⑥后壁心肌梗死，$V_7 \sim V_9$ 导联（做常规导联心电图检查时，如有 V_1、V_2 导联 R 波增高和 T 波高耸时，应考虑后壁心肌梗死可能，加做 $V_7 \sim V_9$ 导联）。

6-143　室性期前收缩的心电图表现：①期前出现宽大畸形的 QRS 波群，时限≥0.12 秒；②其前无相关 P 波；③其 T 波方向多与 QRS 波群主波方向相反；④代偿间歇完全。即室性期前收缩前后 2 个窦性 P 波的间距等于 2 个窦性 PP 间距。

6-144　心室颤动的心电图表现：QRS-T 波消失，代之以大小不等、极不规则的室颤波，频率 200～500 次/分。

6-145　心房颤动的心电图特点：①P 波及等电位线消失，代之以大小不等、形态各异、间距不一的房颤波（f 波），频率 350～600 次/分；②QRS 波群一般呈室上性；③RR 间距绝对不规则。

6-146　二度Ⅰ型房室传导阻滞（莫氏Ⅰ型）心电图表现：①P 波规律出现；②PR 间期逐渐延长，直到一个 P 波后无 QRS 波群，QRS 波群脱落后的第一个 PR 间期又缩短，如此周而复始，这种现象称为房室传导的文氏现象。

二度Ⅱ型房室传导阻滞（莫氏Ⅱ型）心电图表现：①发生心室脱漏之前和之后的所有下传搏动（P 波后有 QRS 波群）的 PR 间期都是恒定的，恒定的 PR 间期可以在正常范围内，但也可延长；②下传的 QRS 波群的形态大多增宽、畸形，但也可以是正常的；③房室传导比例可呈 2∶1、3∶2、4∶3、5∶4 等。

6-147　高钾血症心电图表现：①细胞外血钾>5.5 mmol/L，致使 QT 间期缩短和 T 波高耸，基底部变窄。②血清钾>6.5 mmol/L 时，QRS 波群增宽，PR 及 QT 间期延长，R 波电压降低及 S 波加深，ST 段压低。③当血清钾增高>7 mmol/L，QRS 波群进一步增宽，PR 及 QT 间期进一步延长；P 波增宽，振幅减低，甚至消失。④高血钾的最后阶段，宽大的 QRS 波甚至与 T 波融合成正弦波。高血钾可引起室性心动过速、心室扑动或颤动，甚至心脏停搏。

低钾血症心电图表现：ST 段压低，T 波低平或倒置和 U 波增高（U 波>0.1 mV 或 U/T>1 或 T-U 融合、双峰），QT 间期一般正常或轻度延长，表现为 Q-T-U 间期延长。低血钾明显时，可使 QRS 波群时限延长，P 波振幅增高。低血钾可引起房性心动过速、室性异位搏动及室性心动过速、室内传导阻滞，以及房室传导阻滞等各种心律失常。

6-148　出现各种心律失常是洋地黄中毒的主要表现。常见的心律失常有：频发性（二联律或三联律）及多源性室性期前收缩，严重时可出现室性心动过速（特别是双向性心动过速），甚至心室颤动。交界性心动过速伴房室脱节，房性心动过速伴不同比例的房室传导阻滞,另外也可发生窦房传导阻滞伴交界性逸搏或窦性静止、心房扑动、心房颤动等。

6-149 心电图的阅读和分析方法:①检查心电图描记技术。观察定准电压曲线是否准确,走纸速度是否稳定,有无各种伪差等。②判断心律。注意有无P波、QRS波群、T波及其形状、出现的规律、相互之间的关系,其中P波较小,与其他波重叠时不易发现,要仔细寻找,判断是窦性心律或者是异位心律,有无额外节律。③计算心率。正常情况下,心房率与心室率相同,在心房颤动等状况下,分别计算心房率、心室率。④确定心电轴。观察Ⅰ、Ⅲ导联QRS波群主波方向,大致确定心电轴方位,如有必要,可计算其角度。⑤检测各波段。检查、测量P波、QRS波群、T波、U波、PR间期、QT间期,判断是否正常。⑥提出心电图诊断。根据以上心电图表现,系统重点地列出其特征,结合临床资料。如果既往有心电图资料,也要加以比较,综合分析有无心律、传导、房室肥大和心肌问题等,提出心电图诊断:心电图正常,心电图大致正常,心电图可疑,心电图不正常。

6-150 心电图的临床应用价值:①心电图对诊断各种心律失常有肯定价值,是最重要的检查手段,并对指导治疗、判断预后有重要意义,如经食管超速抑制治疗异位快速性心律失常、心脏手术、心导管检查、起搏器或埋藏式心脏复律除颤器等的使用、抗心律失常等药物疗效及不良反应的评价都需要了解心电活动情况,描记心电图,以便及时判断和处理。②对于具有特征性心电图改变和演变规律的心肌梗死者,心电图可以提供可靠的诊断依据。③对于房室肥大、心肌受损、冠状动脉供血不足、洋地黄等药物作用、血钾异常等电解质紊乱,心电图有助诊断。④心电图对心脏瓣膜活动、心音变化、心肌功能等不能直接判断,但在进行其他检查时,同步描记心电图,可提供心动周期的时相标记,协助心功能等测定。⑤心电图也被用于航天、登山、潜水等领域,以便进行心电监测。

6-151 护士在为病人做心电图操作前应做好的准备:①用物准备。心电图机导联线、心电图机、钢笔、弯盘、生理盐水棉球、接线板(必要时)、心电图报告单、剪刀、胶水、大毛巾,必要时备屏风。②环境准备。室内注意保暖,心电图机放置以不受干扰为宜。③病人准备。嘱病人平卧位休息片刻,四肢平放、肌肉松弛,记录过程中不能移动四肢及躯体。

6-152 心电图描记的注意事项:①检查床的宽度应>80 cm,以免肢体紧张而引起肌电干扰。②在电极安置部位涂抹导电胶或生理盐水,以消除皮肤阻力,减少伪差。③女性乳房下垂者,应托起乳房将V_3、V_4、V_5电极安置在乳房下缘的相应胸壁上。④描记V_7、V_8、V_9导联心电图时,必须取仰卧位。⑤尽量不使用交流电滤波或肌滤波,以减少心电图波形失真。⑥地线必须接触良好,以避免干扰和影响人身安全。

综合应用题

6-153 (1)该病人的心电图检查会出现的改变:①左心房肥大。P波≥0.12秒,Ⅰ、Ⅱ、aVL明显;P波常呈双峰型,峰距≥0.04秒,为二尖瓣型P波。②右心室肥大。V_1导联R/S≥1,V_5导联S波加深或R/S≤1,V_1导联的R波+V_5导联的S波>1.05 mV,aVR导联的R/q或R/S≥1,或R波>0.5 mV,心电轴右偏,心电轴≥+90°,V_1、V_2导联ST段压低,T波双向、倒置。③心房颤动。P波及等电位线消失,代之以大小不等、形态各异、间距不一的房颤波(f波),频率350~600次/分;QRS波群一般呈室上性;RR间距绝对不规则。

(2)护士在为病人做心电图时应注意的问题:①做好解释,以消除病人的紧张情绪,取得病人合作,注意保护病人隐私;②取下金属物,避免干扰波形,嘱病人脱袜;③暴露导联线安置部位,但需要保暖;④电极板贴于皮肤固定,松紧适度;⑤导联线连接方法要正确;⑥操作前要打定准电压;⑦按顺序描记12导联;⑧发现不稳或干扰时应该查明原因；⑨操作时应观察病人面色，并询问有无不适；⑩操作完毕关闭电源并安置病人；⑪按规范贴图，及时注明病区、床号、姓名、年龄、日期、时间及各导联。

6-154 (1)估计该病人患急性心肌梗死。还可以进一步做心电图、放射性核素、冠状动脉血管造影、冠状动脉CT和超声心动图等检查。

(2)该病人典型的心电图表现：病理性Q波，ST段弓背向上抬高，T波倒置。

(3)该病人首要护理问题是疼痛。

(4) 24小时内应重点观察该病人有无心律失常，尤其是室性心律失常。包括：①频发（>5次/分）、多源、成对出现；②短阵室速或呈R-on-T现象的室性期前收缩；③心室颤动是急性心肌梗死早期，特别是入院前的主要死因；④前壁心肌梗死易发生室性心律失常；⑤下壁心肌梗死易发生房室传导阻滞及窦性心动过缓。

(袁 媛)

第七章

影像学检查

选择题(7-1~7-148)

A1型单项选择题(7-1~7-100)

7-1* X线放射治疗所利用的特性是
 A. 穿透性　　　　B. 荧光效应
 C. 感光效应　　　D. 电离效应
 E. 离子效应

7-2 CT增强扫描使用的对比剂是
 A. 硫酸钡　　　　B. 有机碘
 C. 泛影葡胺　　　D. Gd-DTPA
 E. 硫酸镁

7-3 X线食管钡餐检查前正确的准备是
 A. 检查前3天禁服不透X线的药物
 B. 检查前1天禁饮
 C. 常规检查用稀钡
 D. 食管内疑有非金属异物时,可于钡剂内加棉絮纤维适量
 E. 病人可适当进食

7-4 关于上消化道双重对比造影检查前正确的准备是
 A. 检查前当天禁服不透X线的药物
 B. 检查前一般无需禁饮
 C. 消化道出血者一般在出血停止和病情稳定数日后方可检查
 D. 肠梗阻病人应在临床医生陪同下进行检查
 E. 疑有胃肠穿孔病人也可用此方法检查

7-5 下列有关碘对比剂不良反应的预防措施中错误的是

 A. 尽量选用非离子型对比剂
 B. 糖尿病病人使用碘对比剂前48小时停用双胍类药物
 C. 碘对比剂使用前后给予充足的水分
 D. 使用碘对比剂后,病人留置观察10分钟即可
 E. 做好相应的急救准备

7-6* 目前诊断支气管扩张最常用的影像学检查方法是
 A. 支气管造影　　B. CT
 C. HRCT　　　　D. MRI
 E. X线

7-7 虫蚀样空洞见于
 A. 肺脓肿　　　　B. 肺癌
 C. 肺结核　　　　D. 真菌性肺炎
 E. 大叶性肺炎

7-8 X线胸片示一侧肺野呈均匀一致的密度增高,纵隔心影向患侧移位,最可能是
 A. 患侧大量胸腔积液
 B. 患侧广泛胸膜肥厚粘连
 C. 周围型肺癌
 D. 阻塞性肺不张
 E. 支气管扩张症

7-9 X线胸片正常成人的心胸比为
 A. ≤0.45　　　　B. ≤0.50
 C. ≤0.55　　　　D. ≤0.60
 E. ≤0.65

7-10 心脏CT检查长轴位主要用于观察
 A. 心房与心室间的解剖关系
 B. 心脏大小

C. 左心室壁的心肌

D. 心脏瓣膜

E. 心脏血管

7-11 成人肺门动脉扩张的标准为右下肺动脉直径超过

A. 1.0 cm   B. 1.3 cm

C. 1.5 cm   D. 1.8 cm

E. 2.0 cm

7-12 肺门截断现象提示

A. 肺少血   B. 肺充血

C. 肺水肿   D. 肺动脉高压

E. 肺不张

7-13 消化道造影检查常用造影剂为

A. 碘化油   B. 泛影葡胺

C. 优维显   D. 硫酸钡

E. 甲泛葡胺

7-14 小肠运动过慢是指钡剂到达盲肠的时间超过

A. 3 小时   B. 4 小时

C. 5 小时   D. 6 小时

E. 7 小时

7-15* 胃肠道穿孔的主要 X 线征象为

A. 胃泡增大,胃膈间距增大

B. 膈下游离气体

C. 麻痹性肠梗阻

D. 肠管充气扩张

E. 胃肠蠕动减慢

7-16 不属于胃溃疡龛影特点的是

A. 多见于胃小弯

B. 边缘光滑整齐

C. 底部稍不平

D. 可见半月综合征

E. 慢性溃疡周围瘢痕收缩

7-17 对泌尿系统阳性结石宜选用的放射学检查是

A. 腹部平片

B. CT 检查

C. 腹膜后充气造影

D. 逆行尿路造影

E. MRI

7-18 下列影像学检查中主要用于发现尿路形态改变的是

A. CT

B. 静脉肾盂造影

C. 逆行尿路造影

D. 腹膜后充气造影

E. X 线

7-19* 下列不属于膀胱癌影像学表现的是

A. 膀胱壁弥漫性增厚

B. 向膀胱腔内突出的肿块

C. 膀胱壁局部僵硬

D. 盆腔淋巴结转移

E. 乳头状癌常表现为充盈缺损

7-20 长骨骨干骨皮质的 X 线表现为

A. 密度均匀的致密影

B. 点状骨性致密影

C. 线状骨性致密影

D. 海绵状的骨纹理

E. 无结构的半透明区

7-21 不属于脊椎结核 X 线征象的是

A. 椎旁脓肿形成

B. 脊柱后凸畸形

C. 脊柱呈"竹节状"外观

D. 椎间隙变窄或消失

E. 椎体骨松质破坏

7-22 CT 增强扫描可呈不均匀强化的病变是

A. 脑膜瘤   B. 髓母细胞瘤

C. 星形细胞瘤   D. 恶性胶质瘤

E. 脑出血

7-23 硬膜下血肿 CT 片上的影像呈

A. 新月形

B. 梭形

C. 脑室形

D. 弥漫性脑沟形

E. 锥形

7-24* 超声波的发生器和接收器是

A. 超声探头

B. 超声主机

C. 超声显示器

D. 超声信号处理系统

E. 超声图像

7-25 超声显示肝脏表面被膜不光滑,凸凹不平,呈锯齿状,见于
　　A. 脂肪肝　　　B. 慢性肝炎
　　C. 肝硬化　　　D. 肝癌
　　E. 转移性肝肿瘤

7-26 肾结石超声声像图表现为肾集管区内1个或多个点状或团状
　　A. 无回声　　　B. 低回声
　　C. 高回声　　　D. 强回声
　　E. 弱回声

7-27 输卵管妊娠最直接的声像图征象为
　　A. 附件区囊性包块
　　B. 附件区混合型包块
　　C. 宫角处囊性包块
　　D. 宫腔内囊性回声
　　E. 子宫内见妊娠囊

7-28* 用常规超声检出宫腔内妊娠囊显示十分清晰的时间是
　　A. 第四周　　　B. 第五周
　　C. 第六周　　　D. 第七周
　　E. 第八周

7-29 恶性肿瘤骨转移病人首选的诊断方法为
　　A. X线　　　　B. CT
　　C. MRI　　　　D. 核素骨显像
　　E. 超声检查

7-30 肾动态显像前病人准备不包括
　　A. 检查前2天停用利尿剂
　　B. 检查前2天不进行静脉肾盂造影
　　C. 检查当天禁水
　　D. 检查前排空膀胱内尿液
　　E. 弹丸式注射显像剂

7-31 检查前需保持安静状态、封闭视听的是
　　A. 心肌灌注显像
　　B. 脑血流灌注显像
　　C. 肺血流灌注显像

D. 甲状腺显像

E. 肾显像

7-32 下列检查项目中,检查前需进行血糖水平测定的是
　　A. PET心肌代谢显像
　　B. 心血池显像
　　C. 肝血池显像
　　D. 脑血流灌注显像
　　E. 肾动态显像

7-33 不影响甲状腺摄^{131}I率测定的物质是
　　A. 紫菜　　　　B. 昆布
　　C. 抗生素　　　C. 丙硫氧嘧啶
　　D. 含碘盐

7-34 以下癌组织中易形成空洞的是
　　A. 腺癌
　　B. 大细胞未分化癌
　　C. 小细胞未分化癌
　　D. 扁平上皮癌
　　E. 肺泡上皮癌

7-35 以下不是骨骺及干骺端结核特征表现的是
　　A. 为跨越骨骺与干骺端的骨质破坏
　　B. 病灶向关节方向穿破
　　C. 体积小而密度淡的死骨
　　D. 周围的组织骨质疏松
　　E. 病灶经常向骨干蔓延

7-36 以下检查或治疗有创伤的是
　　A. 超声
　　B. 理疗
　　C. X线钡餐透视
　　D. 纤维胃镜
　　E. X线透视

7-37 化脓性关节炎不包括
　　A. 关节囊肿胀
　　B. 关节间隙变窄
　　C. 骨质疏松
　　D. 关节面边缘有少许关节破坏
　　E. 关节骨性强直

7-38 不能做MRI检查的情况是

A. 肾功能不全
B. 装有心脏起搏器
C. 皮肤病
D. 感冒
E. 肾结石

7-39 不属于X线特征的是
A. 强穿透性
B. 荧光效应
C. 摄影效应
D. 电离与生物效应
E. 热效应

7-40 不属于肺部病变的是
A. 渗出与实变　　B. 增殖
C. 纤维化　　　　D. 钙化
E. 骨化

7-41 胃肠道的X线检查,不可见的器官是
A. 食管　　　　　B. 胃
C. 十二指肠　　　D. 结肠
E. 阑尾

7-42 透视的缺点是
A. 操作方便
B. 可多位置观察
C. 能观察器官的动态情况
D. 无客观记录
E. 马上有结果

7-43 X线在医学上利用的原理中不包括
A. 利用其穿透性进行X线检查
B. 利用荧光作用进行透视检查
C. 利用摄影作用进行照片检查
D. 利用电离作用进行CT扫描
E. 利用生物效用进行肿瘤治疗

7-44 对于26岁正常男性小腿X线片,下列说法中正确的是
A. 胫骨近端骨骺清晰可见
B. 胫骨近端初期钙化带模糊
C. 胫骨近端骨性关节面光滑
D. 胫骨近端骨骺板宽达0.5 cm
E. 胫骨近端干骺端轮廓清楚

7-45 骨关节常规拍片,可采用的方法是
A. 正侧位,必要时切线位或斜位
B. 左右斜位
C. 包括病变部位,不包括邻近关节
D. 都拍对侧片,以做对比
E. 只拍正位

7-46 造影检查的目的是
A. 增加器官组织密度
B. 降低器官组织密度
C. 增加器官组织的自然对比
D. 增加器官组织的人工对比
E. 使片子更加清晰

7-47 超声心动图又称为
A. A型诊断法　　B. M型诊断法
C. B型诊断法　　D. D型诊断法
E. 多普勒超声法

7-48* X线在体内各部的穿透力,由大到小排列是
A. 气体、液体和软组织、脂肪、骨骼
B. 骨骼、脂肪、液体和软组织、气体
C. 气体、脂肪、液体和软组织、骨骼
D. 脂肪、气体、液体和软组织、骨骼
E. 骨骼、液体和软组织、脂肪、气体

7-49 关于四肢关节的X线,下列描述中正确的是
A. 关节间隙代表关节腔
B. X线所见关节间隙包括了关节软骨及其间的微小间隙和少量滑液
C. 小儿关节间隙较成人窄
D. 随年龄增长,小儿关节间隙逐渐加宽
E. 关节软骨及关节囊可在X线上明显显示

7-50 关于关节软骨,下列描述中错误的是
A. 成人长骨只有骨干和骨端
B. 小儿长骨主要特点是骺软骨,且未完全骨化
C. 小儿长骨的骺软骨表现为小点状骨性致密影
D. 出生时,长骨骨干已大部分骨化

E. 干骺部为骨干两端的较粗大部分，由松质骨形成

7-51 下列描述中错误的是
A. 关节骨性强直，X线征为关节间隙消失，且有骨小梁贯穿其中
B. 关节间隙变窄是由于关节腔消失所致
C. 骨质增生是由于骨量增多的结果
D. 骨质坏死的主要X线表现是有骨密度最高的死骨片存在
E. 关节肿胀的X线表现是关节周围软组织肿胀，密度增高

7-52 一定单位体积内骨组织有机成分正常而钙盐含量减少见于
A. 骨质破坏 B. 骨质疏松
C. 骨质软化 D. 骨质增生
E. 骨膜反应

7-53 骨的基本病变不包括
A. 骨破坏
B. 骨坏死
C. 骨膜增生
D. 周围软组织病变
E. 骨肿瘤

7-54 关节基本病变不包括
A. 关节肿胀
B. 关节全脱位、半脱位
C. 关节钙化
D. 关节纤维性强直
E. 关节破坏

7-55 化脓性关节炎和结核性关节炎主要X线的不同点是
A. 是否有关节周围软组织肿胀
B. 是否有骨质疏松
C. 是否合并关节脱位
D. 是否有瘘管形成
E. 是否先有关节面模糊，负重区骨质破坏和早期关节间隙狭窄

7-56 关于脊柱结核的X线表现，下列描述中正确的是

A. 椎体骨质破坏，椎间隙狭窄
B. 椎体骨质破坏、塌陷
C. 易形成脓肿和脊柱侧弯、后凸
D. 椎体骨质破坏并产生大量骨质增生
E. 骨质硬化

7-57 关于良性骨巨细胞瘤的X线表现，下列描述中错误的是
A. 邻近有针样瘤骨
B. 好发于四肢长骨骨端
C. 早期呈偏心性骨质
D. 典型呈皂泡样多房性改变
E. 周围可见薄层骨壳形成

7-58 关于成骨肉瘤的X线表现，下列描述中错误的是
A. 好发于长骨干骺端或骨端
B. 骨质呈膨胀性破坏
C. 可见皮质旁骨膜反应
D. 有瘤骨形成
E. 局部有软组织肿块

7-59 关于骨囊肿的X线表现，下列描述中错误的是
A. 多见于青少年长骨骨干
B. 病变横向发展
C. 病变于骨髓腔呈单房性、椭圆形骨质破坏
D. 周围有薄层硬化，边界清晰
E. 常易发生病理骨折

7-60 下列与椎体压缩性骨折有关的是
A. 多见于胸腰椎交界处
B. 椎体呈楔形变
C. 脊柱可后凸畸形
D. 相应椎间隙狭窄
E. 有外伤史

7-61 二尖瓣狭窄病人的X线表现为
A. 肺动脉段凹陷
B. 左心缘呈4个弧形
C. 左心缘膨隆
D. 左心房、左心室增大
E. 靴形心，心腰饱满

7-62 消化系统基本病变属于功能改变的X线表现为
A. 轮廓的改变
B. 管腔大小的改变
C. 管壁的改变
D. 黏膜皱襞的改变
E. 胃肠蠕动改变

7-63 胃肠道憩室的X线表现为
A. 各层向腔内凹陷
B. 皱襞向钡影中延伸
C. 袋影一般不突出
D. 正面像上为方形的钡斑影
E. 正面像上为三角形钡斑影

7-64 食管癌的X线表现特征不包括
A. 管腔狭窄   B. 管壁僵硬
C. 轮廓规则   D. 充盈缺损
E. 蠕动消失

7-65 胃癌的X线表现为
A. 边缘轮廓规则   B. 胃腔增宽
C. 胃管壁僵直   D. 充盈完整
E. 局部增粗但平整

7-66 关于骨关节常规X线摄片,下列描述中正确的是
A. 包括病变全部范围及邻近关节
B. 先拍左、右斜位,辅以正、侧位片
C. 先静脉注入造影剂,然后拍摄
D. 都要拍对侧片,以便对比
E. 采取放大照相

7-67 以下哪种病变超声检查的表现不具有特征性
A. 肾结核   B. 尿路结石
C. 肾盂癌   D. 肾囊肿
E. 膀胱癌

7-68 肾脊角正常为
A. 15°～25°   B. 45°～55°
C. 75°～95°   D. ＞90°
E. ＜90°

7-69 CT可测量肾上腺大小,肾上腺增大的诊断标准是

A. 侧支厚度＞5 mm,面积＞150 mm²
B. 侧支厚度＞10 mm,面积＞50 mm²
C. 侧支厚度＞10 mm,面积＞150 mm²
D. 侧支厚度＞10 mm,面积＞500 mm²
E. 侧支厚度＞5 mm,面积＞50 mm²

7-70 稽留流产的超声声像特征不包括
A. 宫颈口未开
B. 子宫腔内回声杂乱
C. 子宫较停经孕周大
D. 无法辨认胎儿
E. 无法辨认妊娠囊结构

7-71 肝硬化声像图,除外下列哪项
A. 早期可见肝脏正常或轻度肿大,实质回声增强、增粗,分布不均
B. 晚期肝脏缩小,肝脏表面凹凸不平,呈结节状、锯齿状
C. 中期台阶状变化不规则,萎缩变形,弥漫性回声增强分布不均匀
D. 门静脉高压时脾大,厚度、长度增大
E. 腹腔积液为带状无回声区

7-72 胆囊超声检查前的准备
A. 检查前饮水500 ml
B. 检查前需空腹12小时以上
C. 通常在前一天早餐后开始禁食
D. 次日上午空腹检查为宜
E. 检查前一天多吃油腻食物

7-73 核医学的最基本技术
A. 放射性核素功能技术
B. 放射性核素示踪技术
C. 放射性核素扩大技术
D. 放射性核素动态技术
E. 放射性核素感光技术

7-74 核素显像法的特点不包括
A. 可显示脏器和病变的位置
B. 同时提供有关脏器和病变的血流
C. 具有多种动态和定量显示的优点
D. 可给出脏器的多项功能参数
E. 有助于疾病的晚期诊断

7-75* 发生甲状腺癌的结节主要是

A. 热结节 B. 冷结节
C. 温结节 D. 大结节
E. 小结节

7-76 嗜铬细胞瘤及其恶性瘤转移灶定位诊断的首选检查是
A. 肾上腺髓质显像
B. 过氯酸钾释放试验
C. 肾上腺皮质显像
D. 皮质醇及促皮质素测定
E. 胰岛素及其抗体

7-77 脑池显像在临床上主要用于
A. 脑瘤的诊断
B. 缺血性脑血管意外的诊断
C. 癫痫病灶的诊断
D. 交通性脑积水的诊断
E. 硬膜下血肿的诊断

7-78 全身骨显像的特点除外下列哪项
A. 无绝对禁忌证
B. 一次成像能显示全身骨骼
C. 价格相对低廉
D. 探测成骨病变灵敏度高
E. 由显像剂直接涂于骨表面

7-79 关于柯氏骨折,下列描述中正确的是
A. 桡骨远端 5～6 cm 以内骨折
B. 骨折段向背侧远侧移位
C. 骨折段向掌侧成角畸形
D. 骨折段向背侧成角畸形
E. 不伴尺骨茎突骨折

7-80* 肺实质的基本病变,下列描述中不正确的是
A. 渗出性病变 B. 纤维性病变
C. 肺纹理增粗 D. 空洞与空腔
E. 增殖性病变

7-81* 有关心血管系统正常 X 线表现,下列描述中错误的是
A. 后前位心右缘分 2 段,心左缘分 3 段
B. 右前斜位前缘为心室上段,后缘为心房上段
C. 左前斜位后缘上段为主动脉弓升部,中段为左心房,下段为左心室
D. 左前斜位前缘上段为升主动脉,中段为右心房,下段为右心室
E. 左侧位前缘自下而上为升主动脉、肺动脉段和右心室的投影

7-82 冠状动脉造影检查后处理措施,正确的有
A. 穿刺部位无需加压包扎
B. 穿刺侧肢体可以立即活动
C. 术后病人不能多饮水
D. 术后无需观察病人
E. 密切观察有无碘对比剂的不良反应

7-83* 青枝骨折的 X 线表现为骺端
A. 有一条状致密白线
B. 可见一透亮锐利的线状影
C. 与骨骺端分开
D. 骨皮质中断
E. 骨皮质与骨小梁扭曲折叠

7-84* 数字化放射摄影的英文缩写是
A. CT B. CR
C. DR D. ECT
E. DSA

7-85 护理人员学习影像学检查的主要目的是
A. 采用护理评估收集客观资料
B. 观察脏器组织结构的变化
C. 采用护理评估收集主观资料
D. 为病人制订确实的护理措施
E. 证实脏器病变所在的部位

7-86 CT 的主要缺点是
A. 对疾病病理性质的诊断有欠缺
B. 操作简便,病人安全
C. 图像逼真,解剖关系明确
D. 密度分辨率高
E. 病人安全、无痛苦、无创伤

7-87 血管内不注射对比剂的 CT 扫描是指
A. 常规增强扫描
B. 造影扫描

C. 多期增强扫描

D. 普通扫描

E. 动态增强扫描

7-88* 实质性软组织脏器,如肝、脾、肾、子宫的声像图特点为

A. 无回声暗区　　B. 强回声暗区

C. 中回声暗区　　D. 高回声暗区

E. 低回声暗区

7-89 人体组织器官的声学类型属于全反射型的是

A. 乳腺、肿瘤等　　B. 血液、尿液等

C. 肺脏、胃肠等　　D. 心脏、血管等

E. 肝脏、脾脏等

7-90 纵坐标为扫描空间位置线,横坐标为光点慢扫描时间的超声检查法是

A. A 型超声　　B. B 型超声

C. C 型超声　　D. D 型超声

E. M 型超声

7-91 乳腺疾病常用下列哪项 X 线检查

A. 钼靶 X 线摄影

B. 断层摄影

C. 荧光摄影

D. 放大摄影

E. 记波摄影

7-92 数字减影血管造影对多少毫米以下的微小血管不能显示

A. 1 mm　　B. 2 mm

C. 0.5 mm　　D. 0.2 mm

E. 0.3 mm

7-93 数字减影血管造影对下列哪项疾病最有诊断价值

A. 心脏疾病　　B. 消化性溃疡

C. 原发性溃疡　　D. 动静脉畸形

E. 脑血管疾病

7-94 关于支气管造影检查前准备,下列描述中正确的是

A. 造影前 1 天做体位引流

B. 造影前 3 天顿服祛痰药

C. 造影前 3 天开始禁食

D. 造影前 1 小时口服地西泮 5 mg

E. 不必做碘和普鲁卡因过敏试验

7-95 关于心血管造影检查前准备,下列描述中错误的是

A. 备好急救药品和器械

B. 常规可先吸入大量氧气

C. 造影前 3 小时禁食

D. 造影前半小时口服苯巴比妥 0.1 g

E. 造影前 1 天做碘、青霉素、普鲁卡因过敏试验

7-96 钡灌肠造影前 1 天应摄下列哪种饮食

A. 正常饮食

B. 高蛋白流质饮食

C. 少渣半流质饮食

D. 低热量流质饮食

E. 低盐半流质饮食

7-97 静脉肾盂造影前 1 晚可用什么方法导泻

A. 番泻叶　　B. 灌肠法

C. 硫酸镁　　D. 开塞露

E. 果导

7-98 关于静脉胆道造影前准备,下列描述中错误的是

A. 造影前必须做碘过敏试验

B. 检查前 1 天需进食低脂肪晚餐

C. 胆囊切除者免进食高脂肪餐

D. 检查前 1 天需服蓖麻油或番泻叶

E. 晚 10 点后至次日造影时应禁食及禁水

7-99 CT 检查前准备,下列描述中不妥的是

A. 训练病人配合检查的要求

B. 了解病人有无药物等过敏史

C. 平扫前必须做碘过敏试验

D. 腹部检查病人做好清洁肠道工作

E. 若有反应立即停止检查

7-100* 在大多数软组织中,引起声衰减的主要原因是

A. 声折射　　B. 声阻抗

C. 声透射　　D. 声吸收

E. 声反射

A2型单项选择题(7-101~7-120)

7-101 病人,男性,23岁。低热,右胸痛,活动后气促。X线胸片:右肺下野大片致密阴影,上缘呈反抛物线状,该侧肋膈角变钝。应诊断为
A. 右下肺大叶性肺炎
B. 右下肺不张
C. 右下肺渗出性胸膜炎
D. 右下肺脓肿
E. 右下肺积液

7-102 病人,女性,32岁。孕16周。超声检查示胎儿颈部脊柱回声中断,有囊状物从中断处膨出。最可能的诊断是
A. 无脑儿
B. 胎儿淋巴管瘤
C. 脑膜膨出
D. 正常胎儿
E. 脊柱裂

7-103* 病人,男性,39岁。双手X线摄片发现中指节指骨边缘骨膜下骨质呈虫蚀状、花边状、毛刺状骨质吸收,尤其桡侧更明显。最可能的诊断是
A. 儿童佝偻病
B. 成人骨质软化症
C. 甲状旁腺功能亢进症
D. 类风湿关节炎
E. 甲状腺功能减退症

7-104 病人,女性,28岁。曾患风湿热全心炎,1年前超声心动图证实为风湿性心瓣膜病二尖瓣狭窄。X线表现为肺动脉高压,其突出表现为
A. 肺静脉扩张
B. 肺纹理减少
C. 肺透亮度减低
D. 肺动脉段突出
E. 肺野外围蝶翼状阴影

7-105 病人,男性,16岁。因腰痛来院,X线摄片示脊椎骨干骺部出现一局限类圆形、边缘清楚的骨破坏,其内见碎屑状死骨,邻近无明显骨质增生,也无骨膜反应,最大可能为
A. 骨脓肿
B. 骨结核
C. 骨囊肿
D. 骨肉瘤
E. 骨巨细胞瘤

7-106 病人,男性,37岁。确诊为骨巨细胞瘤。下列哪项描述不符合其影像学表现
A. 长骨骨端关节面下出现溶骨性破坏区
B. 破坏区内出现肥皂泡样骨性间隙
C. 骨皮质菲薄并向外膨胀
D. 骨膜增生明显
E. 病变处容易发生病理性骨折

7-107 患儿,女性,6岁。怀疑患股骨头缺血性坏死,早期具有诊断意义的X线表现是
A. 关节囊肿胀
B. 股骨头、髋骨质疏松
C. 股骨头、髋轻度外移
D. 股骨头、髋关节面下弧形透亮影
E. 关节间隙轻度增厚

7-108 病人,男性,52岁。有高血压病和高脂血症病史。近一段时间由于工作劳累,血压较高,今晨起床后发现肢体麻木无力、失语。下列检查中有助于定位闭塞血管的是
A. CT   B. CR
C. MRI   D. DR
E. DSA

7-109 病人,男性,39岁。中餐进食后突然出现上腹部剧烈疼痛,向腰背部呈带状放射,继而呕出胆汁。赴院急诊初步诊断为急性胰腺炎。超声波检查估计会出现下列哪项改变
A. 胰腺水肿、出血、坏死,胰腺内部呈无回声暗区,有散在稀疏的光点

B. 胰腺局限性肿大,呈圆形或分叶状,胰腺轮廓不规则,边缘不规整

C. 胰腺切面可呈蝌蚪形、哑铃形及腊肠形,边界整齐光滑

D. 胰腺体积轻度弥漫性或局限性肿大,边界不规整

E. 胰腺炎症局部或周围出现无回声区

7-110 病人,女性,32岁。长期以来月经量多,伴腹痛。最近几年来月经周期缩短,每次经期延长、血块较多。若是子宫肌瘤,超声检查会有下列哪项征象

A. 无回声为主　B. 低回声为主
C. 中回声为主　D. 高回声为主
E. 强回声为主

7-111 新生儿,女性。出生后有黄疸,持续不退,送院急诊,医生通过询问病史和详细体格检查后认为是病理性黄疸。为确诊是否为胆道闭锁,进行了核医学肝胆显像检查,表现为

A. 病变部位单核吞噬细胞丧失,出现局部放射性减淡缺损区

B. 动脉期可见患病部位有明显的放射性分布

C. 肝内和肝外胆管梗阻时可见梗阻近端胆管变粗或呈囊状扩张

D. 肝显影良好,追踪24小时不见肠道出现放射性,苯巴比妥试验胆汁促排无效

E. 肝胆显像多表现为肠道放射性延迟,一般苯巴比妥试验胆汁促排有效。

7-112 病人,女性,23岁。因甲状腺肿大、心动过速、怕热多汗,赴院检查甲状腺摄^{131}I试验,3小时30%,6小时40%,24小时56%,并伴摄^{131}I速率加快。可诊断为下列哪种疾病

A. 甲状腺功能亢进症
B. 甲状腺功能减退症
C. 缺碘性甲状腺肿
D. 青春期甲状腺肿
E. 甲状腺肿瘤

7-113 病人,男性,61岁。钡剂灌肠发现乙状结肠下段呈局限环形狭窄,肠壁僵硬,与正常肠管分界截然。应首先考虑的疾病是

A. 溃疡性结肠炎
B. 浸润性结肠癌
C. 溃疡性结肠癌
D. 先天性巨结肠
E. 肠梗阻

7-114 病人,男性,42岁。体格检查发现右肺中野有一小块阴影直径约2 cm,呈分叶状,边缘有短细毛刺,其中可见空泡征。最可能的诊断是

A. 早期周围型肺癌
B. 结核瘤
C. 炎性假瘤
D. 肺炎
E. 肺动脉梗阻

7-115 病人,女性,57岁。主诉心前区闷痛,呼吸困难。听诊心音减弱,心率增快,脉压小。X线胸片显示心影向两侧增大,心缘正常弧度消失,呈烧瓶状;主动脉结不宽,上腔静脉影增宽,两肺野尚清晰。X线诊断应首先考虑

A. 扩张型心肌病
B. 慢性风湿性瓣膜病
C. 心包积液
D. 贫血性心脏损害
E. 甲状腺功能亢进引起的心脏损害

7-116 病人,男性,38岁。MRI扫描示上颈段脊髓明显增粗、肿胀,病灶在T_1WI呈略低信号,T_2WI呈高信号,病灶中央出现囊变区为T_1WI低信号、T_2WI明亮高信号。最可能的病变为

A. 髓内肿瘤
B. 髓外硬膜内神经纤维瘤

C. 髓外硬膜外转移瘤

D. 脊髓血管畸形

E. 脊髓转移瘤

7-117 病人，女性，59岁。绝经4年，阴道流血4个月。妇科检查显示子宫颈正常大小、光滑，子宫稍大、活动，双侧附件未及包块，疑子宫内膜癌。为进一步确诊应首先选用

A. 超声检查

B. 腹腔镜检查

C. 诊刮及病理检查

D. 盆腔CT检查

E. 盆腔MRI检查

7-118 病人，男性，51岁。近2周呼吸困难加重，心率增快。体格检查：颈静脉怒张，奇脉，心浊音界向两侧增大。诊断此病症首选的检查方法是

A. X线平片　　B. CT

C. MRI　　D. 超声心动图

E. 核医学

7-119 病人，女性，27岁。低热、乏力、微咳，有蛔虫史。X线胸片见两肺下部斑片状阴影。经抗感染治疗1周后阴影消失，但其他部位又出现类似阴影。最可能的诊断是

A. 过敏性肺炎

B. 支原体肺炎

C. 葡萄球菌肺炎

D. 肺结核

E. 真菌性肺炎

7-120 病人，男性，15岁。右股骨下端疼痛3个月，逐渐加重。体格检查：右股骨下段增粗，有压痛，其表面有增粗的血管，皮温高。X线检查见股骨干骺端溶骨性骨质破坏，骨膜增生在病灶边缘形成三角形，骨质破坏周围有软组织肿块。最可能的诊断是

A. 骨巨细胞瘤　　B. 骨结核

C. 骨肉瘤　　D. 慢性骨髓炎

E. 骨软骨瘤

✎ A3型单项选择题(7-121～7-140)

(7-121～7-122共用题干)

病人，女性，68岁。双膝关节间断肿痛4年，频繁运动后加重。体格检查：双膝轻度内翻畸形。X线检查示双膝关节间隙不均匀变窄，边缘有骨赘形成，没有骨质破坏，左侧膝关节略肿胀。

7-121 应诊断为哪种疾病

A. 膝关节结核

B. 类风湿关节炎

C. 膝关节退行性骨关节病

D. 膝关节痛风

E. 化脓性关节炎

7-122 如果病人左膝关节有明显交锁症状，最有价值的检查是

A. 超声检查　　B. 核素扫描

C. MRI　　D. 多螺旋CT

E. 血管造影

(7-123～7-124共用题干)

病人，男性，60岁。腰痛4个月，时轻时重。体格检查：腰2、腰3椎体叩击痛。腹部X线平片示腰2椎体压缩变扁，密度减低，其上下椎间隙正常，腰4左侧椎弓根显示模糊。

7-123 最可能的诊断是

A. 腰2骨肉瘤

B. 腰2/3脊椎结核

C. 腰椎退行性变

D. 腰椎转移瘤

E. 腰椎间盘突出

7-124 下列哪项检查对诊断无价值

A. 腰椎CT检查

B. 腰椎MRI检查

C. 全身骨核素扫描

D. 详细追问病史

E. 腰部超声检查

(7-125～7-126共用题干)

病人，男性，49岁。突发胸背部剧烈疼痛2

天,伴心悸、气短。高血压病病史8年。4年前,静息心电图检查报告可疑冠心病。体格检查:血压190/110mmHg,心率103次/分,双下肢血压不对称。

7-125 最可能的临床诊断是
A. 冠心病、急性心肌梗死
B. 急性肺栓塞
C. 急性气胸
D. 急性主动脉夹层
E. 主动脉瘤破裂

7-126 首选的影像学检查方法是什么
A. 心电图和心肌酶
B. 床旁超声心动图
C. CTA 或 MRA
D. 心脏血管造影
E. 心脏三位相

(7-127～7-128 共用题干)
病人,男性,41岁。突发腹痛、腹胀逐渐加重,呈阵发性,肠鸣音亢进,既往有手术史。X线腹部平片见阶梯状液平面。

7-127 诊断可能为
A. 急性腹膜炎
B. 胃肠道穿孔
C. 急性胰腺炎
D. 小肠急性肠梗阻
E. 急性阑尾炎

7-128 影像检查手段应首选
A. 超声　　　B. CT
C. 血管造影　D. MRI
E. 腹部平片

(7-129～7-130 共用题干)
患儿,男性,3岁。今突发腹痛,家长发现其大便有血,腹部可触及包块,遂来医院就诊。

7-129 下述疾病哪种可能性最大
A. 坏死性小肠炎
B. 小肠扭转
C. 小肠肿瘤
D. 肠套叠
E. 急性阑尾炎

7-130 首选检查方法为
A. 超声　　　B. CT
C. 血管造影　D. MRI
E. 钡剂灌肠

(7-131～7-132 共用题干)
病人,男性,59岁。吞咽有梗阻感2个月,渐加重。食管钡餐透视显示食管中段局限性管腔变窄,局部黏膜皱襞中断,形态不规整。

7-131 应诊断下列哪种疾病
A. 食管静脉曲张
B. 食管平滑肌瘤
C. 食管癌
D. 食管炎
E. 食管异物

7-132 为进一步明确诊断需做下列哪种检查
A. CT　　　　B. MRI
C. 超声　　　D. 内镜
E. PET

(7-133～7-134 共用题干)
病人,男性,32岁。反复右上腹痛1年,进食后可以缓解,有时夜间疼痛明显。

7-133 为明确诊断最推荐做下列哪种检查
A. 腹部 X 线平片
B. 上消化道钡餐造影
C. 上腹部 MRI
D. 上腹部 CT
E. 上腹部超声

7-134 若影像学检查显示幽门痉挛、开放延迟和胃液分泌增多,最可能的诊断为
A. 胃癌
B. 胃溃疡
C. 十二指肠溃疡
D. 慢性胃炎
E. 慢性胰腺炎

(7-135～7-136 共用题干)
病人,男性,36岁。CT检查发现肝右叶低密度肿块,对比增强CT多期扫描,动脉期肿块边缘高密度结节状强化,门静脉期肿块强化范围向中心扩大,平衡期肿块全部被略高密度强

化影填充。

7-135 该病例CT诊断最大的可能性是
  A. 原发性肝癌
  B. 肝转移瘤
  C. 肝脓肿
  D. 肝海绵状血管瘤
  E. 肝囊肿

7-136 此种病变的供血方式是
  A. 肝动脉供血
  B. 门静脉供血
  C. 肝静脉供血
  D. 门静脉和肝静脉混合供血
  E. 肝动脉和肝静脉混合供血

(7-137～7-138共用题干)

病人,男性,56岁。6小时前突感头痛、头晕,伴左侧肢体麻木。既往有风湿性心脏病,但无高血压病及肿瘤病史。

7-137 该病人首先应考虑的疾病是
  A. 脑出血　　　B. 脑梗死
  C. 脑膜瘤　　　D. 脑转移瘤
  E. 脑胶质瘤

7-138 以下较适合的检查方法是
  A. 头颅X线正侧位片
  B. 脑血管造影
  C. MRI
  D. CT
  E. 脑部超声检查

(7-139～7-140共用题干)

病人,女性,32岁。既往月经正常,近1年月经量少,有溢乳现象。临床实验室检查示泌乳素明显增高。

7-139 该病人首先考虑的疾病是
  A. 颅咽管瘤
  B. 垂体瘤
  C. 脑膜瘤
  D. 卵巢肿瘤
  E. 子宫肌瘤

7-140 最佳的检查方法是
  A. X线　　　B. CT

  C. MRI　　　D. DSA
  E. ECT

✐ A4型单项选择题(7-141～7-148)
(7-141～7-144共用题干)

病人,男性,63岁。咳嗽、右胸痛、痰中带血丝1周。胸部X线后前位片示:右肺门影增大,右上肺大片状致密影,水平裂呈反"S"样改变。

7-141 最可能的诊断是
  A. 右上肺炎
  B. 右上肺脓肿
  C. 右上阻塞性肺炎
  D. 右上肺结核
  E. 右侧中央型肺癌伴右上肺不张

7-142 右上肺大片状致密影侧位片位于
  A. 右肺上叶尖后段
  B. 右肺上叶前段
  C. 右肺下叶背段
  D. 右肺中叶
  E. 右肺上叶

7-143 被阻塞的支气管是
  A. 右主支气管
  B. 右肺上叶支气管
  C. 右肺上叶前段支气管
  D. 右肺中叶支气管
  E. 右肺上叶尖后段支气管

7-144 进一步检查时,下列哪项检查对诊断最有意义
  A. 血常规
  B. 痰细菌培养
  C. 纤维支气管镜
  D. 痰抗酸杆菌检查
  E. 红细胞沉降率

(7-145～7-148共用题干)

病人,男性,60岁。发现无痛全程肉眼血尿1周。超声检查显示左肾上极不光整的较大混合性回声团块,血流较丰富,相邻肾窦变形,肾盂内可见有漂浮感的较均匀中等回声不规则团块,无血流信号。

7-145 以上病变最可能
　　A. 起源于肾实质
　　B. 起源于肾盂
　　C. 起源于肾窦
　　D. 肾实质、肾窦和肾盂病变分别独立起源
　　E. 肾实质、肾窦和肾盂病变同时发生

7-146 以上肾实质病变首先考虑
　　A. 肾结核
　　B. 肾结石
　　C. 肾血管平滑肌脂肪瘤
　　D. 肾细胞癌
　　E. 肾囊肿

7-147 以上肾盂内团块最可能为
　　A. 肾结核　　B. 肾阳性结石
　　C. 血凝块　　D. 肾阴性结石
　　E. 肾盂癌

7-148 为进一步诊断，价值最大的检查方法是
　　A. X线平片
　　B. 排泄性尿路造影
　　C. 逆行性肾盂造影
　　D. 肾动脉造影
　　E. 增强CT

名词解释题（7-149～7-170）

7-149 医学影像学
7-150 X线
7-151 荧光效应
7-152 感光效应
7-153 造影检查
7-154 人工对比
7-155 透视
7-156 软线摄影
7-157 生理排泄法
7-158 龛影
7-159 CT
7-160 CTA
7-161 增强扫描
7-162 DSA
7-163 MRI
7-164 MRA
7-165 MRCP
7-166 弛豫过程
7-167 PACS
7-168 多普勒效应
7-169 核医学
7-170 超声检查

简述问答题（7-171～7-193）

7-171 简述透视与X线摄片的优缺点。
7-172 简述造影方法的分类。
7-173 简述肺气肿的X线表现。
7-174 简述大叶性肺炎的X线表现。
7-175 简述二尖瓣狭窄及主动脉瓣关闭不全的X线表现。
7-176 简述椎间盘突出症的X线表现。
7-177 简述CT的主要优缺点。
7-178 简述CT的临床应用。
7-179 简述数字减影血管造影的临床应用。
7-180 简述X线透视检查前准备。
7-181 简述X线摄片检查前准备。
7-182 简述X线造影检查前准备。
7-183 简述CT检查前准备。
7-184 简述MRI的禁忌证。
7-185 简述肝、胆、胰、脾超声检查前准备。
7-186 简述妇产科超声检查前准备。
7-187 简述核医学检查在心血管系统疾病中的应用。
7-188 简述核医学检查前准备。
7-189 简述ECT显像与CT显像的区别。
7-190 简述心血管系统超声检查与腹部超声检查前准备的区别。
7-191 简述影像学不同检查技术的选择原则。
7-192 简述CT与MRI对比剂的异同点。
7-193 简述心血管造影方法及临床应用。

第七章 影像学检查

✿ 综合应用题(7-194～7-196)

7-194 病人,男性,37岁,程序员。12年前因病毒性肝炎住院,3次肝功能检查正常后出院。近年来感到全身乏力、食欲缺乏,有时有恶心。肝功能检查:丙氨酸转氨酶(ALT)125 U/L、天门冬氨酸转氨酶(AST)89 U/L、总蛋白(TP)60 g/L、白蛋白(ALB)34 g/L、球蛋白(GLB)26 g/L、HBsAg阳性、抗-HBc阳性、抗-HBe阳性,AFP 1 136 μg/L。

请解答:

(1) 为明确诊断还可以做哪几项影像学检查?

(2) 原发性肝癌的CT表现有哪些?

7-195 病人,女性,36岁。下腹坠痛3个月,伴有经期延长,经量增多。因身体不适来医院就诊想查明原因。阴道镜示阴道及子宫颈形态正常。超声经腹横断面扫描显示子宫增大,子宫壁内多发低回声结节,边缘清晰,信号均,子宫腔未见异常。

请解答:

(1) 请根据题干的描述写出该病人可能的疾病。

(2) 为明确诊断还可做哪些检查?

7-196 病人,男性,52岁。有糖尿病病史20余年,吸烟史30年。自任某公司董事长后,工作十分繁忙,压力很大,近1年感到上腹部不适,经常出现烧灼感,休息后缓解,一直认为是胃病,未加重视。最近因劳累、情绪紧张,胸闷频繁出现。今天上腹不适伴左臂麻木1小时,在家属再三催促下,来医院急诊。心电图:ST段稍有压低,余无异常。为明确诊断医生建议做核素心肌灌注显像检查。

请解答:

(1) 核素心肌灌注显像检查的优点有哪些?

(2) 核素心肌灌注显像检查的程序是什么?

(3) 为什么核素心肌灌注显像时要同时进行负荷试验?

(4) 核素心肌灌注显像与多排CT及冠状动脉造影有什么不同?

答案与解析

选择题

A1型单项选择题(7-1～7-100)

7-1	D	7-2	B	7-3	D	7-4	C
7-5	D	7-6	C	7-7	C	7-8	D
7-9	B	7-10	D	7-11	C	7-12	D
7-13	D	7-14	D	7-15	B	7-16	D
7-17	A	7-18	B	7-19	A	7-20	A
7-21	C	7-22	C	7-23	A	7-24	A
7-25	C	7-26	C	7-27	B	7-28	C
7-29	D	7-30	C	7-31	B	7-32	A
7-33	C	7-34	B	7-35	B	7-36	D
7-37	D	7-38	B	7-39	E	7-40	E
7-41	E	7-42	D	7-43	D	7-44	C
7-45	A	7-46	D	7-47	B	7-48	C
7-49	B	7-50	C	7-51	B	7-52	C
7-53	E	7-54	C	7-55	A	7-56	A
7-57	A	7-58	C	7-59	B	7-60	D
7-61	B	7-62	E	7-63	B	7-64	C
7-65	C	7-66	C	7-67	B	7-68	A
7-69	C	7-70	C	7-71	C	7-72	D
7-73	C	7-74	C	7-75	E	7-76	A
7-77	D	7-78	E	7-79	C	7-80	C
7-81	B	7-82	C	7-83	E	7-84	E
7-85	A	7-86	A	7-87	D	7-88	E
7-89	C	7-90	C	7-91	C	7-92	D
7-93	E	7-94	D	7-95	B	7-96	C
7-97	A	7-98	B	7-99	C	7-100	D

A2型单项选择题(7-101~7-120)

7-101 C 7-102 E 7-103 C 7-104 D
7-105 B 7-106 D 7-107 D 7-108 A
7-109 A 7-110 B 7-111 D 7-112 A
7-113 B 7-114 A 7-115 C 7-116 A
7-117 C 7-118 A 7-119 A 7-120 C

A3型单项选择题(7-121~7-140)

7-121 C 7-122 C 7-123 D 7-124 E
7-125 D 7-126 C 7-127 C 7-128 E
7-129 D 7-130 E 7-131 C 7-132 D
7-133 B 7-134 C 7-135 C 7-136 A
7-137 B 7-138 C 7-139 B 7-140 C

A4型单项选择题(7-141~7-148)

7-141 E 7-142 E 7-143 B 7-144 C
7-145 A 7-146 D 7-147 C 7-148 E

部分选择题解析

7-1解析： X线是一种波长很短的电磁波,有以下4个特性：①穿透性。X线因为波长很短,对物质有很强的穿透力,能穿透普通光线不能穿透的物质,这一特性是X线成像的基础。②荧光效应。X线能激发荧光物质产生肉眼可见的荧光。这种效应是透视检查的基础。③感光效应。X线能使胶片上的溴化银感光,产生潜影,经显影定影处理便形成黑白影像,这种效应是X线摄片检查的基础。④电离与生物效应。X线通过任何物质都可以使该物质发生电离,分解成为正负离子。X线进入人体发生电离与生物效应,它是放射防护学和治疗学的基础。

7-6解析： HRCT即高分辨率CT,为薄层(1~2mm)扫描及高分辨率算法重建图像的检查技术,有时需要适当提高电压和电流。它使用的是扫描仪,但是在成像时会精确一些参数,以最大化空间分辨率。主要用于观察病灶的微细结构,是胸部常规扫描的一种补充。HRCT能清晰地显示肺组织的细微结构,几乎达到能显示与大体标本相似的形态学改变,因此HRCT在胸部的应用非常重要,而且扫描时不需要造影增强。

7-15解析： 胃肠道穿孔时主要的X线征象是膈下有游离气体影,呈新月形改变,是因为在胃穿孔后外部气体进入到膈下组织所引起。

7-19解析： 膀胱癌行X线膀胱造影,乳头状癌常表现为单发或多发自膀胱壁突向腔内的结节状或菜花状充盈缺损,表面多凹凸不平;非乳头状癌的充盈缺损可不明显,仅显示局部膀胱壁僵硬。由于肿瘤的密度和信号强度既不同于膀胱腔内尿液,也不同于膀胱周围脂肪组织,因而CT和MRI易于发现膀胱癌向腔内生长所形成的肿块,也易于显示肿瘤侵犯肌层所造成的膀胱壁增厚。此外,还能发现膀胱癌对周围组织和邻近器官的侵犯,以及盆腔淋巴结转移。

7-24解析： 超声换能器(探头)利用逆压电效应将电能转化为声能,向人体发射超声,穿透人体多层界面组织进行传播,在每一层界面上均可产生不同程度的反射和散射回波。这些回波含有超声波传播途径中所经过的不同组织的声学信息,被探头接收到后经过主机处理,在显示器上以不同的形式显示为波形或图像。通过声像图所反映的声学信息对所探测的组织器官的结构与功能状态等进行判断。

7-28解析： 妊娠囊为子宫腔内靠近子宫底部的圆形或椭圆形双环状结构,环内为无回声区,环周边宽4~6mm。厚度均匀,回声一致。妊娠囊最早在4~5周可以显示,6周时十分清晰,可达2cm。

7-48解析： 从不同密度组织与X线成像的关系可以看出：①骨骼吸收X线量多,呈高密度影像;②软组织(如皮肤、肌肉、结缔组织、内脏液体等)吸收X线中等量,呈中等密度影像;③脂肪组织吸收X线量较少,呈低密度影像;④气体吸收X线量最少,呈低密度影像。故X线穿透力由大至小的排序是气体、脂肪、液体及软组织和骨骼。

7-75解析： 根据甲状腺结节在图像上的表现分

为:①热结节,结节部位显像剂分布高于正常甲状腺组织,或仅见结节显影而正常甲状腺组织受抑制不显影,多见于功能自主性甲状腺腺瘤、甲状腺先天性一叶缺如等。热结节的恶变率为1%。②温结节,结节部位显像剂分布等于或接近于正常甲状腺组织,多见于功能正常的甲状腺腺瘤、结节性甲状腺肿等。温结节的恶变率为4%~5%。③凉结节,结节部位显像剂分布低于正常甲状腺组织,常见于甲状腺囊肿、甲状腺瘤囊性变、甲状腺癌、甲状腺结节内出血或钙化等。凉结节恶变率约为10%。④冷结节,结节部位几乎无显像剂分布,所见疾病同凉结节。单发冷结节的恶变率约为20%,多发冷结节的恶变率约为18%。

7-80 解析: 肺实质的基本病变包括渗出性病变、增殖性病变、纤维性病变、钙化、空洞与空腔、肿块。肺间质基本病变包括肺纹理增多、增粗、肺纹理减少、胸腔积液、胸膜增厚、粘连、钙化、气胸、液气胸和脓胸等。

7-81 解析: 心血管系统正常的X线表现:①后前位。心右缘分2段,上段略平直,为升主动脉和上腔静脉的复合影;下段稍凸出呈弧形,由右心房组成,正常两段长度基本相等。心左缘分3段,上段半球形为主动脉弓和降主动脉起始部(主动脉结),中段为肺动脉段,稍向内凹陷或平直(心腰),下段最长且明显凸出。②右前斜位。前缘为心室上段,为主动脉弓和升主动脉;中段是肺动脉主干和肺动脉圆锥;下段长且向下倾斜为右心室,但心尖部有小段左心室。心前间隙是心影前缘与胸骨影之间的透亮区,右室增大时此间隙变窄。后缘为心房上段,由气管、上腔静脉等组成。下段大部分由左心房构成,仅一小部分为右心房。③左前斜位。后缘上段为主动脉弓降部,中段为左心房(小部分),下段为左心室(大部分),心后三角区为左心室后缘。前缘上段为升主动脉,中段为右心房,下段为右心室,主动脉窗为主动脉弓下方的透光区,心前间隙呈长方形。④左侧位。前缘自上而下为升主动脉、肺动脉段和右心室的投影,后缘上段为左心房,下段为左心室。且可观察到心后食管间隙,即左心室段与食管、膈面之间存在一个三角形透亮区。

7-83 解析: 青枝骨折的X线表现为仅有部分骨质和骨膜被拉长、皱褶或破裂,常有成角、弯曲畸形。故标准答案应该是骺端骨皮质与骨小梁扭曲折叠。

7-84 解析: 数字化放射摄影的英文缩写是DR,计算机体层成像的英文缩写是CT,计算机X线摄影的英文缩写是CR,数字减影血管造影的英文缩写是DSA,正电子发射计算机断层显像的英文缩写是ECT。

7-88 解析: 根据人体组织内部声阻抗及声阻抗差的大小,把人体组织、器官概括为4种声学类型:①无回声暗区(液性暗区),为液体物质(血液、尿液、腹腔积液、脓液等)和液体脏器(胆囊、膀胱、血管、心脏)。②低回声区(弱光点),为实质性软组织脏器(肝、脾、肾、子宫)。③高回声区(强光点),为非均质性和实质性结构(乳腺、肿瘤等)。④强回声(极强光点),为含气脏器(肺、胃肠)。

7-100 解析: 超声波在介质中传播时,入射声能随着传播距离的增加,能量逐渐减少的现象称为超声衰减。导致超声衰减的主要原因为介质的吸收、散射和声束的扩散。其中吸收是衰减的主要因素,主要由于介质的黏滞性在声场中产生内部摩擦、弹性迟滞、热传导和弛豫吸收等原因所致。超声衰减还与超声频率有关,频率越高,衰减越大。体内不同组织的声衰减一般规律:组织内含胶原蛋白和钙质越多,声衰减越高;组织内含水越多,声衰减越低;液体中含蛋白质越多,声衰减越高。在人体不同组织和体液中衰减程度的一般规律是:骨组织>肌腱(软骨)>肝>脂肪>血液>尿液(胆汁)。

7-103 解析: 甲状旁腺功能亢进症是甲状旁腺素刺激破骨细胞活动而加速骨吸收,成骨细胞同时增多而形成新骨,结果是骨转换加速,但骨吸收多于骨形成。大量破骨细胞如聚集在骨膜下,可侵蚀骨基质,使骨皮质外缘吸收(骨膜下骨吸收),而致 X 线表现为皮质变薄、致密影消失,边缘呈毛刷状、花边状,或局部骨吸收而使指骨变细。这些改变多见于指骨、掌骨。成人骨质软化症 X 线表现主要是由于骨内钙盐减少而引起的骨密度减低,与骨质疏松不同的是骨小梁和骨皮质边缘模糊,承重骨骼常发生各种变形,还可见假骨折线。儿童佝偻病的 X 线表现有:长骨干骺端呈"喇叭口样"膨大,边缘毛糙;骨小梁明显粗疏,膝内翻或外翻,髋内翻,长骨弓形弯曲;下肢关节的改变较腕部明显。类风湿关节炎的 X 线表现:Ⅰ期,关节周围软组织肿胀阴影,关节端骨质疏松;Ⅱ期,关节间隙因软骨的破坏变得狭窄;Ⅲ期,关节面出现龋样破坏性改变;Ⅳ期,关节半脱位和关节破坏后的纤维性和骨性强直。甲状腺功能减退症的 X 线表现:骨关节炎、关节腔内积液。故正确答案是甲状旁腺功能亢进症。

名词解释题

7-149 医学影像学是临床医学发展非常迅速的学科,包括 X 线成像(透视、摄影和血管造影)、CT、磁共振成像(MRI)、超声检查和核医学检查(γ 照相、SPECT、PET、PET/CT)。

7-150 X 线是一种波长为 0.008～0.031 nm,肉眼看不见的电磁波。在电磁辐射谱中,居 γ 射线与紫外线之间,比可见光的波长要短得多。X 线具有穿透性,但人体组织间有密度和厚度的差异,当 X 线透过人体不同组织时,被吸收的程度不同,经过显像处理后即可得到不同的影像。

7-151 荧光效应是指 X 线能激发荧光物质产生肉眼可见的荧光,即所谓的 X 线的荧光效应。荧光效应是进行透视检查的基础。

7-152 感光效应是指涂有溴化银的胶片,经 X 线照射后可以感光而产生潜影,经显影、定影处理后形成黑白影像,即 X 线的感光效应。感光效应是 X 线摄片的基础。

7-153 部分器官不能通过平片直接观察其病变,需采用引入高或低密度物质使之产生对比,利用人工对比方法进行的 X 线检查称为造影检查。

7-154 对于缺乏自然对比的组织或器官,可以用人工的方法向组织或器官内引入一定量的在密度上高于或低于它的物质,使其产生对比,称为人工对比。

7-155 透视是指 X 线透过人体被检查部位并在荧光屏上形成影像,进行直接观察的 X 线检查方法。透视一般在暗室内进行。多用于胸部及胃肠检查,也用于心血管造影等检查。

7-156 软线摄影又称钼靶 X 线摄影。钼的原子序数为 42,产生长波射线(软线)多,穿透力强,适用于软组织 X 线照相,多用于乳腺疾病的诊断。

7-157 生理排泄法是指经口服或静脉注射造影剂,利用该造影剂具有选择性经某脏器生理聚积或排泄,暂时停留于管道或内腔使之显影,例如口服胆囊造影、静脉肾盂造影等。

7-158 某些病变侵蚀胃肠道内壁致局部出现溃烂缺损,造影剂充填于其中,X 线从切线位投照时表现为向腔外突出的阴影称为龛影。

7-159 CT 是根据人体不同组织对 X 线的吸收与透过率的不同,应用灵敏度极高的仪器对人体进行测量,然后将测量所获取的数据输入电子计算机,经电子计算机处理而获得的重建图像。

7-160 CTA 即 CT 血管造影。它是静脉内注入对比剂后行血管造影 CT 扫描的图像重组技术,可立体地显示血管影像,如脑血管、肾动脉、肺动脉、冠状动脉和肢体血管等。

7-161 增强扫描是从静脉注入水溶性有机碘,再进行扫描,可使某些病变显像更为清晰,并可根据不同器官和(或)不同病变增强程度的差异,做出定性诊断。

7-162 DSA 是 20 世纪 80 年代继 CT 之后兴起的一项新的医学影像技术,是在血管造影时,X 线照射人体后产生的影像。经影像增强器强化,由摄像机接收并把它变成模拟信号输入数-模转换器,转变成数字信号存入存储器。同时电子计算机图像处理系统把图像分成许多像素,并通过数-模转换器把数字信号变成模拟信号,再输入监视器,从监视器屏幕上就可见到实时纯血管的图像。DSA 包括静脉数字减影血管造影和动脉数字减影血管造影。

7-163 MRI 是利用收集磁共振现象所产生的信号而重建图像的成像技术,是 20 世纪 80 年代初才应用于临床的影像诊断新技术。MRI 的主要优点是无创伤、无射线、对人体无害。

7-164 MRA 即 MR 血管造影。它是利用血液的流空效应使血管内腔成像的技术。无需注射对比剂,无创、安全是其优点,但显示小血管及小病变尚不满意。另一种是对比增强 MRA,需向血管内注射钆对比剂,获得的是 MR 血管造影,适用范围广,实用性强。

7-165 MRCP 又称 MR 胆胰管成像,它是利用 MRI 的重 T_2 加权技术(亦称之为 MRI 水成像技术)来显示胰胆管系统的一种检查技术。

7-166 在 MRI 中,受激发的氢原子核在 RF 脉冲停止后把能量释放出来,其相位和能级都恢复到激发前的状态,这一恢复过程称为弛豫过程。

7-167 PACS,英文全称是 picture archiving and communication system,中文全称为图像存档和通信系统。它是以计算机为中心,由数字化图像信息的获取、网络传输、存储介质存档和处理等部分组成,并与放射信息系统和医院信息系统连接的图像信息管理系统。

7-168 当声源与接受体之间存在相互运动时,接受体接受声的频率发生变化,这种现象称为多普勒效应。

7-169 核医学是一种利用标记有放射性核素(又称放射性同位素的药物)的各种射线(如 γ 线、β 线等)来诊断和治疗疾病的科学。

7-170 超声检查是利用超声波的物理特性和人体器官组织声学特性相互作用后超声的信息,并将其接收、放大和信息成立后形成图形、曲线或其他数据,借此进行疾病诊断的非创伤性检查方法。

简述问答题

7-171 透视与 X 线摄片的优缺点:①透视,优点是经济、简便、灵活、清晰,能看到心脏、横膈及胃肠等活动情况,同时还可转动病人体位,做多方面观察,以显示病变及其特征,便于分析病变的性质;缺点是不能显示细微病变,且无法留下影像资料做复查对照,长时间照射对人体有一定的损害。②X 线摄片,广泛用于头颅、胸部、腹部、四肢、脊柱、骨盆的检查,优点是应用范围广,受检者收照 X 线量较少,成像清晰,并可作为现行资料保存,便于复查时对照,也可随时进行教学科研;缺点是检查范围受胶片大小限制,仅为瞬时影像,不能观察动态功能变化。

7-172 造影方法分直接引入与生理排泄两种方法:①直接引入法,是经自然通道口引入造影剂至相应的器官进行造影的方法。如胃肠道钡餐或钡剂灌肠检查、支气管造影、尿道或膀胱造影、子宫输卵管造影、瘘道造影等。也可经皮肤穿刺,自针管或连结导管注射造影剂,引入与外界隔离的腔道或器官内,如各种血管造影、心脏造影、气脑造影及脑室造影等。②生理排泄法,经口服或静脉注射造影剂,利用该造影剂具有选择性经某脏器生理聚积或排泄,暂时停留于管道或内腔使之显影,如口服胆囊造影、静脉肾盂造影等。

7-173 肺气肿的 X 线表现:胸廓呈桶状,前后径增加,肋间隙变宽,肋骨呈水平位;肺动度显著减弱,膈位置低下,膈顶变平;肺纹理稀疏,变细、变直;肺野透亮度增加,肺容积增大;心脏呈垂直位,心胸比率与心脏横径均缩小;胸骨后缘与升主动脉前缘间距 >3 cm。

7-174 大叶性肺炎的 X 线表现:①充血期,表现正常或表现为病变区的肺纹理增强;②实变期,表现为形态不同、较均匀的致密实变影;③消散期,表现为病变可完全吸收或不均匀的斑片状影或少量纤维条索影及胸膜肥厚。

7-175 二尖瓣狭窄及主动脉瓣关闭不全的 X 线表现:①二尖瓣狭窄,呈梨形心,心脏轻、中度增大,心腰饱满,即肺动脉段突出;左心房增大,左心缘呈4个弧形,左心缘下段圆钝;右心室增大,右心缘膨隆;肺淤血,肺野内可有含铁血黄素颗粒或骨化结节;二尖瓣可见钙化,呈片状或分散小斑片状密度增高阴影。②主动脉瓣关闭不全,心影不同程度增大,以左心室增大为主,心尖向左下延伸;心腰狭小,心腰凹陷;主动脉增宽伸长,主动脉结突出。

7-176 椎间盘突出症的X线表现:椎间盘突出多为慢性损伤的后果。常见于腰椎和颈椎。X线平片可见:椎间隙均匀或不对称性狭窄;椎体边缘骨赘增生,尤其是后缘出现骨赘;脊椎排列变直或有侧弯现象。

7-177 CT的主要优缺点:①主要优点是直接显示X线平片无法显示的器官和病变,密度分辨率高,能发现人体内非常小的病变,图像逼真,解剖关系明确,故对发现病变、确定病变的相对空间位置、大小、数目方面非常敏感而可靠;操作简便,病人安全、无痛苦、无创伤、无危险,临床应用范围广。②主要缺点是在疾病病理性质的诊断方面有所欠缺。

7-178 CT的临床应用:①对中枢神经系统疾病的诊断,如颅内肿瘤、脓肿、血肿、肉芽肿、寄生虫病、脑损伤、脑卒中、椎管内肿瘤、椎间盘突出症等诊断价值高,效果好。②对头部、颈部、胸部、腹部、盆腔脏器、骨盆病变的诊断。③对甲状腺、脊柱、关节、软组织、五官部位病变的诊断。④对占位性病变的诊断,如恶性肿瘤、囊肿、血肿、脓肿、肉芽肿及增大淋巴结的大小、形态、数目和侵犯范围,还可决定某些器官癌肿的分期,能否进行手术切除等。⑤区别病变的病理特性,如实性、囊性、血管性、炎性、钙性、脂肪等。

7-179 数字减影血管造影(DSA)已被广泛应用于临床,主要是对脑血管疾病、心脏和大血管疾病、颅内肿瘤的诊断和鉴别诊断;胃溃疡和胃癌、肝癌和肝海绵状血管瘤、肾癌的诊断及介入治疗;各种动脉瘤、动脉狭窄、闭塞、动静脉畸形的诊断等。

7-180 X线透视检查前准备:为消除病人进入暗室的恐惧心理,故在透视检查前应向病人说明检查的目的和需要配合的姿势。同时要去除透视部位的厚衣服,除去影响X线穿透的物品,如金属饰物、发夹、膏药、敷料等,以免影像受干扰。

7-181 X线摄片检查前准备:摄片检查前应向病人解释摄片的目的、方法、要求及摄片的注意事项。包括:①充分暴露投照部位;②摄片时需屏气;③腹部摄片应清理肠道(急腹症除外);④床上病人摄片时尽量少搬动;⑤危重病人摄片时需有医护人员陪同监护。

7-182 X线造影检查前准备:为使造影检查顺利进行并获得预期效果,造影前应注意:①查询病人有无造影检查的禁忌证,如心、肾严重疾病,以及药物过敏史。②向病人解释造影的程度以求得合作。③做碘过敏试验。方法:舌下试验(将数滴造影剂滴于舌下,5分钟后观察,如有舌发麻、变厚、肿胀等,为阳性反应)和皮下试验(3%造影剂0.1ml注入皮内,10～15分钟后观察,局部红晕≥1.5cm为阳性)。静脉注射法是用30%造影剂1.0ml经静脉注入,观察15分钟有无不良反应,轻者表现为周身灼热感、恶心、呕吐、荨麻疹等;重者表现休克、惊厥、喉头水肿及呼吸、循环衰竭等;严重反应致死者极其少见,如无上述反应,才能做造影。④做好抢救准备。过敏试验虽有一定的参考意义,但实践中也有做试验时无症状而在造影时却发生反应。因此,每次注射碘剂时应准备好急救药品以防不测。如果在造影过程中有轻度反应,无需特殊处理,必要时可注射脱敏药物,出现严重症状时,应立即终止造影并进行抗过敏、抗休克和其他对症治疗。若有心脏停搏则需立即进行心肺复苏术等。

7-183 CT检查前准备:①了解病人有无药物、食物过敏史,以及心脏病、哮喘病史等;②向病人做好解释检查的目的,训练其配合检查的要求,以提高图像质量;③增强前必须做碘过敏试验,预防发生变态(过敏)反应;④检查前4小时开始禁食;⑤对腹部检查的病人做好清洁肠道和抑制肠蠕动的工作,以减少伪影;⑥进行必要的肝、肾功能检查;⑦在增强过程中密切观察病人,若有反应立即停止检查。

7-184 MRI的禁忌证:有心脏起搏器、人工心脏瓣膜、动脉瘤夹及神经刺激器者,以及有眼球内金属异物或内耳金属假体者。对体内有各种金属植入物的病人、妊娠3个月内孕妇、危重病人需要使用生命支持系统者、癫痫病人、幽闭恐怖症病人须慎重对待。

7-185 肝、胆、胰、脾超声检查前准备:①胆囊超声检查前一天少吃油腻食物,并需空腹8小时以上,以保证胆囊、胆管内充满胆汁,减少胃肠内容物和气体的影响。通常在前一天晚餐后开始禁食,次日上午空腹检查为宜。X线胃肠造影与胆囊造影会导致胆囊、胆管附近胃肠道内残存有钡剂,会影响超声检查。因此一般先安排超声检查,或在X线造影3天后,胆囊造影2天后再做超声检查。②胰腺检查的准备同胆囊。③脾脏:单纯检查脾脏无需特殊准备,但饱餐后脾向后上方移位,影响显像,故以空腹为宜。④肝脏:检查前一般无需特别准备,但最好是空腹进行。

7-186 妇产科超声检查前准备:基本同胆囊超声检查前准备,但检查前2~3小时应停止排尿,必要时饮水500~800 ml,务必使膀胱有发胀的感觉。如果是在妊娠初期,则不必饮水,以免膀胱过度充盈而压迫子宫;如经阴道超声检查,则无需特别饮水。

7-187 核医学检查在心血管系统疾病中的应用:心脏核素显像包括心肌血流灌注、心肌代谢显像和心血池显像。心肌灌注显像反映心肌血流灌注情况,揭示狭窄血管与缺血心肌之间的关系,包括静息和负荷两种类型。心肌代谢显像主要用于冠心病心肌活性的测定,有助于确定是否需要对病人进行血管重建术。心血池显像主要用于心室功能的测定。

7-188 核医学检查前准备:①注射显像剂后,病人需要多饮水,一般在注射后2小时内饮水500~1000 ml。②排尿时应防止尿液污染衣裤及身体,一旦发现污染应及时更换污染的衣服,将污染皮肤局部清洗后再做检查,并在检查前排尽尿液。③摘除身体上的金属物品,如项链、钥匙、硬币等,以防影响检查结果。④若病人近日内曾做过钡剂检查,应将钡剂排净后再约检查。⑤核素心肌灌注显像一般要2天完成,负荷和静息显像分别进行。显像前受检查者应注意,有支气管哮喘者不建议做药物[腺苷、双嘧达莫(潘生丁)]负荷试验。检查前1~2天停用扩张血管药物和β受体阻滞剂,检查当天早餐进素食,负荷试验时或静息状态下静脉注射显像剂(放射性核素),30分钟左右吃脂肪餐(油煎鸡蛋、全脂牛奶、巧克力等),90分钟左右躺在SPECT下显像。

7-189 ECT显像与CT显像的区别为:①成像原理不同。ECT是将放射性药物引入到人体内,经过一定时间放射性药物分布于特定的脏器或病变组织,之后在体外用ECT采集放射性药物在体内的分布与代谢情况,而ECT其本身并无发射射线的能力;CT是将发出的X射线穿透人体组织之后采集人体脏器密度成像。②图像反映的信息不同。ECT显示的是人体血流、代谢功能成像;而CT反映的是人体组织密度学成像。因此,ECT可在疾病的较早期发现病灶,但图像的分辨率不如CT显像。

7-190 心血管系统常规超声检查一般无需特殊准备,经食管超声心动图检查前应禁食,检查后2小时内禁水。肝脏、胆囊、胆道、胰腺和肠道等腹部超声检查一般需空腹进行。

7-191 影像学不同检查技术的选择原则:①依据不同检查技术和方法的性能效价原则,合理选择;②依据不同检查技术的优势和不足来取舍检查技术和方法;③充分应用综合影像学优势做出定性诊断。以肝脏为例,肝脏医学影像学检查次序应为:首用超声检查,因其具有较高的敏感性和一定的特异性,如不能明确定性诊断可加用CT或MRI检查;当鉴别诊断仍有困难时,亦可在影像导引下进行穿刺活检;如需了解占位性病变代谢活性可应用 SPECT 或 PET 检查。

7-192　MRI 对比剂与 CT 检查用碘对比剂在应用目的上相同，即利用对比剂的物理化学性质改变影像中不同组织或病变间的对比度差异，使之更利于疾病的诊断。但在作用机制和功能上则完全不同：MRI 对比剂[如常用的二乙三胺五乙酸钆(Gd-DTPA)]本身不显示 MR 信号，只对邻近质子产生影响和效应，这种特性受对比剂浓度、对比剂积聚处组织弛豫性、对比剂在组织内相对弛豫性及 MR 扫描序列参数多种因素的影响，从而造成 MR 信号强度的改变。CT 对比剂是用水溶性有机碘剂，一般采用静脉注射，经血液运送到血管和血供丰富的组织器官或病变组织，使之碘含量较高，而血供少的病变组织含碘量较低，从而使正常组织与病变组织或病变组织内部含碘的浓度产生差别，形成密度差，使病变影像信息更加丰富。此外，MRI 对比剂(如 Gd-DTPA)很少发生不良反应，而 CT 所用碘对比剂可产生过敏反应。

7-193　心血管造影是将对比剂经导管快速注入心脏大血管腔内，观察其内部解剖结构、运动及血流状态的影像学方法。分为常规造影和选择性造影。前者包括心腔、主动脉和主肺动脉造影；后者包括冠状动脉、外周动脉造影等。

综合应用题

7-194　(1) 为明确诊断还需要做 B 超、CT 和 MRI 检查。

(2) 原发性肝癌的 CT 表现：平扫常见肝硬化，边缘轮廓局限性突起，肝实质内出现单发或多发、圆形或类圆形的边界清楚或模糊肿块，肿块多数为低密度，周围可见低密度的透亮带为肿瘤假包膜。巨块型肝癌中央可发生坏死而出现更低密度区。对比增强螺旋 CT 多期扫描：动脉期，主要为门静脉供血的正常肝实质还未出现对比增强，而以肝动脉供血的肿瘤很快出现明显的斑片状、结节状强化，CT 值迅速达到峰值；门静脉期，正常肝实质对比增强密度开始升高，肿瘤对比增强密度迅速下降；平衡期，肿块对比增强密度继续下降，在明显强化的肝实质内又表现为低密度状态。全部对比增强过程呈"快显快出"现象，如发生血管侵犯或癌栓形成，则可见门静脉、肝静脉或下腔静脉扩张，增强后出现充盈缺损；胆道系统侵犯，引起胆道扩张；肝门部或腹主动脉旁、腔静脉旁淋巴结增大提示淋巴结转移。

7-195　(1) 该病人可能的疾病是多发性子宫肌瘤。

(2) 为明确诊断还可做 MRI 检查。

7-196　(1) 核素心肌灌注显像检查可提供心肌横断面、冠状面及矢状面的断层像。可明确诊断心肌梗死或缺血部位、大小和范围。

(2) 核素心肌灌注显像检查的程序：核素心肌灌注显像一般要 2 天完成，负荷和静息显像分别进行。负荷试验时或静息状态下静脉注射显像剂(放射性核素)，20～30 分钟后吃脂肪餐(油煎鸡蛋、全脂牛奶、巧克力等)，90 分钟左右心肌灌注显像。

(3) 一般情况下冠状动脉即使狭窄达到 70%～80%，静息状况下可能不表现出心肌缺血，只有当心肌耗氧量增加，即负荷(运动、劳累、情绪激动等)情况下心肌缺血才表现出来。所以为了准确诊断冠心病心肌缺血，在核素心肌灌注显像时要做负荷试验。

(4) 核素心肌灌注显像和多排 CT 及冠状动脉造影均可用于诊断冠心病。核素心肌灌注显像主要显示心肌有无缺血、心肌细胞功能是否正常；而多排 CT 和冠状动脉造影主要显示冠状动脉有无斑块、钙化及狭窄。

(唐双龄)

第八章

护理诊断的步骤与思维方法

✱ 选择题(8-1~8-57)

✎ A1型单项选择题(8-1~8-28)

8-1 北美护理诊断协会(NANDA)对护理诊断的定义表明了护理的内涵和实质,以下相关描述中不正确的是
   A. 诊断和处理人类对现存健康问题的反应
   B. 诊断和处理人类对潜在健康问题的反应
   C. 诊断和处理人类的健康问题
   D. 服务对象包括病人,也包括健康的人
   E. 护理范围从个体扩展到家庭和社区

8-2 确定护理诊断的基础是
   A. 收集资料   B. 分析资料
   C. 整理资料   D. 形成假设
   E. 验证护理诊断

8-3 下列中属于客观资料的是
   A. 头痛   B. 关节酸痛
   C. 腹泻   D. 肝、脾增大
   E. 恶心

8-4 下列属于主观资料的是
   A. 胆囊增大   B. 肝功能异常
   C. 肝掌   D. 呕吐
   E. 蜘蛛痣

8-5 下列护理诊断应列在首位的是
   A. 生活自理能力缺陷
   B. 焦虑
   C. 气体交换受损
   D. 有皮肤完整性受损的危险
   E. 知识缺乏

8-6 功能性健康型态分类法是由下列哪位专家提出
   A. 马乔里·戈登(Majory Gordon)
   B. 埃里欧特(T. S. Elliot)
   C. 格拉斯哥(Glasgow)
   D. 马斯洛(Maslow)
   E. 亚拉(Yara)

8-7* 用下列哪种方式收集的资料为主观资料
   A. 家属提供的信息
   B. 实验室检查内容及结果
   C. X线检查结果
   D. 心电图检查结果
   E. 身体评估的结果

8-8 下列过程中,不属于护理诊断步骤的是
   A. 收集资料
   B. 整理资料
   C. 分析资料
   D. 修订护理诊断
   E. 制订护理计划

8-9 造成主观资料不真实的主要原因是
   A. 病人夸大和隐瞒病情
   B. 病人理解能力稍差
   C. 病人语言表达能力不强
   D. 代述者语言表达能力稍欠缺
   E. 护士收集资料能力较差

8-10 心尖部舒张期杂音是属于
   A. 自我感觉不适资料
   B. 实验室检查异常资料
   C. 心电图检查异常资料

D. 体格检查阳性资料
E. 影像诊断异常资料

8-11 下列型态中,不属于马乔里·戈登的功能健康型态的是
A. 日常生活型态
B. 认知与感知型态
C. 营养与代谢型态
D. 价值与信念型态
E. 自我概念型态

8-12 人类反应型态中,不包括的类别是
A. 交换　　　　B. 沟通
C. 思维　　　　D. 感觉
E. 移动

8-13 诊断性思维的基本原则中,不包括的是
A. 及时性　　　B. 准确性
C. 整体性　　　D. 动态性
E. 实用性

8-14* 下列护理诊断中,最可能属于优先诊断的是
A. 舒适度减弱
B. 有皮肤完整性受损的危险
C. 有受伤的危险
D. 低效性呼吸型态
E. 睡眠型态紊乱

8-15 思维操作的基础是
A. 比较　　　　B. 类比
C. 分析　　　　D. 归纳
E. 演绎

8-16* 属于演绎思维特点的是
A. 从特殊到一般
B. 具有概括性
C. 具有必然性
D. 具有灵活性
E. 具有扩展性

8-17* 接诊一位78岁的老年人时,考虑他很可能患有一种或多种慢性病。这里所运用的主要思维方法是
A. 比较　　　　B. 类比
C. 演绎　　　　D. 归纳

E. 综合

8-18 有关护理诊断,下列描述中错误的是
A. 属于护理的职责范围
B. 是护理程序的核心
C. 是制订护理计划的基础
D. 反映出护理的预见性
E. 是对疾病的本质做出临床诊断

8-19 下列哪项的内涵和实质是诊断和处理人类对现存和潜在健康问题的反应
A. 护理评估　　B. 护理诊断
C. 预期目标　　D. 护理评价
E. 健康教育

8-20 以下哪项是一种清晰、精确的描述护理诊断,并借此与其他护理诊断做鉴别
A. 诊断名称　　B. 定义
C. 诊断依据　　D. 相关因素
E. 诊断类型

8-21 主要症状和体征是护理诊断的
A. 诊断名称　　B. 定义
C. 诊断依据　　D. 相关因素
E. 客观描述

8-22 做出某一护理诊断时必须具备的依据是
A. 主要依据　　B. 次要依据
C. 客观依据　　D. 理论依据
E. 相关依据

8-23 因大咯血使病人面色苍白、呼吸急促、紧张不安而可能导致"有窒息的危险"应属于
A. 现存的护理诊断
B. 有危险的护理诊断
C. 健康的护理诊断
D. 医护合作性问题
E. 综合征

8-24 因长期卧床皮肤受压导致的压疮,列为"皮肤完整性受损"应属于
A. 现存的护理诊断
B. 有危险的护理诊断
C. 健康的护理诊断

D. 医护合作性问题
E. 综合征

8-25 下列护理诊断排序中,最常见的首优问题是
A. 急性疼痛
B. 生命体征异常
C. 有感染的危险
D. 实验室检查异常
E. 急性排尿障碍

8-26 病人主要表现为大咯血,应列在首位的护理诊断是
A. 体液不足
B. 恐惧
C. 活动无耐力
D. 自主呼吸障碍
E. 有窒息的危险

8-27 医疗诊断与护理诊断的区别在于前者
A. 采用护理措施能解决
B. 可用于个人或团体和家庭
C. 只适用于个体的疾病
D. 描述人的生理、心理、社会反应
E. 一个病人可有数个诊断

8-28 形成护理诊断假设的必备条件是
A. 属于护理工作范畴
B. 基本反映疾病的病理状态
C. 凡有可能性的都要列出
D. 能通过医护干预得以解决
E. 只能确立一个诊断假设

A2 型单项选择题(8-29~8-44)

8-29 病人,女性,30 岁。血常规:血红蛋白 82g/L,护士认为该病人存在贫血。这里所运用的主要思维方法是
A. 比较   B. 类比
C. 演绎   D. 归纳
E. 综合

8-30 病人,女性,35 岁。夜间突感胸闷气短,伴有咳嗽,口唇发绀,不能平卧,惊恐不安,急诊入院。该病人最突出的护理诊断是
A. 气体交换受损
B. 恐惧
C. 自理能力缺陷
D. 焦虑
E. 语言沟通障碍

8-31 病人,男性,60 岁。冠心病心绞痛病史 8 年余,近来胸痛发作频繁,休息或含服硝酸甘油无效。最近感冒后出现咳嗽、咳白色黏痰,有低热和气促。今天上午与邻居争吵后,胸痛 30 分钟不能缓解,面色苍白伴大汗送院急诊。属于首位的护理诊断是
A. 清理呼吸道无效
B. 活动无耐力
C. 疼痛:胸痛
D. 气体交换受损
E. 体温升高

8-32* 病人,女性,28 岁。经常饭后 2 小时上腹部疼痛,有时半夜痛醒,有反酸,伴恶心、呕吐。胃肠钡餐检查提示"十二指肠球部溃疡"。以下哪项不属于该病人的护理诊断
A. 疼痛:上腹痛
B. 溃疡病
C. 有体液不足的危险
D. 焦虑
E. 知识缺乏

8-33 病人,女性,27 岁。昨晚出现尿频、尿急,今天上午尿痛,并出现高热、腰痛症状后来就诊。该病人体温过高的相关因素是
A. 与尿路有细菌感染有关
B. 与炎症刺激尿道口有关
C. 与排尿多引起细菌感染有关
D. 与紧张致产热增多有关
E. 与内分泌代谢紊乱有关

8-34 病人,男性,76 岁。有高血压病病史 28 年,近 1 个月血压控制不好,午饭后常

感剧烈头痛,并喷射性呕吐多次,继而深昏迷后急诊送入院,诊断为脑出血。经抢救已有意识,但病人情绪始终不稳定。请列出最常见的有危险的护理诊断
  A. 有再出血的危险
  B. 有受伤的危险
  C. 有感染的危险
  D. 有皮肤完整性受损的危险
  E. 有窒息的危险

8-35 病人,女性,31岁。3年前开始出现怕热、多汗、心悸、心动过速、双手细震颤。体格检查:甲状腺肿大,两手颤抖,眼球突出。下列哪项为该病人目前存在的护理诊断
  A. 体液过多
  B. 活动无耐力
  C. 气体交换受损
  D. 体温过高
  E. 自我形象紊乱

8-36 病人,女性,36岁。因出血、发热、贫血、全血细胞减少,诊断为急性再生障碍性贫血,收住院。有一天晚上突然出现头痛、呕吐、瞳孔大小不等,一侧肢体瘫痪,请列出医护合作性问题
  A. 活动无耐力
  B. 组织灌注量改变
  C. 体温升高
  D. 潜在并发症:颅内出血
  E. 躯体移动障碍

8-37 病人,男性,70岁。丧偶后住院,暂时无人探视,且不愿意与人交流。在没有获得更多资料之前,护理人员可提出"有社交孤立的可能",属于
  A. 现存的护理诊断
  B. 有危险的护理诊断
  C. 健康的护理诊断
  D. 可能的护理诊断
  E. 合作性问题

8-38 病人,女性,25岁。患缺铁性贫血。护理诊断"营养失调:低于机体需要量与病人长期慢性失血有关",其中"营养失调"属于护理诊断的
  A. 问题   B. 名称
  C. 定义   D. 诊断依据
  E. 相关因素

8-39 病人,男性,68岁。因胸闷、气短、心慌入院,通过评估分析,得出护理诊断为"活动无耐力,与心输出量减少有关"。该病人护理诊断的相关因素为
  A. 治疗因素
  B. 疾病因素
  C. 情境因素
  D. 成熟发展因素
  E. 心理因素

8-40 病人,男性,35岁。因发热、咳嗽、咳铁锈色痰、右侧胸痛3天入院。体格检查:体温39.8℃,脉搏112次/分,血压60/38 mmHg,呼吸34次/分,嗜睡,右肺呼吸音弱,可闻及支气管呼吸音。下列该病人的护理诊断中,哪项不妥
  A. 大叶性肺炎伴感染性休克
  B. 体温过高
  C. 疼痛
  D. 气体交换受损
  E. 组织灌流量改变

8-41 病人,女性,21岁。因腹痛、腹泻、呕吐而诊断为急性肠炎入院。体格检查:体温37.4℃。粪便检查:水样便。以下对该病人相关护理诊断的描述中正确的是
  A. 腹泻,与弧菌感染有关
  B. 发热,与体温过高有关
  C. 食欲下降,与呕吐有关
  D. 腹泻,与病人饮食不当有关
  E. 急性肠炎:高热、呕吐、腹泻

8-42 病人,女性,34岁。近日偶尔呕出咖啡渣样胃内容物,粪便呈黑褐色,病人十

分担心,害怕自己患有癌症。当前病人最主要的护理诊断是
 A. 活动无耐力
 B. 营养失调:低于机体需要量
 C. 知识缺乏
 D. 体液不足
 E. 恐惧

8-43 病人,男性,56岁。胆囊炎、胆石症病史5年。午饭后出现右上腹持续性疼痛,阵发性加剧,伴恶心、呕吐。该病人现存的最主要护理问题是
 A. 焦虑   B. 体温升高
 C. 体液不足   D. 疼痛:腹痛
 E. 营养失调:低于机体需要量

8-44 病人,女性,42岁。颈部肿大6年。近年来常感胸闷、心慌、多汗,食量增大但吞咽障碍。与该病人病情不符的护理诊断是
 A. 吞咽障碍
 B. 营养失调:低于机体需要量
 C. 焦虑
 D. 有体液不足的危险
 E. 疼痛

✎ A3型单项选择题(8-45～8-52)
(8-45～8-46共用题干)
病人,男性,60岁。有糖尿病病史18年,长期注射胰岛素治疗,饮食控制不理想。今晨起床时出现左侧肢体瘫痪,当时意识清楚,被家人送到医院诊治。

8-45 该病人最突出的护理诊断为
 A. 急性意识障碍
 B. 活动无耐力
 C. 语言功能障碍
 D. 有感染的危险
 E. 躯体移动障碍

8-46 列出的护理诊断属于下列哪项
 A. 现存的护理诊断
 B. 健康的护理诊断

 C. 有危险的护理诊断
 D. 潜在并发症
 E. 可能的护理诊断

(8-47～8-48共用题干)
病人,男性,28岁。住院期间午餐时自行到外面餐馆喝了200g白酒,回病房后突然出现上腹部剧烈疼痛,向腰背部呈带状放射,继而呕出胆汁。体格检查:体温38.7℃,急性痛苦病容,全腹压痛,腹肌紧张。

8-47 以下哪项不属于现存的护理诊断
 A. 体温升高
 B. 焦虑
 C. 知识缺乏
 D. 有休克的可能
 E. 疼痛:腹痛

8-48 该病人首优的护理诊断是
 A. 紧张   B. 疼痛:腹痛
 C. 舒适改变   D. 体温升高
 E. 体液不足

(8-49～8-50共用题干)
病人,女性,45岁。患胃溃疡多年,每年发作性上腹痛,近年来并发幽门梗阻,反复呕吐宿食,消瘦,皮肤干燥、弹性下降。入院后行胃大部切除术。

8-49 该病人入院时最主要的护理诊断是
 A. 心输出量减少
 B. 体液不足
 C. 组织灌注量改变
 D. 活动无耐力
 E. 皮肤完整性受损

8-50 该护理诊断的相关因素是
 A. 与溃疡并发幽门梗阻致反复呕吐宿食有关
 B. 与溃疡并发幽门梗阻行胃大部切除术有关
 C. 与溃疡引起每年发作性上腹痛有关
 D. 与胃溃疡出现皮肤干燥、弹性下降有关
 E. 与胃酸和胃蛋白酶消化胃黏膜有关

(8-51～8-52 共用题干)

病人,女性,30 岁。因肺结核咯血收入院。白天咯血 1 次,量约 350 ml,夜班护士查房时发现该病人又咯血约 300 ml 后突然中断,呼吸极度困难,喉部痰鸣音,表现恐惧,两手乱抓,眼球上翻,发绀。

8-51 以下属于医护合作性解决的问题是
 A. 恐惧
 B. 清理呼吸道无效
 C. 窒息
 D. 组织灌注量改变
 E. 气体交换受损

8-52 引起该问题的相关因素是
 A. 大量咯血　　B. 患肺结核
 C. 呼吸困难　　D. 面色发绀
 E. 表情恐怖

A4 型单项选择题(8-53～8-57)

(8-53～8-57 共用题干)

病人,男性,75 岁。患 2 型糖尿病,口服降糖药并使用胰岛素治疗。最近 2 天因无人陪护中断了胰岛素治疗。今天上午出现食欲减退、恶心、呕吐、头痛、口干、尿量减少、嗜睡,急诊入院。体格检查:眼球下陷、血压 90/60 mmHg,呼吸深快,呼气中出现烂苹果味,皮肤干燥、无弹性。

8-53 该病人属于医护合作性解决的问题是
 A. 糖尿病肾病　　B. 缺血性卒中
 C. 高渗性昏迷　　D. 冠心病
 E. 酮症酸中毒

8-54 该病人最突出的护理诊断为
 A. 急性意识障碍
 B. 皮肤完整性受损
 C. 生活不能自理
 D. 体液不足
 E. 疼痛:头痛

8-55 上述该项护理诊断的主要依据是
 A. 低血压　　B. 脱水征象
 C. 呼吸深快　　D. 意识障碍
 E. 代谢性酸中毒

8-56 该病人应采用哪项护理记录单
 A. 一般病人护理记录单
 B. 手术病人护理记录单
 C. 一般病人计划护理单
 D. 专项护理记录单
 E. 危重病人护理记录单

8-57 病人清醒后的健康教育重点是
 A. 饮食控制
 B. 准确使用胰岛素
 C. 适量运动
 D. 避免紧张和劳累
 E. 改口服药

名词解释题(8-58～8-65)

8-58 护理诊断
8-59 首优诊断
8-60 次优诊断
8-61 其他诊断
8-62 评判性思维
8-63 有危险的护理诊断
8-64 现存的护理诊断
8-65 合作性问题

简述问答题(8-66～8-74)

8-66 比较护理诊断与医疗诊断的不同。
8-67 现存的护理诊断由哪几部分构成?
8-68 诊断性思维过程中应遵循哪些基本原则?
8-69 做出护理诊断包括哪些步骤?
8-70 简述分析与综合思维在护理诊断过程中的应用。
8-71 简述归纳与演绎思维在护理诊断过程中的应用。
8-72 评判性思维的原则是什么?
8-73 简述评判性思维在护理诊断过程中的应用。
8-74 在确定护理诊断优先顺序时需要注意

第八章 护理诊断的步骤与思维方法

什么?

综合应用题(8-75~8-77)

8-75 病人,男性,78岁。高血压病病史30余年,长期服用降压药物,血压控制较好。近日因情绪波动较大常与人发生口角,今日早晨与儿子争吵后突感头晕、头痛,继而跌倒在地,呼之不应,由儿子送往医院急诊治疗。

请解答:

(1) 列出该病人目前存在的护理诊断与潜在并发症。

(2) 该危重病人的护理记录包括哪些内容?

8-76 病人,男性,44岁。因煤气中毒8小时后尿量减少和深昏迷被送入院。体格检查:脉搏130次/分,呼吸28次/分,血压80/40 mmHg,面色潮红,口唇呈樱桃红色,皮肤多汗。

请解答:

(1) 列出该病人最突出的护理诊断。

(2) 该病人进一步评估的重点内容有哪些?

8-77 病人,女性,65岁。突然出现胸骨体中上段后疼痛50分钟,伴面色苍白、大汗淋漓,急诊就医。诊断为急性心肌梗死。

请解答:

(1) 列出该病人现存的护理诊断和医护合作问题。

(2) 如何进一步进行症状、体征和辅助检查的评估?

答案与解析

选择题

A1型单项选择题

8-1 C	8-2 A	8-3 D	8-4 D
8-5 C	8-6 A	8-7 A	8-8 E
8-9 A	8-10 D	8-11 A	8-12 C
8-13 E	8-14 A	8-15 D	8-16 C
8-17 C	8-18 E	8-19 B	8-20 B
8-21 C	8-22 A	8-23 B	8-24 A
8-25 B	8-26 E	8-27 C	8-28 A

A2型单项选择题

8-29 A	8-30 A	8-31 C	8-32 B
8-33 A	8-34 A	8-35 E	8-36 D
8-37 D	8-38 B	8-39 B	8-40 A
8-41 D	8-42 E	8-43 D	8-44 E

A3型单项选择题

8-45 E	8-46 A	8-47 D	8-48 B
8-49 B	8-50 A	8-51 C	8-52 A

A4型单项选择题

8-53 E	8-54 D	8-55 B	8-56 E
8-57 B			

部分选择题解析

8-7 解析: 主观资料来自病人及其他知情者提供的信息,客观资料包括通过体格检查、实验室检查及其他辅助检查所获得的资料。

8-14 解析: 首优诊断是指与呼吸、循环问题或生命体征异常有关、需要立即采取措施,否则将直接威胁病人生命的护理诊断。该题目中D选项的诊断是与呼吸相关,需立即为病人清除气道异物,解除威胁。

8-16 解析: 演绎思维的特点是从普遍到特殊、不越雷池、必然性。B和E选项是归纳的特点,D是类比的特点,它们都不具有必然性。

8-17 解析: 演绎的作用是解释或预见事实,如已知老年人生理和病理特点,解释和预见老年人存在一体多病,可能患有一种或多种慢性病。

8-32 解析: 溃疡病属于医疗诊断。

名词解释题

8-58 护理诊断是关于个人、家庭或社区对现存或潜在的健康问题或生命过程所产生的反应的一种临床判断。护理诊断提供了护理干预的基础,以达到护士职责范围的预期结果。

8-59 首优诊断是指与呼吸、循环问题或生命体征异常有关、需要立即采取措施,否则将直接威胁病人生命的护理诊断。

8-60 次优诊断是指虽未直接危及病人生命,但需要及早采取措施,以避免病情进一步恶化的护理诊断,如意识障碍、急性疼痛、急性排尿障碍、有感染和受伤的危险等。

8-61 其他诊断是指对护理措施的及时性要求并不严格,在安排护理工作时可以稍后考虑的护理诊断,如知识缺乏、家庭应对障碍等。

8-62 评判性思维是指一种基于充分的理性和客观事实而进行理论评估与客观评价的能力与意愿,它不为感性和无事实根据的传闻所左右,是以存疑的态度对相信什么或做什么做出合理决定的思维。

8-63 有危险的护理诊断是指一些易感的个体、家庭或社区对健康状况或生命过程可能出现的反应的描述。对有危险的护理诊断要求护士具有预见性。当病人有导致易感性增加的危险因素存在时,要能够预测到可能会出现哪些问题。

8-64 现存的护理诊断是护士对个体、家庭或社区已出现的健康问题或生命过程的反应所做的描述。现存的护理诊断由名称、定义、诊断依据及相关因素4部分组成。

8-65 合作性问题是指要与其他医务人员,尤其是医生合作方可解决的问题。合作性问题需要护士观察和监测,以及时发现某些疾病过程中的并发症,护士予以执行医嘱性措施和采取护理措施,减少其发生的可能性。

简述问答题

8-66 护理诊断是护士使用的名词,用于说明个体或人群对健康问题现存的或潜在的反应,以指导护理;护理诊断侧重于对病人现存或潜在的健康问题或疾病的反应做出判断。医疗诊断是医生使用的名词,用于说明一种疾病或病理状态,以指导治疗;医疗诊断侧重于对疾病的本质做出判断,即对疾病做出病因、病理解剖和病理生理的诊断。

8-67 现存的护理诊断由名称、定义、诊断依据及相关因素4部分组成。

8-68 进行诊断性思维的过程中,应注意遵循及时性原则、准确性原则、个性化原则、整体性原则和动态性原则。

8-69 护理诊断的步骤包括:收集资料、整理资料、分析资料、确立与修订护理诊断以及护理诊断排序。

8-70 分析与综合思维在护理诊断过程中的应用:一个人的健康不仅指躯体没有疾病,还包括心理及社会的完好状态。因此,护士所关注的是病人生理、心理和社会生活整体的健康状态。在资料的收集、整理和分析过程中需要将其分解为不同的组成部分,然后再将各个组成部分加以综合,形成对病人健康状况的整体看法。将整体拆分为各个部分,有助于对不同组成部分的认识和了解,但容易形成孤立片面的印象。因此,分析之后还需要将各个组成部分根据彼此之间的内在联系逐层进行综合,最终形成对整体的认识。例如,通过肺部的视诊、触诊、叩诊、听诊各个项目的检查,才能了解肺部的基本状态。如果只是观察胸廓外形则所获得的信息有限,对肺脏的状态很难做出比较准确的判断。又如,经过对所收集资料进行分类和解释,可以形成一个或多个初步的护理诊断,之后需要对初步形成的护理诊断一一进行验证,并检查初步护理诊断是否涵盖了病人的全部问题等。总之,护士在对病人健康资料的整理、分析以及确立、修订护理诊断的整体过程都贯穿了分析-综合-再分析-再综合的思维过程和方法。

8-71 归纳与演绎思维在护理诊断过程中的应用:护士根据病人所具有的症状、体征及辅助检查结果提出护理诊断假设,属于从若干个别性事实得出一般性结论的过程,即归纳的思维过程;然后再根据相应护理诊断的诊断依据进一步评估和推理病人是否具有相应的特征表现,则属于由一般到特殊的演绎思维过程。例如,护士根据"有皮肤完整性受损的危险"护理诊断的相关因素知识,以及护理实践经验推理认为一位急性腹泻的病人,因为腹泻次数较多,尽管目前肛周皮肤完好,无明显损伤,但是存在"有皮肤完整性受损的危险"的潜在问题,需要积极采取预防护理措施。但在进行演绎推理的过程中,还要注意不同个体的差异性,护理诊断所描述的是病人对健康问题的反应,而不同的经历、个性特点以及社会及环境因素的不同,对同样的健康问题,不同个体的反应不同。

8-72 评判性思维的原则:①敢于怀疑,保持开放的头脑;②保持对证据的渴求,并能谨慎地从证据中得出结论;③注意对研究证据的选择性解释,不要过分简化,也不要过分泛化;④主动将评判性思维运用于生活的各个领域,可显示其对提高生活质量的应用价值。

8-73 评判性思维在护理诊断过程中的应用:护士在为病人提供护理服务时,其护理行为要有据可循。护士首先需要根据病人的就诊状态确定健康问题或提出问题假设,然后收集并核实所有可获得的证据,对照问题假设的诊断依据,论证假设诊断存在的合理性,从而确定护理诊断。

8-74 确定护理诊断的优先顺序时应注意:①随着疾病的进展、病情及病人反应的变化调整护理诊断的次序;②危险性护理诊断与合作性问题,虽然目前尚未发生,但并不意味着不重要;③在遵循护理基本原则的前提下,对病人主观感觉最为迫切的问题可以考虑优先解决。

综合应用题

8-75 (1)目前存在的护理诊断:①急性意识障碍,与脑出血发生昏迷有关;②疼痛,头痛,与血压升高有关;③焦虑,与家人发生争吵后突然脑出血有关;④潜在并发症:脑疝等。

(2)该危重病人的护理记录内容:病人姓名、性别、科别、住院病历号、床位号、页码、记录日期和时间、生命体征、出入液量、病情观察、护理措施和效果、护士签名等。要求比一般护理记录详细。

8-76 (1)该病人最突出的护理诊断:急性意识障碍,与急性一氧化碳中毒有关。

(2)该病人进一步评估的重点内容:①向家属进一步询问家庭的取暖设备、通风情况、发病时间等;②进一步评估体温、瞳孔,准确判断中毒程度;③判断有无出现并发症;④按医嘱进行脑电图、CT检查等。

8-77 (1)现存的护理诊断:①疼痛,胸痛,与心肌缺血、损伤和坏死有关;②活动无耐力,与心肌氧的供需失调有关。医护合作问题:潜在并发症,心律失常、心力衰竭、心源性休克。

(2)症状、体征和辅助检查的评估:①症状评估,包括全身症状(发热、心动过速等)、胃肠道症状(恶心、呕吐、上腹胀痛等)、心律失常(以室性心律失常最多见)、心源性休克、心力衰竭(急性左心衰竭为主)。②体征评估,包括心尖部第一心音减弱,早期血压增高后血压均下降,有心律失常、休克或心力衰竭时可有相应的体征出现。③辅助检查评估,包括血白细胞计数增高、红细胞沉降率增快、C反应蛋白(CRP)增高、血清心肌坏死标志物(肌钙蛋白I或T、肌红蛋白、肌酸激酶同工酶、肌酸激酶、天门冬氨酸氨基转移酶)增高、心电图检查(缺血、损伤、坏死改变及心肌梗死定位诊断)、放射性核素检查和超声心动图检查。

(迟嘉珮)

第九章

护理病历

✱ 选择题(9-1~9-43)

✎ A1 型单项选择题(9-1~9-19)

9-1 下列不符合护理病历书写要求的是
    A. 内容真实　　　B. 描述详细
    C. 记录及时　　　D. 项目完整
    E. 字迹清晰

9-2 护理病历记录中日期和时间的记录方式是
    A. 日—月—年,24 小时制
    B. 月—日—年,12 小时制
    C. 年—月—日,24 小时制
    D. 日—月—年,12 小时制
    E. 日—月—年,8 小时制

9-3 护理病历书写过程中出现错字或别字时,下列哪项处理是正确的
    A. 应当用双横线划在错字或别字上,注明修改时间和签全名
    B. 修正液涂改
    C. 刀片刮除
    D. 单横线划错,并签名
    E. 直接涂掉

9-4 我国目前护理病历的书写主要限于哪类病人
    A. 住院病人　　　B. 门诊病人
    C. 手术病人　　　D. 危重病人
    E. 日间手术病人

9-5 比较适合教学时使用的护理病历书写格式是
    A. 开放式　　　　B. 表格式
    C. 混合式　　　　D. 闭合式
    E. 自由式

9-6 下列哪项护理病历书写格式只需在适合的备选项目上做标记
    A. 开放式　　　　B. 表格式
    C. 混合式　　　　D. 闭合式
    E. 自由式

9-7 既可保证资料记录的一致性,又可提供有价值信息的护理病历书写格式的是
    A. 开放式　　　　B. 表格式
    C. 混合式　　　　D. 闭合式
    E. 自由式

9-8 关于电子病历,以下说法中不正确的是
    A. 使用医疗机构信息系统生成的数字化信息
    B. 能存储、管理、传输和重现医疗记录
    C. 即纸质病历的电子化
    D. 电子病历包含纸质病历的所有信息
    E. 电子病历具有与纸质病历同等的效力

9-9 以下哪项不是电子病历的优势
    A. 准确性、完整性高
    B. 传送速度快
    C. 易存贮、存储容量大
    D. 便于保护病人隐私
    E. 共享性好

9-10 以下哪项不是电子病历的缺点
    A. 需要计算机软、硬件投资
    B. 书写差错的可能性增加
    C. 计算机一旦发生故障,将造成系统

停顿,无法进行正常工作
D. 医护人员通过计算机网络可以远程存取病人的病历
E. 需要人员培训

9-11 对新入院病人首次进行的全面且系统的健康内容的记录是
A. 入院护理评估单
B. 护理计划单
C. 护理记录
D. 健康教育计划
E. 护理诊断

9-12 入院护理评估单由责任护士或值班护士在病人入院后多少小时内完成
A. 4小时   B. 6小时
C. 12小时   D. 24小时
E. 8小时

9-13* 关于护理计划单和护理诊断项目表,下列描述中不正确的是
A. 护理计划单是护士为病人所制订的全部护理计划的书面记录
B. 通过护理计划单可了解病人在整个住院期间存在的护理诊断
C. 通过护理计划单可了解病人,需在出院后进一步采取的措施
D. 为了节约护士的书写时间,原有护理计划单演变成护理诊断项目表
E. 2010年后卫生部出台政策规定护士必须书写护理计划单

9-14 一般病人护理记录书写的注意事项,下列描述中不正确的是
A. 适用于所有住院病人
B. 眉栏填写完整
C. 注明护理记录的书写时间,具体到分钟
D. 记录后,责任护士应在记录的右下角签全名
E. 无需本班次完成

9-15 危重病人护理记录不适用于下列哪类病人

A. 生命体征不稳定的病人
B. 随时可能发生生命危险的病人
C. 医嘱告"病危"的病人
D. 医嘱告"病重"的病人
E. 所有入院病人

9-16* 下列哪项不属于病人的出量记录
A. 尿量   B. 痰量
C. 引流量   D. 服药用水量
E. 粪便量

9-17 因抢救急危病人,未能及时书写护理病历时应在抢救结束后
A. 2小时内据实补记
B. 4小时内据实补记
C. 6小时内据实补记
D. 8小时内据实补记
E. 1小时内据实补记

9-18 下列哪项不属于特殊护理记录单
A. 新生儿护理记录单
B. 引流管观察记录单
C. 疼痛观察记录单
D. 压疮观察记录单
E. 病危护理记录单

9-19* 一般来讲,每位住院病人的健康教育次数不少于
A. 1次   B. 2次
C. 3次   D. 4次
E. 5次

✎ A2型单项选择题(9-20～9-30)

9-20 护士小王初到临床参加护理工作,以下是她对护理病历书写目的的理解,不正确的是
A. 护理病历书写可以培养临床思维能力和提高业务水平
B. 护理病历可以复制上一班的记录
C. 护理病历书写体现的是护士业务水平、工作能力和责任心
D. 护理病历是护理科研的重要资料
E. 护理病历书写应准确无误

9-21 护士小张所在的医院采用的是电子病历系统,在工作过程中以下行为中正确的是

A. 为了使用方便,小张的账号和密码可以跟其他护士共享

B. 为了节约时间,可以不加思考地复制和粘贴别人的书写记录

C. 当有外人要求化验报告时,可以快速地通过电子邮件的方式发送病人报告

D. 熟练掌握操作技能,利用系统优势查询相关信息,提高工作效率

E. 电子病历具有修改、删除的功能,所以可以任意书写和改动且不会留下痕迹

9-22 护士小李在为新入院病人采集健康史时,采用了生理—心理—社会医学模式,其中包括了日常生活能力评定量表,得分和等级对应不正确的是

A. 0级=生活自理(100分),日常生活活动能力良好,不需要他人帮助

B. 1级=轻度功能障碍(99~61分),能独立完成部分日常活动,但需要一定帮助

C. 2级=中度功能障碍(60~41分),需要极大帮助才能完成日常生活活动

D. 3级=重度功能障碍(≤40分),大部分日常生活活动不能完成或完全需人照料

E. 4级=重度功能障碍(≤30分),大部分日常生活活动不能完成或完全需人照料

9-23 病人,女性,50岁。因头晕1周来院就诊。护士小刘在为其采集健康史时,采用11项功能性健康型态模式进行评估,该模式的创立者是

A. 戈登(Gordon)

B. 纽曼(Newman)

C. 罗伊(Royal)

D. 弗里德曼(Friedman)

E. 安德森(Anderson)

9-24 病人,女性,50岁。全麻下行胆囊切除术,护理记录中应重点记录以下方面,除外

A. 麻醉方式

B. 手术名称

C. 留置导管情况

D. 医疗诊断

E. 引流液的量及性状

9-25 病人,男性,70岁。有高血压病病史20年。清晨起床家人发现其口角歪斜、左侧肢体瘫痪。CT检查结果为低密度影,诊断为脑血栓形成。护士针对该病人制订了护理计划,请问下列哪项不是护理计划单的内容

A. 护理诊断　　B. 护理目标

C. 护理措施　　D. 效果评价

E. 护理程序

9-26 病人,男性,30岁。因"右下腹阵发性疼痛伴恶心、呕吐2天"入院,拟行阑尾切除术。关于护理记录的时间,表述正确的是

A. 新入院病人当天要有记录,手术病人的术前、手术当天及术后第一天要有记录

B. 新入院病人当天无需记录,手术病人的术前、手术当天及术后第一天要有记录

C. 新入院病人当天无需记录,手术病人的术前、手术当天及术后第二天要有记录

D. 新入院病人当天要有记录,手术病人的术前、手术当天及术后第二天要有记录

E. 新入院病人当天要有记录,手术病人的术前、手术当天及术后第三天要有记录

9-27 病人,男性,60岁。因糖尿病并发症复发入院,病人护理级别是三级。请问护理记录的频率至少是
　　A. 每天记录1次
　　B. 每2天记录1次
　　C. 每3天记录1次
　　D. 每周记录1~2次
　　E. 每天记录2次

9-28 病人,女性,60岁。因高血压病情加重入院。护士进行护理评估,以下不符合危重病人护理记录内容的是
　　A. 烦躁不安
　　B. 呼吸22次/分
　　C. 皮肤完好
　　D. 血压210/140 mmHg
　　E. 家族史阴性

9-29 病人,男性,40岁。有胆石症病史3年,因进食大量油腻食物后出现腹部剧烈疼痛来院就诊,体格检查:脐周皮肤青紫色。诊断为急性胰腺炎。护士对其进行健康教育的重点内容应是
　　A. 心情愉悦　　B. 戒烟
　　C. 用药指导　　D. 合理膳食
　　E. 适量运动

9-30 病人,男性,60岁。有慢性支气管炎病史10余年。最近2年来出现进行性呼吸困难,医院诊断为COPD。主要的健康教育内容是
　　A. 减少吸烟量
　　B. 加强呼吸功能锻炼
　　C. 尽量待在家中
　　D. 多运动
　　E. 多吃营养保健品

✎ A3型单项选择题(9-31~9-35)

(9-31~9-32共用题干)
　　护士小蒋刚参加工作不久,正在学习SOAP护理记录模式。

9-31* "S"代表的含义是

　　A. subjective data
　　B. signs
　　C. symptoms
　　D. situation
　　E. super

9-32 字母"O"代表的含义是
　　A. objective data
　　B. opportunity
　　C. occupy
　　D. occasion
　　E. omit

(9-33~9-35共用题干)
　　病人,男性,30岁。因"呕血、黑便1天"来院就诊。护士小陈是其责任护士,入院当天负责书写该病人的护理病历。

9-33 护理病历表单一般不包括
　　A. 入院护理评估单(表)
　　B. 护理计划单
　　C. 护理记录单
　　D. 健康教育计划单
　　E. 病程记录

9-34 护理病历书写可以用
　　A. 蓝黑墨水、碳素墨水书写
　　B. 蓝色圆珠笔
　　C. 铅笔
　　D. 红色水笔
　　E. 毛笔

9-35 属于医疗机构应病人要求可以复印的病历资料是
　　A. 入院护理评估单(表)
　　B. 护理计划单
　　C. 标准护理诊断
　　D. 护理记录单
　　E. 健康教育计划单

✎ A4型单项选择题(9-36~9-43)

(9-36~9-39共用题干)
　　病人,男性,72岁,退休人员。门诊以"贫血原因待查"收入血液科,病人近1个月无明显

诱因出现乏力、心悸、气短、面色苍白、无晕厥，表现为活动耐力下降,上、下楼或活动后上述症状加重。

9-36* 实习护士小李轮转到血液科实习时,关于她书写该病人的病历,以下说法正确的是
　　A. 不可以书写护理病历
　　B. 需经本医疗机构具有合法执业资格的护士审阅
　　C. 需经本医疗机构具有合法执业资格的护士审阅、修改并签全名
　　D. 为了训练书写能力,可独立完成护理病历
　　E. 以带教老师的名义来书写护理病历

9-37 护士小李为病人列出了数个护理诊断,根据优先次序排列,首优护理诊断是以下哪项
　　A. 活动无耐力,与贫血引起全身组织缺氧有关
　　B. 焦虑,与预后不清有关
　　C. 知识缺乏:缺乏疾病有关的防护知识
　　D. 有受伤的危险,与贫血致病人体质虚弱有关
　　E. 潜在并发症:贫血性心脏病

9-38 结合病人的年龄及活动能力不足的情况,在入院护理评估单中需加入风险评估内容,除外
　　A. 导管滑脱危险因素评估
　　B. 压疮危险因素评估
　　C. 跌倒危险因素评估
　　D. 坠床危险因素评估
　　E. VTE危险因素评估

9-39 该病人诊断为缺铁性贫血,今日血常规血红蛋白<56 g/L,医生医嘱为输血治疗,护士小李在输血安全护理记录单中记录错误的是
　　A. 病人基本资料填写完整
　　B. 知情同意书相符
　　C. 输血前三查八对
　　D. 输血前已做好二人核对,无需记录床旁核对
　　E. 有无输血不良反应

(9-40～9-43共用题干)
病人,男性,60岁。因糖尿病酮症酸中毒入院。

9-40 病人护理级别是一级,但病情稳定,请问护理记录的频率至少是
　　A. 每天记录1次
　　B. 每周记录2～3次
　　C. 每3天记录1次
　　D. 每周记录1～2次
　　E. 每天记录2次

9-41* 以下属于入院教育的是
　　A. 住院期间安全教育
　　B. 疾病指导
　　C. 检查(操作)指导
　　D. 功能锻炼方法指导
　　E. 术前指导

9-42* 以下不属于住院期间教育的是
　　A. 术前教育　　B. 入院教育
　　C. 随诊教育　　D. 病房教育
　　E. 出院教育

9-43 今天病人病情稳定拟出院,以下属于出院教育的是
　　A. 住院期间安全教育
　　B. 疾病(操作)指导
　　C. 病房教育
　　D. 营养和饮食指导
　　E. 术前指导

名词解释题(9-44～9-52)

9-44 护理病历
9-45 电子病历
9-46 入院护理评估单(表)
9-47 护理计划
9-48 护理计划单

9-49 护理记录
9-50 危重病人护理记录
9-51 健康教育
9-52 医院健康教育

简述问答题(9-53~9-61)

9-53 简述护理病历书写的目的和意义。
9-54 简述护理病历书写的基本原则。
9-55 简述电子病历的优势和不足之处。
9-56 简述使用标准护理计划的优缺点。
9-57 简述出院记录的内容。
9-58 简述危重病人记录的主要内容。
9-59 简述对病人实施健康教育的益处。
9-60 简述出院健康教育主要包括的内容。

9-61 简述住院教育的书写要求。

综合应用题(9-62~9-63)

9-62 病人,男性,60岁。因肝硬化腹水入院,医嘱要求准确记录病人出入液量。
请解答:
(1) 出入液量的记录包括哪些内容?
(2) 如何正确记录出入液量?

9-63 病人,男性,50岁,本科文化。因糖尿病酮症酸中毒收治入院,入院后给予胰岛素及降糖药治疗,现血糖稳定,予出院。
请解答:
请根据该病人的特点,为其设计出院教育计划。

答案与解析

选择题

A1 型单项选择题

9-1	B	9-2	C	9-3	A	9-4	A
9-5	A	9-6	B	9-7	C	9-8	C
9-9	D	9-10	D	9-11	A	9-12	D
9-13	E	9-14	E	9-15	E	9-16	D
9-17	C	9-18	E	9-19	C	9-20	B

A2 型单项选择题

9-21	D	9-22	E	9-23	A	9-24	D
9-25	E	9-26	A	9-27	D	9-28	E
9-29	D	9-30	B				

A3 型单项选择题

9-31	A	9-32	B	9-33	E	9-34	A
9-35	D						

A4 型单项选择题

9-36	C	9-37	A	9-38	A	9-39	D
9-40	B	9-41	A	9-42	C	9-43	D

部分选择题解析

9-13 解析:自 2010 年国家卫生部(现国家卫生健康委员会)和各省卫生厅关于简化护理文书的政策出台后,各医疗机构不再规定护士必须书写护理计划单,护理计划单在各医院应用的范围逐渐缩小。

9-16 解析:服药用水量不包括在病人的液体出量记录中,是入量记录。

9-19 解析:一般来讲,每位住院病人的健康教育不少于3次,即入院时、住院期间与出院时各进行1次。

9-31 解析:SOAP 书写内容包括:①主观资料(subjective data),病人的感受;②客观资料(objective data),生命体征、体格检查和辅助检查;③评估(assessment),病人的健康状况和护理问题;④计划(plan),包括护理目标、措施和修改护理计划。

9-36 解析:实习护士、试用期护士、未取得护士资格证书或未经注册的护士书写的护理病历内容,须经本医疗机构具有合法执业资格的护士审阅、修改并签全名。

9-41 解析: 入院健康教育主要包括科室环境和设施介绍、住院期间安全教育、责任医生和护士介绍、标本留取方法等。

9-42 解析: 住院期间健康教育主要是住院治疗期间对病人进行的健康教育,包括入院教育、病房教育、术前教育和出院教育,随诊教育属于门诊教育内容。

名词解释题

9-44 护理病历是有关病人的健康资料、护理诊断、计划及实施、效果评价和健康教育等护理活动的总结与记录,包括文字、符号和图表等资料。

9-45 电子病历是指医护人员在医疗活动过程中,使用医疗机构信息系统生成的文字、符号、图表、图形、数据、影像等数字化信息,并能实现存储、管理、传输和重现的医疗记录,是病例的一种记录形式。

9-46 入院护理评估单(表)作为护理病历的首页,是对新入院病人首次进行的全面且系统的健康评估内容的记录。

9-47 护理计划是指针对病人所存在的护理诊断/合作性问题而制订的护理目标与护理措施实施方案,是临床进行护理活动的依据。

9-48 护理计划单是指护士为病人在其住院期间所制订的全部护理计划的书面记录。

9-49 护理记录是指病人在住院期间健康状况的变化所实施的护理措施及效果等的全面记录。根据病人的病情轻重可分为一般病人护理记录和危重病人护理记录。

9-50 危重病人护理记录是指护士根据医嘱和病情对危重病人住院期间护理过程的客观记录。

9-51 健康教育是指通过有计划、有组织、有系统的社会和健康教育活动,促使人自愿地改变不良健康行为,消除或减轻影响健康的危险因素,预防疾病,进而促进健康,提高生活质量。

9-52 医院健康教育又称为临床健康教育或病人健康教育,是指以病人为中心,针对在医院接受医疗保健服务的病人及其家属所实施的有目的、有计划、有系统的健康教育活动。

简述问答题

9-53 护理病历书写的目的和意义:①指导临床护理实践实时、准确、连续的护理病历记录能够反映病人病情的动态变化;②评价临床护理质量;③提供护理教学与研究资料;④提供法律依据。

9-54 护理病历书写的基本原则:①符合国务院颁布的《医疗事故处理条例》、《护士条例》及卫生部(现卫健委)下发的《病历书写基本规范》等法律法规、部门规章,符合医疗护理常规、规范和行业标准;②符合安全、简化、实用的原则,能保证病人安全和履行护士职责;③有利于保障护患双方合法权益,防止医疗护理纠纷;④有利于提高护理质量,为临床、教学、科研、管理提供可靠、客观的资料;⑤融科学性、规范性、技术性、实用性和可操作性为一体,体现护理专业特点和学科发展水平。

9-55 电子病历的优势:①准确性、完整性高;②传送速度快;③易存贮、存储容量大;④使用方便,极大提高了工作效率;⑤共享性好,通过医疗信息共享,支持病人在医疗机构之间的连续医疗。

电子病历的不足之处:①需要计算机软、硬件投资和人员培训;②存在安全隐患,不利于病人隐私的保护;③书写差错的可能性增加。

9-56 使用标准护理计划最大的优点是可以减少常规护理措施的书写,使得护士将更多的时间和精力用于对病人的直接护理上。但容易使得护士只顾按标准计划实施护理,而忽略了病人的个体差异性。因此,使用时一定要根据病人需要恰当选择并进行必要的补充。

9-57 出院记录的内容:①病人简要健康史及

出院诊断;②住院期间所存在的主要健康问题及实施的主要护理措施;③病人当前健康状况及健康问题;④出院后在服药、饮食与营养、休息与运动、功能锻炼和复查等方面的注意事项。

9-58 危重病人护理记录的主要内容包括:①病人的姓名、科别、诊断、床位号、页码、记录日期和时间、出入液量、体温、脉搏、心率、呼吸、血压、各种管道的运行情况等;②执行医嘱和给药情况;③治疗和护理的措施和效果,以及护士的签名等。

9-59 病人健康教育是护理工作的重要内容,也是一种有效、易行的非药物治疗手段。通过向病人及其家属提供相关的知识与技能指导,不仅能增强病人自我保健意识,提高其自我护理能力,还能有效地发挥家庭等支持系统的作用,共同促进病人早日康复。同时,健康教育有利于增进护患之间的沟通、理解和合作,是密切护患关系、减少护患纠纷的重要纽带。

9-60 出院健康教育主要包括营养和饮食指导、药物指导、功能锻炼方法指导、预防疾病复发和复诊的指导等。

9-61 住院教育的书写要求:①入院教育由在班护士在本班内完成;②在为病人或家属进行健康教育后,在对应的项目栏内打"√",并请病人或家属签名,当班护士签全名;③标准健康教育计划表(单)中未涉及,但需要对病人进行健康教育的项目,应在其他项目内填写清楚;④由于某种原因导致健康教育中止,应在其他栏目内注明;⑤重复进行的健康教育内容,可在其他项目内注明。

综合应用题

9-62 (1)出入液量的记录内容包括:①每天摄入量,包括输液、输血、鼻饲、服药用水、饮食含水量及饮水量;②每天排出量,包括出血量、尿量、呕吐量、粪便量、各种引流量、痰量等。

(2)记录方法:①用蓝(黑)钢笔填写眉栏各项,包括病人的姓名、科别、床号、住院病历号、诊断及页码。②日间7点至19点用蓝(黑)钢笔记录,夜间19点至次晨7点用红钢笔记录。③记录同一时间的摄入量和排出量,在同一横格上开始记录。对于不同时间的摄入量和排出量,应各自另起一行记录。④12小时或24小时就病人的出入液量做一次小结或总结。

9-63 该病人的出院教育包括预防糖尿病并发症的自我保健知识与措施。①饮食种类及注意事项:应该严格控制饮食,以清淡易消化为主,最好每天三餐,每餐主食不要超过100 g;另外,每天要有足够的动物蛋白质,这样能够增强机体抵抗力。②功能锻炼:根据自己身体状况最好每天运动1小时左右。③建立良好的健康行为:预防低血糖。④随诊与复查的注意事项:定期监测血糖,并建议病人应用便携式血糖仪进行自我血糖监测;每3~6个月定期复查糖化血红蛋白,了解血糖总体控制情况,及时调整治疗方案;每年1~2次全面复查,了解血脂及心脏、肾、神经和眼底情况,尽早发现有关并发症,并接受相应治疗。

(俞海萍)

主要参考文献

[1] 张立力,孙玉梅.健康评估实践与学习指导[M].北京:人民卫生出版社,2017.
[2] 牛继平,赵琼.健康评估实训及学习指导[M].北京:人民卫生出版社,2021.
[3] 迟玉香,张展.健康评估学习指导[M].北京:人民卫生出版社,2015.
[4] 孙玉梅,张立力,张彩虹.健康评估[M].5版.北京:人民卫生出版社,2021.
[5] 刘成玉,王元松.健康评估实训与学习指导[M].北京:人民卫生出版社,2019.
[6] 王骏,陈淑英,林彬.健康评估考题解[M].上海:复旦大学出版社,2013.
[7] 孙玉梅,张立力.健康评估[M].4版.北京:人民卫生出版社,2017.

图书在版编目(CIP)数据

新编健康评估考题解析/刘芹,王骏,俞海萍主编. —上海:复旦大学出版社,2023.5
(护理专业教辅系列丛书)
ISBN 978-7-309-16461-9

Ⅰ.①新… Ⅱ.①刘… ②王… ③俞… Ⅲ.①健康-评估-资格考试-题解 Ⅳ.①R471-44

中国版本图书馆 CIP 数据核字(2022)第 194475 号

新编健康评估考题解析
刘 芹 王 骏 俞海萍 主编
责任编辑/肖 芬

复旦大学出版社有限公司出版发行
上海市国权路 579 号 邮编:200433
网址:fupnet@fudanpress.com http://www.fudanpress.com
门市零售:86-21-65102580 团体订购:86-21-65104505
出版部电话:86-21-65642845
江苏句容市排印厂

开本 787×1092 1/16 印张 14.5 字数 362 千
2023 年 5 月第 1 版
2023 年 5 月第 1 版第 1 次印刷

ISBN 978-7-309-16461-9/R·1983
定价:58.00 元

如有印装质量问题,请向复旦大学出版社有限公司出版部调换。
版权所有 侵权必究